Paul Gerhard Fabricius
Berlin – Kuwait

Paul Gerhard Fabricius

Berlin – Kuwait

Arzt in zwei Welten

vbb

1. Auflage 2016

Binzstraße 19, D–13189 Berlin
www.verlagberlinbrandenburg.de

Lektorat: Eduard Schreiber, Wilhelmshorst
Umschlag: Stephanie Raubach, Berlin
Umschlagabbildung: Im Diwaniya-Palast
von Abdulaziz Saud Al-Babtain in Kuwait
Satz und Gestaltung: Ralph Gabriel, Wien
Gesamtherstellung: Thomas Schneider, Jesewitz
Druck und Bindung: Euro PB, s. r. o., Příbram

ISBN 978-3-945256-53-4

Meinem Vater Paul Fabricius
und meiner Mutter Ruth, geb. Wittenberg

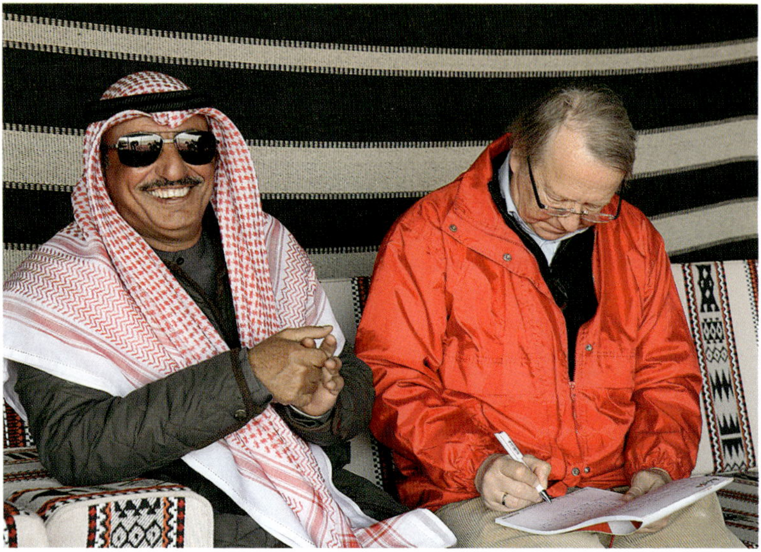

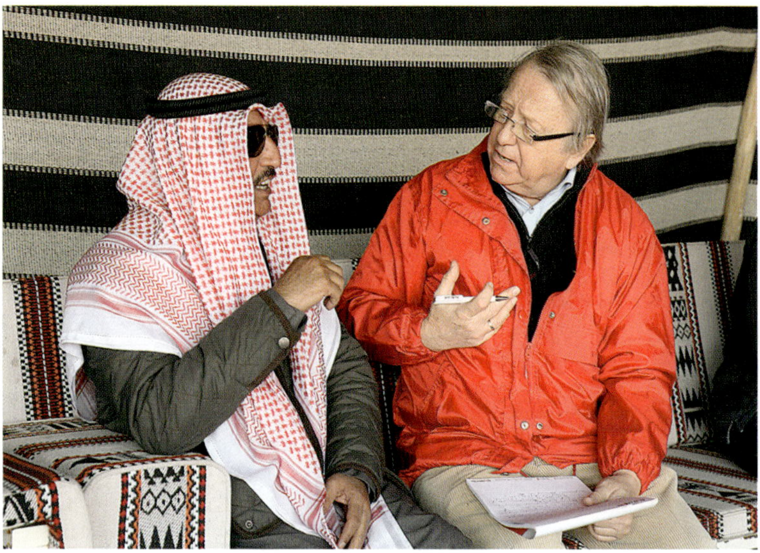

Der Autor im Gespräch mit Dr. Awad Al-Jowasiri, Historiker an der Universität von Kuwait

Inhalt

Tradition bestimmt den Alltag

Die Zeit ist weit vorgerückt. Ein Blick aus meinem Fenster auf den nahen Golf bestätigt es.

Die Sonne wird gleich hinter dem Horizont verschwinden und scheinbar ins tiefblaue Meer eintauchen. Längst müssten wir zur heutigen Diwaniya-Sitzung aufgebrochen sein, Dr. Ali Mehdizadeh drängt zur Eile. Aber daran ist nicht zu denken. Wie so oft bei meiner Abendsprechstunde in Kuwait will das Wartezimmer nicht leer werden. Die indische Sprechstundenschwester hat den nächsten Patienten aufgerufen. Doch der lässt sich für einige Minuten entschuldigen, er müsse beten. Ich höre auch schon von Ferne den Muezzin rufen. Jetzt ist die Sonne untergegangen und damit Gebetszeit. Wer seine muslimische Pflicht nicht verschieben will, muss diesem Ruf folgen. Eine Patientin, der ein Nierentumor entfernt wurde, betritt, nachdem sie ihr Gebet verrichtet hat, mit zahlreichen Angehörigen den Raum. Es geht ihr gut, sie macht bereits einen erstaunlich erholten Eindruck. Allerdings ahne ich ihre Gesichtszüge nur, sie trägt einen Schleier. Obwohl ich ihr Operateur bin, sie auch ohne Schleier gesehen habe, würde sie nie, selbst beim Arztbesuch nicht, auf ihre traditionelle Kleidung verzichten. Sie hat viele Fragen auf dem Herzen, ich versuche ihre berechtigten Ängste abzubauen. Das gelingt nur zum Teil, obwohl ich mir Zeit für sie und ihre Familie nehme. Dabei wage ich nicht auf die Uhr zu schauen. Natürlich wird es später und später. Patient folgt auf Patient. Da ist der kleine Ahmed mit seinen Eltern. Morgen wollen wir seine Harnröhrenfehlbildung korrigieren. Vater und Mutter sind besorgt. Der zweijährige Junge schaut mich mit seinen großen schwarzen Augen vertrauensvoll an. Kinder sind besonders dankbar, wenn man ihnen helfen kann.

Jede Erkrankung ist ein Einzelschicksal! Kein Patient darf den Eindruck gewinnen, man habe es als Arzt eilig. Im Behandlungszimmer stehen die Krankheitsprobleme im Vordergrund. Ruhig zuhören und Kompetenz ausstrahlen! Das ist auch in Kuwait die Basis, das Vertrauen der Patienten zu gewinnen, die in ihren arabischen Gewändern scheinbar einer fernen Welt angehören.

Bei jeder Untersuchung geht mir vieles durch den Kopf. Diese Menschen fühlen wie wir und denken doch in wichtigen Punkten ganz anders. Die Werte ihrer muslimischen Kultur haben sie geprägt, das heiße, oft unwirtliche Klima hat seine Spuren hinterlassen. Trotz modernem Luxus mit teuren Autos, überdimensionalen Wohnräumen und Prunkbauten, die durch den Ölreichtum fast über Nacht aus dem Wüstenboden wuchsen, bestimmt unveränderte Tradition den Alltag! Tritt man in Privathäuser, wird der Luxus ungeniert mit orientalischem Flair zur Schau gestellt. Man kann dann zum Beispiel einen Gartenzwerg entdecken, vielleicht in Heidelberg erworben, der stolz neben teuren Polstermöbeln thront. In solchen Momenten wird mir klar, der Wohlstand ist nicht organisch gewachsen, sondern urplötzlich, wie ein warmer Regen, über die Menschen hereingebrochen.

Hinzu kommt die feste Einbindung in eine Großfamilie, die auf alle Entscheidungen Einfluss nimmt, besonders dann, wenn es um die Gesundheit geht. Immer wieder muss man geduldig den medizinischen Sachverhalt erläutern, bis auch der Letzte von der Richtigkeit der geplanten Therapie überzeugt ist. Wenn bei einem Patienten geringe Zweifel aufkommen, vertagt man die Entscheidung.

Wie oft dolmetscht mir mein Assistent die Bemerkung des Patienten, man wolle bei meinem nächsten Besuch das Problem erneut mit mir besprechen, um sich dann vielleicht operieren zu lassen. Vielleicht! Kuwait ist nicht Berlin und Berlin ist nicht Kuwait. Die Planung einer Sprechstunde oder gar eines Operationsprogramms gestalten sich jedes Mal schwierig.

Inzwischen ist es fast 21 Uhr. Das Wartezimmer hat sich geleert. Endlich können wir die Klinik verlassen, uns auf den Weg zur Diwaniya begeben. Der Fahrstuhl bringt uns aus dem neunten Stock nach unten. Obwohl Juni, ist es bereits stockdunkel. In Berlin zöge um 9 Uhr abends gerade die Dämmerung auf. Ein warmer Wind bläst vom Golf herüber, macht die Hitze erträglicher. Das Thermometer zeigt noch 41 Grad Celsius, eine tropische Nacht umgibt uns. Wir starten mit zwei Autos, der Vater und die Brüder Dr. Alis begleiten uns zur Diwaniya. Der Gastgeber ist ein langjähriger Freund der Familie Mehdizadeh. Sie wollen mich, den deutschen Arzt aus Berlin, wichtigen Persönlichkeiten vorstellen. In Kuwait ist ein Diwaniya-Besuch hierfür die beste Gelegenheit. Nirgends auf der Arabischen Halbinsel hat sich diese Tradition so erhalten wie in diesem Emirat. Schon die Vorfahren der heutigen Bewohner pflegten regelmäßig Zusammenkünfte von Männern, tauschten Informationen aus, gaben Gästen Gelegenheit, mit Land und Leuten bekannt zu werden. Damals nutzte man großräumige Zelte, heute sind es separate Häuser, Villen oder gar Paläste, die dieser Traditionspflege dienen. Die oft prächtigen Gebäude spiegeln den Stellenwert einer Diwaniya und verdeutlichen, diese Versammlungen sind eine wichtige Säule der Landeskultur. Ich hatte bereits verschiedene Diwaniyas kennen gelernt und war immer wieder von der aufgelockerten Atmosphäre überrascht, die ich unter anderem bei den Treffen der Familien Al-Rashid, Al-Jarallah, Al-Majil, Al-Wazan oder Bukhamsin erlebte.

Wir fahren durch die hellerleuchteten Straßen von Hawally, passieren Geschäfte, in denen immer noch emsiges Treiben herrscht. Die Restaurants scheinen sich langsam zu füllen. In Kuwait wird spät gegessen. Wir lassen das Stadtviertel hinter uns. Über eine Autobahn erreichen wir nach zehn Minuten ein Villengebiet. Trotz Dunkelheit kann ich die Umrisse der teilweise erleuchteten Häuser gut erkennen, darunter prächtige Anwesen, die weit über das hinausgehen, was wir Stadtvilla nennen würden. Dazwischen finden sich Grünflächen, nicht nur mit Dattelpalmen, sondern auch mit anderen exotischen Bäumen, die erst während der britischen Protektoratszeit eingeführt worden waren. Kaum zu glauben, dass hier wenige Jahrzehnte zuvor fast nur kleine Lehmhäuser standen oder öde Wüste sich ausbreitete.

Ich bewundere, wie sich der indische Fahrer in diesem Straßenwirrwarr zurechtfindet und uns trotz spärlich beleuchteter Schilder ans Ziel bringt. Neben der Villa des Gastgebers erhebt sich seine Diwaniya, ein palastähnliches Gebäude, wie häufig üblich. Doch dieses ist besonders prächtig, erbaut im maurischen Stil. Man könnte es sich neben der Alhambra stehend vorstellen. Jedes Detail wird mit großen Scheinwerfern ausgeleuchtet. Neben Säulen finden sich gezackte Hufeisenbögen und ein interessant abgesetzter Sims komplettiert den äußeren Schmuck.

Anscheinend kommen wir doch nicht zu spät. Die hohe Zahl der Autos, eines teurer als das andere, lässt auf eine gut besuchte Diwaniya schließen. Neben Geländewagen finden sich alle Marken von Luxuslimousinen, dazwischen rauchend die Chauffeure.

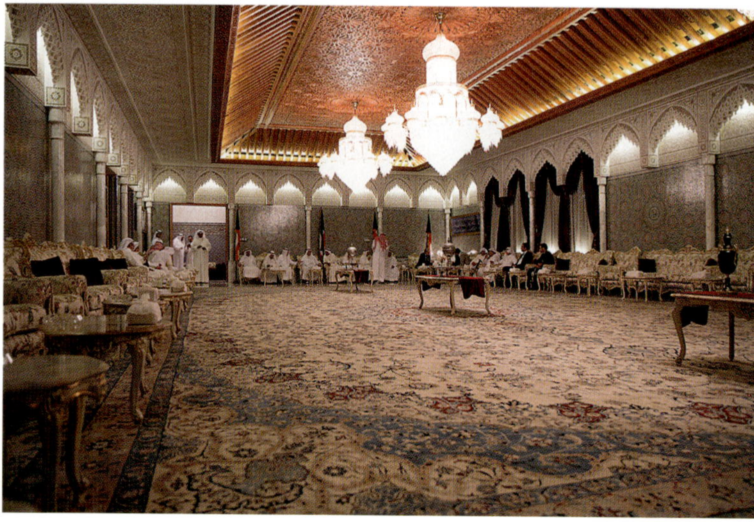

Versammlungsraum der Diwaniya von Abdulaziz Saud Al-Babtain

Als wir über die wenigen Stufen den prachtvollen Eingang des Palastes erreichen, kommen uns Bekannte der Mehdizadehs entgegen. Sie haben gerade die Versammlung verlassen. Nach kurzer Begrüßung, traditionell mit Küssen auf die Wangen, machen sie sich auf den Heimweg oder fahren zur nächsten Diwaniya. Jedes dieser Treffen ist durch ein ständiges Kommen und Gehen charakterisiert und so ist es auch hier.

Der Versammlungsraum überwältigt mich. Gewaltige Kristalllüster beleuchten einen farbenfrohen Teppich von einer Größe, wie ich sie zuvor nie gesehen habe. U-förmig sind Polstermöbel entlang der Wände angeordnet, an jedem Platz ein kleines Tischchen mit Getränken und Süßigkeiten. Wände und Ausgestaltung erinnern mich sofort wieder, wie schon draußen, an Andalusien. Später bestätigt mir der Gastgeber, alle Fliesen seien in Südspanien gebrannt worden. Scheherazade könnte in einem solchen Palast ihren Sultan mit Geschichten besänftigt haben.

Die Mitte des Raumes ist frei, so dass der wertvolle Teppich zur Geltung kommt. Keramikwandkacheln zeigen arabesk verschlungene Blumenmuster in zarten Pastelltönen und auf Säulen ruhende

Stalaktitenbögen schließen die Wände nach oben ab. Ihre indirekte Beleuchtung lässt die Keramik erstrahlen. Große arabische Schriftzüge fallen mir ins Auge. Die Holzschnitzereien der breit abgesetzten Decke sind in dezentes Licht getaucht. So wirkt die helle Ausleuchtung des Saales nicht aufdringlich, sie dient allein dazu, die architektonische Konzeption zu unterstreichen.

Wir werden von einem Mitglied der Familie willkommen geheißen, das uns zum Gastgeber, dem Familienoberhaupt, führt. Man stellt mich vor und ich danke für die Ehre, diese Diwaniya besuchen zu dürfen. Der Gastgeber, Al-Babtain, an der rechten Stirnseite sitzend, nickt sehr freundlich. Nacheinander begrüße ich jeden Teilnehmer, manchen per Handschlag, manchen auch nur, indem ich meine Hand ans Herz lege und mich leicht verbeuge. So habe ich es bei anderen gesehen und denke, damit ausreichend höflich zu sein. Ich bin hier Gast, der unbedingt die Sitten und Gebräuche des Landes respektieren möchte. Man würde mir sicher nicht die Tür weisen, würde ich die Regeln des Miteinanders verletzen. Dennoch, auch in Europa erwarten wir von unseren Gästen, dass sie versuchen, unsere Umgangsformen nicht zu ignorieren.

Inzwischen hat man mir einen Platz zugewiesen. Mein Blick schweift in die Runde. Neben älteren, ehrwürdigen Herren sitzen junge Männer, alle in weiße Dischdaschas gekleidet und mit traditioneller Ghutra auf dem Kopf. Ich bin immer wieder überrascht, wie geschickt diese Dreieckstücher, fixiert mittels eines schwarzen Ringes, drapiert werden. Die Einheitskleidung täuscht Gleichheit vor. Neben Reichen sitzen weniger Begüterte, neben hochgebildeten Angehörigen des diplomatischen Korps eher einfach strukturierte Kuwaitis. Wenn man weiß, wer was ist, ahnt man die Unterschiede. Das Sprichwort „Kleider machen Leute“ gilt in Kuwait nicht, da alle die gleiche Traditionstracht tragen.

Da sitze ich nun wieder bei einem Diwaniya-Treffen und werde von meinem Nachbarn gefragt, ob ich das erste Mal in Kuwait sei. Nein, ist meine Antwort. Wie oft wäre ich schon hier gewesen? Bald hundertmal? Habe ich wirklich dieses Emirat so oft besucht, frage ich mich. Dr. Ali sitzt neben mir und übersetzt. Er ist sich sicher, dass ich in den letzten fünfzehn Jahren so häufig hier war.

Wie alles begann

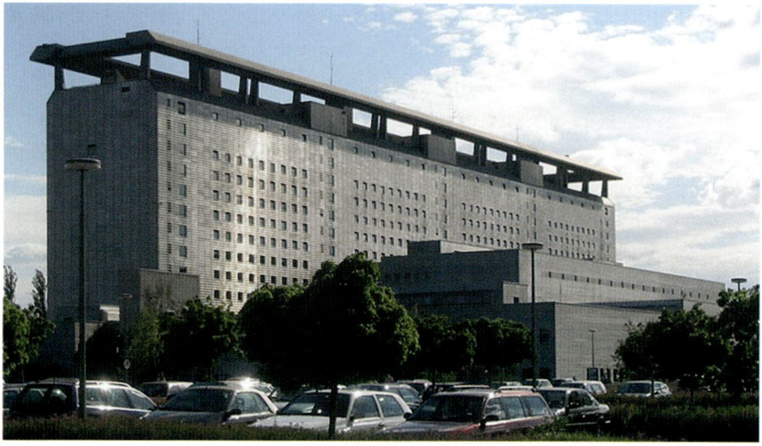

Klinikum Großhadern der Medizinischen Fakultät der Ludwig-Maximilians-Universität München

Herbst 1984. Morgens, kurz vor halb sieben im Klinikum Großhadern der Ludwig-Maximilians-Universität München. Wir stehen auf der Station I 22 der Urologischen Klinik in Reih und Glied: die Stationsschwester, der Stationsarzt und sein Adlatus, Dr. Günther Ernst. Ich bin erst seit kurzem mit der Leitung der Privatstation betraut worden und immer noch aufgeregt wie am ersten Tag, obwohl doch alles klar ist. Ich kenne die Patienten, weiß wie die letzte Nacht bei den frisch Operierten verlaufen ist, bin gut präpariert. Mein Adlatus hat das Nachtdienstprotokoll durchgesehen und versetzt mich in den neuesten Stand. Auf ihn ist unbedingt Verlass. Er wirkt entspannt, ist als Münchner mit einem sonnigen bayrischen Gemüt ausgestattet, nicht nur bei den Frauen beliebt, sondern auch bei den Kollegen. Mit einem Scherz kann er oft brenzlige Situationen retten. Besonders der strenge Professor liebt diese Art. Doch das nützt mir jetzt wenig. Wir warten auf unseren Chef, den Klinikdirektor, Ordinarius der Medizinischen Fakultät der Ludwig-Maximilians-Universität und was weiß ich, was sonst noch. Jede Position für sich könnte schon Respekt einflößen!

Der Zeiger der Uhr im Gang rückt auf 6.30 Uhr. In diesem Moment geht auch schon die Tür zur Station auf und Professor Egbert Schmiedt erscheint. Man müsste gar nicht nach der Uhr schauen. Undenkbar, dass er nur eine Minute unpünktlich wäre, eine Katastrophe aber, käme man selbst zu spät. Er ist wie immer tadellos gekleidet, der weiße Arztmantel glatt gebügelt, die weißen Schuhe blank geputzt, sogar die Socken in Weiß. Eine stattliche Erscheinung. Trotz seiner vierundsechzig Jahre fast sportlich, kein Übergewicht oder gar bayrischer Bierbauch. Wir wussten, dass er bereits morgens zu Hause seine Runden im Swimmingpool drehte. Ein typischer Frühaufsteher eben.

Fast im militärischen Schritt kommt er auf uns zu und sagt: „Morgen, was gibt's?" Nun müssen die wichtigsten Informationen für die bevorstehende Privatvisite heruntergespult werden. Bloß nicht stocken oder Unsicherheit zeigen! Doch alles läuft glatt, es kommen nur wenige Zwischenfragen. Dann beginnt der Rundgang. Das ist nicht jeden Morgen so. Messerscharf erkennt der Chef, wo unsere Schwachstellen sind, wo wir bei Problemen nicht entsprechend seiner Vorgaben reagiert haben. Gnadenlos werden diese Punkte erörtert. Dann kann es sogar schon zu Beginn etwas laut werden.

Gleich im ersten Zimmer liegt ein Patient aus den Vereinigten Arabischen Emiraten. Er wurde am Tag zuvor mit der berühmten Steinmaschine, die in München entwickelt worden war, behandelt. Wir zeigen dem Chef das aktuelle Röntgenbild, sein kritisches Auge ist auf die Nierenregion gerichtet. „Na, das sieht ganz gut aus. Der Stein ist vollständig zertrümmert." Meist sagt man hier „zerbröselt", eine Ausdrucksweise, die ich mir anzueignen mich bemühe.

Mit dem Patienten kann man quasi kein Wort wechseln, er versteht kein Englisch und wir Assistenten haben uns nur wenige arabische Brocken angeeignet. Trotzdem schaut er ängstlich unter der Bettdecke hervor, um zu hören, ob alles gut verlaufen ist. „Hat er Schmerzmittel erhalten?", fragt der Chef. „Nein, war nicht nötig, er war schmerzfrei, Herr Professor." „Gut, dann kann der ja wieder weg!" Das signalisierte, der Patient könne entlassen werden. Der Professor verlässt das Zimmer, wir flüstern noch schnell in unserem Pseudoarabisch, alles sei in Ordnung, und verschwinden ebenfalls. Der Kranke wird es hoffentlich verstanden haben!

Im nächsten Zimmer möchte Professor Schmiedt den Bauch des Patienten näher untersuchen, prüfen, ob die Darmtätigkeit nach der Operation wieder in Gang gekommen ist. „Hat einer ein Stethoskop?“, fragt er streng in die Runde. Ich reiche ihm meines. „Was ist denn das für ein Ding?“ „Tja“, sage ich, „das stammt noch von meinem Schwiegervater, Herr Professor!“ „Aha, also aus Dresden?“ „Jawoll, Herr Professor!“ „Jawoll ist schon mal ganz gut“, antwortet er, und zum Patienten gewandt: „Der kommt nämlich aus dem Osten!“

Da ist sie wieder, diese latente Diskriminierung für jemanden, der aus der DDR kommt, dort ausgebildet wurde und die moderne Medizintechnologie nicht kennen lernen konnte. Ich bekomme einen roten Kopf, aber niemand scheint das wahrzunehmen. Obwohl ich nach meiner Übersiedlung aus Sachsen nun schon einige Monate in München lebe und im Stadtteil Großhadern arbeite, bleibt es nicht aus, dass mich meine Vergangenheit immer wieder einholt. Ich weiß inzwischen, wie man über die DDR denkt und redet, weiß, dass man von dortiger Qualifikation nicht viel hält. Wiederholt höre ich die lauthals verkündete Meinung, dort sei man in allem, so auch in der Medizin, wenigstens dreißig Jahre zurück. Immerhin fällt das Wort Ostzone oder Ähnliches selten.

So stolz jeder war, der sich Bayer nennen durfte, so minderwertig kam man sich vor, wenn man nicht dazugehörte. Schon bei Personen aus anderen Teilen der Bundesrepublik sprach man nur von den „Zuagroastn“, um wie viel mehr wurden die, die quasi von der polnischen Grenze kamen wie ich, von oben herab angesehen. Natürlich spürte man das nicht ständig, aber man entwickelte ein offenes Ohr dafür, war geradezu sensibilisiert.

In den nächsten Zimmern gibt es keine Besonderheiten. Der Chef ist mit den Patienten zufrieden, auch mit den Informationen, die wir ihm liefern. Das sind vor allem Laborwerte, die wir selbstverständlich im Kopf haben müssen. Auf keinen Fall ist es erlaubt, noch einmal in die Kurve zu schauen.

Im letzten Zimmer gibt es dann doch noch Probleme. Der Patient hat die neueste Ausgabe des Nachrichtenmagazins *Der Spiegel* auf seinem Nachttisch liegen. Der Chef zeigt mit dem Finger auf das Heft und sagt zum Patienten: „Wissen Sie eigentlich, dass der vom KGB geschrieben wird?“ Der Kranke ist ganz verdattert und schweigt. Wir ärgern uns, ihn nicht vorher gewarnt zu haben. Solche Dinge lässt man vor der Chefvisite lieber im Nachtkasten verschwinden. Man muss zu unserer Schande gestehen, dass wir mit unseren Vorwarnungen auch wählerisch waren. War der Patient so etwas, was man unsympathisch nennen würde, vergaßen wir die Gefahrenmeldung mehr oder weniger absichtlich.

Dann geht es zur Frühbesprechung. Obwohl über zwanzig Assistenten und fünf Oberärzte im Raum sind, herrscht nach dem Eintreten des Chefs absolute Ruhe. Man könnte eine Stecknadel fallen hören. Professor Schmiedt tritt vor uns hin, entnimmt seinem Ablagekasten, den er jeden Morgen zum Rapport bei sich hat, Formulare und die täglichen Befunde, um sie an die Stationsärzte zu verteilen. Dieser Ablagekasten war gefürchtet, weil er Erinnerungszettel enthielt. Nahm der Professor sie in die Hand und fragte nach, konnte es peinlich werden. Wehe, man hatte eine übertragene Aufgabe nicht erledigt! Dennoch fand dieses System unter uns auch Anerkennung, es gestattete eine sinnvolle Kontrolle der Aufgabenverteilung, Wichtiges konnte nicht unter den Tisch fallen.

Danach beginnt die Röntgenbesprechung. Es wurde sehr großer Wert darauf gelegt, alle Bilder vom Vortag und der vergangenen Nacht gemeinsam im Kollegium anzusehen, die Befunde zu diskutieren und daraus Therapieanweisungen abzuleiten. Besonders wichtig waren Röntgenaufnahmen jener Patienten, die auf dem aktuellen Op-Programm standen. So konnte noch einmal gemeinsam die Operationsindikation überprüft beziehungsweise bestätigt werden. Heute würde man sagen, es fand eine präoperative Datenkontrolle statt, eine wichtige Maßnahme, um Fehlentscheidungen zu vermeiden.

Die Röntgenbilder wurden von mir bereits früh um 5.30 Uhr auf den Stationen eingesammelt und am Alternator angebracht. Das war stets die Aufgabe des „Neuen“, der in der Regel auch der Jüngste war. Ich dagegen, ein so genannter Quereinsteiger, sollte wohl mit dieser Regelung daran erinnert werden, dass ich zunächst als Anfänger galt.

Ich stehe neben dem Röntgenschaukasten, der auf Knopfdruck eine Tafel nach der anderen zeigt, verlese laut den Namen des entsprechenden Patienten und aus dem Kreis der Assistenten wird auf Zuruf berichtet, was es Wichtiges zu diesen Aufnahmen zu sagen gibt. Es sind vor allem Patienten mit Nierensteinerkrankungen, denn die

Urologische Universitätsklinik der LMU in München war zu einem Zentrum der minimalinvasiven Steinbehandlung geworden, die offene Operationen in vielen Fällen überflüssig machte. Zahlreiche ausländische Patienten mit Harnsteinerkrankungen pilgerten in die bayrische Hauptstadt, um einer invasiven Therapie zu entgehen. Die Entwicklung einer Steinzertrümmerungsmaschine war eine urologische Revolution. Diese Geschichte muss man unbedingt genauer erzählen, weil sie meine Zeit in München entscheidend prägte.

Die teuerste Badewanne der Welt

Das zwanzigste Jahrhundert begann mit einem Siegeszug großer Chirurgen, wie es im Buch von Jürgen Thorwald eindrucksvoll nachzulesen ist, weil sie mit „goldenen Händen" das Skalpell erfolgreich nutzten. Jetzt stellen wir fest, dass das gleiche Jahrhundert damit endete, dass die Operateure bei vielen Erkrankungen verstohlen ihre Messer wieder beiseite legten, um sich Maschinen zu bedienen, die die Arbeit genauso gut oder besser machen konnten. Die Medizintechnik lehrte uns Ärzten das Umdenken und die Patienten akzeptierten diese Entwicklung ohne Schwierigkeiten. Das Konzept der Nierensteinzertrümmerungsmaschine war ein großer Schritt in diese Richtung und eine einschneidende Innovation in der Urologie. Teilweise konnte ich diesen Prozess persönlich miterleben, weil er in den Siebzigerjahren in der Münchner Klinik begann und von dort seinen Siegeszug um die gesamte medizinische Welt antrat.

Die Entstehungsgeschichte des Nierensteinzertrümmerers ist in vieler Hinsicht ein eindrucksvolles Beispiel für den angedeuteten Paradigmenwechsel auf der einen Seite und für sinnvolle Forschungsarbeit auf der anderen. „Über die Entwicklung der teuersten Badewanne der Welt", so kündigte 1985 das österreichische Fernsehen ein Interview mit meinem Münchner Lehrer an. Der Sender wollte damals seine Zuschauer in eine ganz bestimmte Richtung lenken: Die „teuerste Badewanne der Welt" wurde nicht nur als sensationeller Fortschritt angekündigt, sondern als das, was sie damals auch war, nämlich teuer. Sie kostete etwa 2,5 Millionen DM. Und damit wurde ein weiterer Punkt berührt: Ist die Entwicklung neuer Technologien in der Medizin für uns überhaupt noch bezahlbar, so patientenfreundlich sie auch sein mag?

Es ging bei der Münchner Innovation um das Konzept einer minimalinvasiven Harnsteintherapie. Der eine oder andere wird über den Zusammenhang zwischen einer teuren Badewanne und der Urologie gerätselt haben. Aber die berührungsfreie Stoßwellen-Zertrümmerung von Nierensteinen fand zunächst tatsächlich in einer Badewanne statt. Entwickelt wurde dieses Verfahren unter der Leitung von Egbert Schmiedt und seinen Mitarbeitern sowie vom Institut für Chirurgische Forschung der Ludwig-Maximilians-Universität München, mit seinem Direktor, Prof. Walter Brendel. Die Ideen zur Medizintechnik kamen von der Firma Dornier.

Viele Kranke profitierten von der schonenden Behandlung, da etwa 5 Prozent der Bevölkerung in modernen Industrienationen unter Harnsteinen leidet. In 80 Prozent der Fälle kann der Stein allein, ohne ärztliche Hilfe, seinen Weg nach draußen finden. Solche Abgänge können extrem schmerzhaft sein und jeder, der schon einmal eine Nierenkolik hatte, wird das nicht so schnell vergessen.

Es verbleibt immerhin ein Anteil von 10 bis 20 Prozent Patienten, bei denen der Urologe aktiv eingreifen muss. Bis 1980 kannte der Arzt nur mehr oder weniger invasive Methoden der Steintherapie. Sehr häufig war eine offene Operation notwendig. So wurden Ende der Siebzigerjahre in den alten Bundesländern noch etwa fünfzigtausend Nierensteinoperationen pro Jahr durchgeführt. Bei etwa 18 Prozent war damit zu rechnen, dass ein nach erfolgreicher Therapie steinfrei gewordener Patient erneut ein Konkrement bildete, und so ein zweites oder drittes Mal operiert werden musste.

Ich möchte die interessante Entwicklungsgeschichte der Steinzertrümmerungsmaschine zu Ende erzählen. Sie könnte sich etwa so zugetragen haben: Mitarbeiter der Firma Dornier sollten die Wirkung der Stoßwelle auf biologische Materialien prüfen. Letztendlich ging es wohl um die Suche nach einer neuen Waffentechnik. Im Rahmen einer Tagung in Saarbrücken wurden die eher mageren Ergebnisse präsentiert. Stoßwellenenergie und Waffen? Fehlanzeige! Abends im Gasthaus beim Heurigen kam dieses Debakel noch einmal zur Sprache. Nur Steine gingen kaputt, meinte einer. Wer dann gesagt haben soll, Menschen hätten auch manchmal Steine und die könne man ja notfalls zerschießen, ist nicht mehr sicher. Verschiedene Wissenschaftler nehmen in Anspruch, diesen Gedanken erstmalig ausgesprochen zu haben. Aber nun war es gesagt und ließ die Physiker und Techniker nicht mehr los.

1972 kamen Mitarbeiter der Firma Dornier aus Friedrichshafen in die Urologische Klinik der Universität München und wollten über die Anwendung von Stoßwellen in der Medizin diskutieren. Warum sie ausgerechnet zu meinem Lehrer Schmiedt gegangen sind und nicht vorher, vom Bodensee kommend, in Tübingen oder Ulm vorgesprochen haben, weiß man nicht mehr genau. Es ist eine Spekulation, dass man sie vielleicht an diesen Universitäten mit ihren, für die damalige Medizin ungeheuerlichen Plänen, abgewiesen hat. Egbert Schmiedt hat sich ihre Vorstellungen angehört und darüber nachgedacht. Was wollten die Leute von Dornier von einem Urologen? Dr. Hoff und Dr. Hepp schlugen vor, mit Stoßwellenenergie Nierensteine zu zertrümmern. Wie konnte das gehen? Es beschäftigte sofort die Gemüter! Erst nach heißer Diskussion und dem mühevollen Beschaffen von Forschungsgeldern entschloss man sich, mit der systematischen Untersuchung der Wirkung von Stoßwellen auf den Organismus zu beginnen.

Das Ziel sollte sein, wirklich eines Tages Nierensteinpatienten behandeln zu können. Eine Arbeitsgruppe, zu der unter anderem maßgeblich Prof. Ferdinand Eisenberger, Prof. Christian Chaussy und Prof. Dieter Jocham zählten, ging nun mit viel Energie und Ausdauer daran, dieses Problem innerhalb weniger Jahre zu lösen. Mit einem Modell gelang es, Stoßwellen so zu erzeugen und zu bündeln, dass sie in der Lage waren, Steine nicht nur zu zersplittern, sondern auch zu zerkleinern, im Idealfall zu Sand zu zerstäuben. Die Basisversuche zeigten, dass Stoßwellen, die durch Unterwasser-Funkenentladung entstanden, ohne Störung in der Ausbreitung, auch bei Gewebsinterpositionen, fokussiert blieben.

Die technischen Vorversuche stimmten die Arbeitsgruppe optimistisch. Es musste geprüft werden, wie Gewebe und Organe am Lebenden auf Stoßwellenenergie reagierten. Auch wenn man nur den Stein treffen wollte, musste doch auf dem Weg dahin von außen die Haut, die Muskulatur und das Nierengewebe durchdrungen werden. Eine Fülle von weiteren Experimenten schloss sich an, da auf Erfahrungen nicht zurückgegriffen werden konnte. Als nächstes musste das Problem der Ein- und Auskopplung der Stoßwelle in den Organismus geklärt werden. Da Wasser eine vergleichbare Schallimpedanz wie biologisches Gewebe hat, lag es nahe, die Versuchstiere im Wasserbad zu behandeln. Somit sind wir direkt beim Thema des österreichischen Fernsehens angelangt: Die erste Steinzertrümmerungsmaschine musste in eine Badewanne montiert werden. Nur so war eine effektive Zerkleinerung von Harnsteinen möglich. Aber man musste die Steine genau lokalisieren, das heißt, die fokussierte Welle musste direkt auf den Stein gelenkt werden können, musste ihn sicher im Visier haben. Zunächst versuchte man sich des Ultraschalls zu bedienen. Aber damals, vor vierzig Jahren, waren die Ultraschallbilder zu ungenau und eine präzise Abbildung des Steines unmöglich. Deshalb entschloss man sich schließlich, ein Röntgengerät zu benutzen. Das war, wie mir Prof. Brendel einmal sagte, äußerst enttäuschend. Man wollte schließlich ein „minimalinvasives Verfahren" entwickeln und die „schädigenden" Röntgenstrahlen störten hierbei. Um den Stein während der Behandlung gleichzeitig in zwei Ebenen abbilden zu können, setzte man deshalb simultan sogar zwei Röntgenröhren ein.

Der Prototyp eines Stoßwellensteinzertrümmerers sah also nun so aus: Effektive Stoßwellenquelle außerhalb des Körpers (extrakorporal), gute Fokussierung, sichere Steinortung mittels Röntgendurchleuchtung, exponieren des Konkrementes, und dies alles im Wasserbad einer Badewanne montiert. Damit war auch der Name dieser Therapie gefunden: „Extrakorporale-Stoßwellen-Lithotripsie", ESWL. Mit diesem Verfahren wurden ab Februar 1980 Patienten mit Nieren- und Harnleitersteinen behandelt.

Die ESWL hat die Urologie völlig umgekrempelt. Man musste nur mit dem ungeheuren Krach zurechtkommen. Die Explosionen der Stoßwellen wurden akustisch durch den Resonanzraum der Badewanne so verstärkt, dass sie den erlaubten Geräuschpegel eines Krankenhauses weit übertrafen. So entschlossen sich viele Kliniken, ihre Steinbadewanne im Keller montieren zu lassen. Patienten, Ärzte und Assistenzpersonal trugen Schallschutz. Bald war die Applikation der Wellen mittels Wasserkissen möglich und eine Badewanne überflüssig. Das reduzierte die Lärmbelästigung erheblich. Auch wenn die Ankopplung der Stoßwellen in den Körper bei den ersten weltweit vertriebenen Lithotriptern durch die Badewanne ideal war, mussten wir uns jetzt endgültig von ihr verabschieden. Wir werden sie heute vergeblich suchen, da nur noch wannenfreie Systeme in Gebrauch sind. Dennoch, die teuerste Badewanne der Welt hat die Urologie spürbar verändert, obwohl sie vergleichsweise nur kurz in unseren Kliniken zu Hause war.

Von überall kamen Patienten nach München, da die Urologische Universitätsklinik im Klinikum Großhadern nicht nur wegen der ESWL einen ausgezeichneten Ruf hatte. Die bayrische Hauptstadt erlebte einen Medizintourismus, der bis in die heutige Zeit anhält. Als Stationsarzt musste man sich darauf einstellen und betreute manchmal mehr ausländische Patienten als Deutsche.

Für mich war das etwas völlig Neues. Entweder musste man Visite mit Dolmetschern machen oder wenigstens mit einem passablen Englisch aufwarten. Letzteres war nicht unbedingt die Stärke eines ehemaligen DDR-Bürgers, der mehr Russischunterricht hatte als Englisch oder gar Französisch. Aber ich stellte mich während meiner Ausreisevorbereitung in Dresden auf so etwas ein und nahm mit meiner damaligen Frau Eva-Maria zusätzlich Englischunterricht. Außerdem studierte ich in den Fachzeitschriften vor allem die Artikel, die Einblicke in neue medizinische Technologien gaben. Hatte man vorher resigniert und gedacht, mit diesem oder jenem Gerät würde man ohnehin nie arbeiten, war man nun durch die Hoffnung, bald in den Westen umziehen zu können, ganz anders motiviert, sich mit den Neuheiten der Medizintechnik auseinanderzusetzen. Nicht nur durch die Steinmaschine, sondern schon vorher durch die Entwicklung der Laser-Medizin, war das Team von Prof. Schmiedt in Fachkreisen geachtet. Ich kannte die Publikationen und den Ruf der Klinik. Ich konnte mir allerdings nicht vorstellen, einmal in der Münchner Universitäts-Klinik als Arzt zu arbeiten. Das lag in unerreichbarer Ferne! Selbst geträumt habe ich nie davon.

Aber ab 1982 hatten wir nur ein Ziel: München. Dort wohnte meine ältere Schwester, Lisa Wegele, mit ihrer Familie. Wir waren im Grunde ahnungslos, was uns erwarten würde! Es gehörte schon eine große Portion Naivität dazu, um mit einer ganzen Familie ins Unbekannte zu ziehen. Auch wenn es scheinbar nur ein Umzug von Deutschland nach Deutschland war, wechselten wir doch aus der Einflusssphäre einer Großmacht in die einer feindlichen anderen. Niemand konnte uns auf dieses Neuland vorbereiten, wir selbst kannten kein Rezept! Mut ist nicht die richtige Kategorie, in die man das einordnen könnte, Leichtsinn beschreibt es aber auch nicht.

Wir waren acht

Vor einem Jahr war im Berliner Zeughaus eine Ausstellung zu sehen, die sich mit der Geschichte des deutschen evangelischen Pfarrhauses beschäftigte. In dieser Präsentation fand ich viele Parallelen zu meiner eigenen Biographie. Auch ich wuchs in einem Pfarrhaus inmitten einer großen Kinderschar auf. Auch ich wurde durch die Hausmusik geprägt und angestoßen, mich mit Kunst und Literatur zu beschäftigen. Die Gespräche im Familienkreis, mit auf Bildung orientierten Eltern und vielen Geschwistern, waren anregend und aufreibend zugleich, weiteten unmerklich den Horizont und beeinflussten Denken und Handeln von klein auf.

Mein Vater hatte in Amsterdam Theologie studiert und nicht nur durch seine holländische Mutter, sondern auch durch die dortigen Verwandten einen Weitblick gewonnen, der sein ganzes Leben prägte. 1934 wurde er Pfarrer der Herrnhuter Brüdergemeine in Christiansfeld, im Süden Dänemarks. Dieses kleine Städtchen machte kürzlich Schlagzeilen, weil es in die Liste des Weltkulturerbes aufgenommen wurde. Die Siedlung, vor etwa 240 Jahren von böhmischen Protestanten gegründet, ist originalgetreu erhalten und bewog die UNESCO, ihr den begehrten Titel zu verleihen.

Im Nachbarort, im Kreiskrankenhaus von Haderslev, erblickten mein Zwillingsbruder Hans Jürgen, und zwanzig Minuten später ich, als sechstes und siebentes Kind der Familie, 1946 das Licht der Welt. Dennoch fühle ich mich nur im weiteren Sinne als Nachkriegskind, da Dänemark von den Schrecken des Zweiten Weltkrieges weitgehend verschont geblieben war. Nicht von ungefähr sagte man etwas überspitzt, die Not der Dänen habe darin bestanden, dass die Sahne für den Kaffee knapp wurde. Uns zwei Neugeborenen blieben Hunger und Obdachlosigkeit erspart, das Schicksal vieler des Jahrganges 1946. Hinzu kam, dass wir mit beiden Elternteilen aufwachsen durften, weil es in Christiansfeld weder Bombennächte gab, noch mein Vater in den Krieg ziehen musste. Erst als ich älter wurde, habe ich begriffen, was es bedeutete, kein Waise oder Halbwaise gewesen zu sein. Im Gegenteil, ich wurde in einer intakten Familie groß, von liebevollen Eltern umsorgt und behütet. Das änderte sich auch nicht wesentlich, als wir

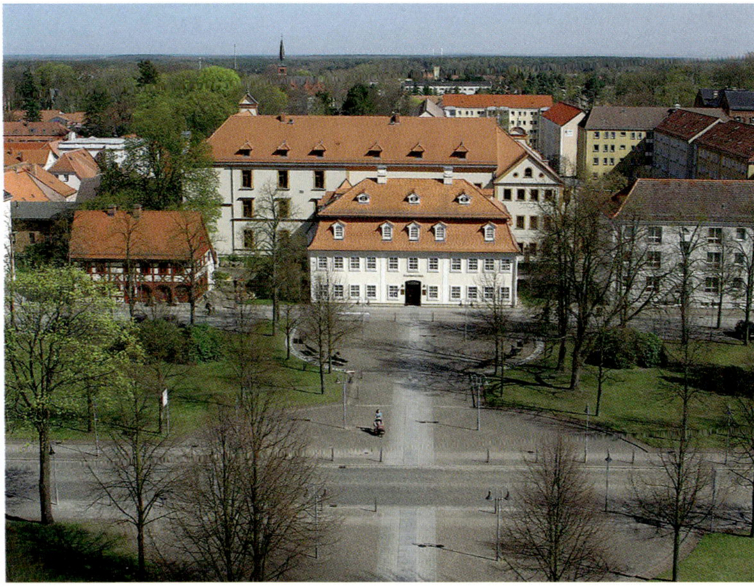

Das alte Pädagogium in Niesky

1947 Dänemark verlassen mussten, weil alle Deutschen, ohne Ansehen der Person, nach Kriegsende ausgewiesen wurden. So kehrten wir Christiansfeld für immer den Rücken und landeten schließlich, über Westfalen, 1948 in der damaligen Sowjetischen Besatzungszone. Erst fast vierzig Jahre später sollten meine Eltern noch einmal als Besucher nach Dänemark zurückkehren.

Die älteren Geschwister haben den Weggang aus der dänischen Idylle nicht so leicht verkraftet, wir zwei Kleinen aber hatten an diese Zeit keine Erinnerung und lebten uns in der neuen Heimat rasch ein. Mein Vater wurde Vorsteher einer diakonischen Einrichtung der Schlesischen Oberlausitz in Niesky bei Görlitz, zu der auch eine Landwirtschaft gehörte, in Zeiten von Nahrungsknappheit kein unwichtiges Detail. Wir kamen aus einem vergleichsweise problemlosen Land. In Dänemark hatte der Krieg 1940 gerade einmal sechs Stunden gedauert. Niesky war dagegen von den Kämpfen zwischen der Zweiten Polnischen Armee und einer erbitterten, aber sinnlosen Verteidigung durch die SS, gezeichnet. Im Ortskern, noch im Frühjahr 1945 fast vollständig von Panzern zerstört oder niedergebrannt, fanden sich zahlreiche Ruinen, in denen wir als Kinder spielten, in unserer Nachbarschaft gab es Typhuskranke, die einen Teil meiner Geschwister lebensgefährlich ansteckten. Zum Glück nahm keiner bleibenden Schaden.

Wir wohnten jetzt also in dem Teil Deutschlands, der über Jahrzehnte von kommunistischer Ideologie geprägt werden sollte, mit einer für bürgerlich-christlich gesinnte Menschen unsicheren Zukunft, an der neu gezogenen östlichen Grenze, sozusagen „am Ende der Welt."

Dem Optimismus und Unternehmungsgeist meines Vaters konnten diese Umstände nichts anhaben. Davon hat er uns Kindern viel mitgegeben. Er stürzte sich in seine neue Aufgabe, leitete die Diakonissenanstalt, zu der zahlreiche soziale Einrichtungen, darunter ein Krankenhaus, gehörten, Außenstellen in Thüringen und Berlin, anfangs sogar noch eine im fernen Palästina, wo Schwestern aus Niesky Leprakranke pflegten. Jahrzehnte später habe ich in Ramallah diese Einrichtung besucht.

Die Eltern hatten die Gabe, eine liebevolle Atmosphäre zu verbreiten, mit Toleranz und Verständnis. Die Mutter sorgte für Kultur und jeder lernte ein Instrument. Zunächst versuchte man sich auf einer Blockflöte. Dann kamen Trompete und Klavier dazu. Später stockte ich noch mit der Querflöte auf. Bis auf den Jüngsten hat es keiner zum Virtuosen gebracht, aber allein schon das gemeinsame Musizieren im Geschwisterkreis machte viel Freude. Die Aktivitäten im Posaunenchor bekamen sogar einmal eine politische Dimension, als uns die Volkspolizei beim öffentlichen Spiel zum Ostermorgen auf der Wache wegen Erregen öffentlichen Ärgernisses festsetzte. Erst die Intervention des Ortspfarrers, Dr. Helmuth Erbe, machte dem ein Ende.

Die so genannte Musica Sacra spielte eine zentrale Rolle und Johann Sebastian Bachs Musik begleitete uns über das ganze Jahr. Ich beneidete meine älteren Schwestern, wenn sie davon erzählten, wie sie in Leipzig oder Berlin in Oratorienchören die Matthäus-Passion und andere Werke mitgesungen hatten. Das wollte ich unbedingt auch. Später konnte ich wirklich bei vielen Aufführungen seiner Werke in Berlin, später in Dresden und München, dann wieder in Berlin, mitwirken.

Der Vater war weniger musikalisch. Dafür regte er immer wieder Diskussionen zur Tagespolitik an, Gesprächsstoff gab es in der damaligen DDR genügend, aber auch zu Fragen der Lebenshaltung und Zukunftsgestaltung. Besuchte man das Elternhaus, zum Beispiel als Student, fuhr man immer mit Elan wieder ab, denn der Kontakt im Geschwisterkreis und mit den Eltern war anregend und harmonisch.

Mein Zwillingsbruder und ich, wir gehörten zu den „Kleinen" und blickten zu den „Großen", fünf Mädchen, auf. Sie waren in der Schule fast ausschließlich fleißiger und tüchtiger als wir drei Jungen, denn inzwischen war in Niesky 1950 noch ein „Nesthäkchen" dazugekommen. Nun waren wir acht Kinder – eine stattliche Zahl. Die Vorbildfunktion der älteren Geschwister spornte an und förderte die Anstrengungen, genauso viel zu leisten wie diese. So wagte ich zunächst nicht, meinen geheimen Berufswunsch im Familienkreis laut zu äußern, wusste ich doch, dass man nur bei sehr guten Schulnoten eine Chance auf einen Studienplatz an einer medizinischen Fakultät

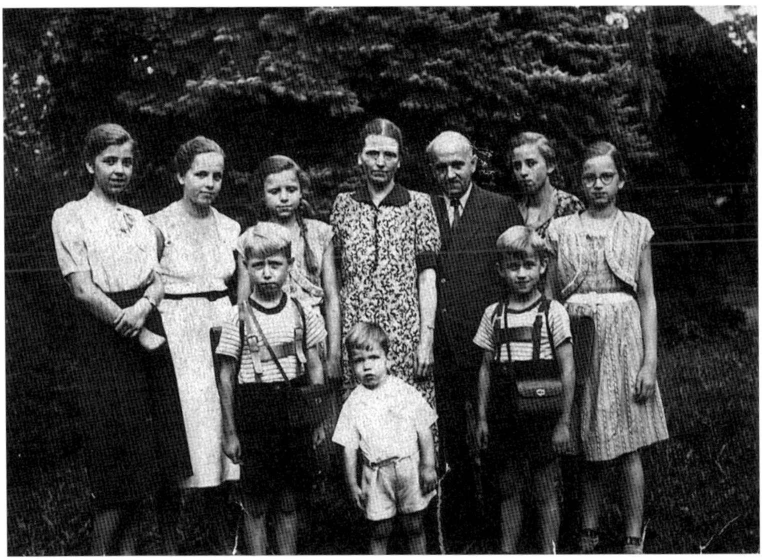

Familie Fabricius um 1953; hinten v. l. n. r.: Christa, Lisa, Waltraut, Mutter Ruth, Vater Paul, Eva-Maria und Renate, vorn v. l. n. r.: der Autor, Manfred, Hans Jürgen

hätte. Außerdem kam ein grundsätzliches Handicap hinzu: Ich bin in der ehemaligen DDR groß geworden, mein Vater zählte als Pfarrer nicht zur Arbeiter- und Bauernklasse, ich war nicht Mitglied in einer der sozialistischen Jugendorganisationen, weder Pionier noch FDJler. Damit war man eigentlich in diesem Land von einem höheren Bildungsweg ausgeschlossen. Aber der Fleiß, mit dem man solche politischen Nachteile kompensieren konnte, zahlte sich aus. Mit meinen schulischen Leistungen wagte ich es, meine Bewerbungsunterlagen an die Humboldt-Universität nach Berlin zu schicken. Nach erfolgreicher Aufnahmeprüfung wurde ich zunächst für ein medizinisches Vorpraktikum in der Frauenklinik der Charité, Tucholskystrasse, angenommen und schließlich 1966, immatrikuliert. Endlich begann ich, Medizin zu studieren.

Beinahe hätte ich nach wenigen Wochen mein Studium wieder abbrechen müssen, da mich die DDR-Volksarmee zu den Bausoldaten einziehen wollte, die einzige Form des Wehrersatzdienstes in der DDR. Normalerweise ruhte die Wehrpflicht während einer begonnen Ausbildung. Dies gelte aber nicht für Leute, die die Wehrpflicht verweigerten, informierte mich das zuständige Wehrkreiskommando. Und überhaupt, ich sei eigentlich nicht würdig, auf Kosten des Arbeiter-und-Bauern-Staates zu studieren, es sei denn, ich zöge meine DDR-feindliche Entscheidung zurück.

Aus der Traum vom Arztberuf? Ich beriet mich mit meinem Vater, ein toleranter Pragmatiker, der seine Kinder nie zu etwas gezwungen hat, auch nicht zur Wehrpflichtverweigerung. Das wäre ohnehin unnötig gewesen. Ich selbst stand hinter meiner Entscheidung, nicht in die Reihen der Volksarmee einzurücken, die für mich keine Armee des Volkes, sondern nur einer der zahlreichen Machtapparate zur Sicherung der von der Mehrheit der DDR-Bürger ungeliebten SED-Diktatur war. Nach Diskussionen im elterlichen Haus riet man mir, mich an die Geschäftsstelle der Evangelischen Kirchenleitung in der DDR zu wenden. Dort saß in der Berliner Neuen Grünstrasse, im Hinterhof, der Jurist Manfred Stolpe, der spätere Ministerpräsident von Brandenburg. Ich sehe mich noch eine schmale Eisentreppe empor steigen und in ein staubiges Büro eintreten. Manfred Stolpe begrüßte mich freundlich, hörte sich meine Geschichte an und zeigte auf einen Aktenstapel hinter sich: „Das sind alles Unterlagen von Bausoldaten, denen man nach Ableistung des Dienstes das Weiterstudium verweigert. Erst Physikstudent und jetzt Schlosserlehrling, das ist die Devise. Ich weiß nicht, ob ich das verhindern kann, versuche es aber", und mir zugewandt, „Herr Fabricius, wir brauchen solche Leute wie Sie als Arzt und nicht als Pfleger. Ziehen Sie Ihre Wehrdienstverweigerung zurück und studieren Sie weiter. Auf dem Kreiskommando geben Sie schriftlich zu Protokoll, aufgrund der neuen Umstände nicht mehr Bausoldat werden zu wollen."

Ich sollte also meine Überzeugung hintanstellen und sie einem „höheren Ziel" opfern? Das lange Gespräch mit dem Kirchenjuristen werde ich nie vergessen. Das erste Mal in meinem Leben begriff ich, dass man Kompromisse machen muss, wenn man unliebsamen Folgen ausweichen will. Mein Lebensweg begann ja gerade erst und schon musste ich Weichen stellen. Manfred Stolpe hat mich weder in die eine, noch in die andere Richtung gedrängt. Wir redeten über Pazifismus und über den Dienst mit einer Waffe. Dennoch war unmerklich klar, dass ich mich für das Studium entscheiden sollte. Nicht jeder dachte so wie Manfred Stolpe: „Wir leben alle in diesem Staat und müssen immer wieder neu unsere Toleranzbereitschaft abwägen. Die Entscheidung für ein weiteres Studium ist ein brauchbarer Kompromiss. Ich trage diese Entscheidung mit", versicherte der Jurist. Und so geschah es.

Letztendlich habe ich es also Manfred Stolpe zu verdanken, dass ich schließlich 1972 mein Staatsexamen ablegen und als Arzt approbiert werden konnte. Die Volksarmee hat mich erst Jahre später während meiner Facharztausbildung für drei Monate zum Reservistendienst geholt. Ich war Stationsarzt in einem Divisionslazarett und habe nie eine Waffe anrühren müssen. In meinem Wehrpass stand immer noch „Bausoldat". Diesen Dienstgrad zu streichen, dazu hatte es nicht gereicht, so war ich auf ihn richtig stolz.

Meine „DDR-Karriere" war eher untypisch. Einem Pfarrerssohn wurde eine gewisse „Narrenfreiheit" zugestanden, außerdem war die Nachkriegsgeneration so ausgedünnt, dass man zahlenmäßig auf jeden angewiesen war. Spätere Jahrgänge wurden mit viel mehr Druck gezwungen, den Wehrdienst zu akzeptieren, oft als Zeitsoldat, um einen der begehrten Studienplätze zu erhalten.

Betrachtet man meine Berufsentwicklung und die meiner Geschwister, dann haben wir vergleichsweise unbeschadet die politischen

Auflagen des Volksbildungsministeriums umgehen können. Alle Acht hatten die Möglichkeit, das Abitur abzulegen, obwohl sie weder in einer Jugendweihe dem DDR-Staat die Treue schworen, noch Mitglieder der FDJ waren. Selbst wenn es schwierig war, überhaupt in die Oberschule aufgenommen zu werden, selbst wenn 1953 kurz vor dem 17. Juni einer Schwester die Abiturprüfung zunächst verweigert wurde, und selbst wenn man berücksichtigt, dass eine weitere Schwester drei Jahre auf einen Studienplatz warten musste – durften zwei Zahn- und zwei Humanmedizin studieren, eine Ausbildung, damals so begehrt wie heute.

Mein schwieriger Start zu Studienbeginn fand eine indirekte Fortsetzung, als ich mich um eine Facharztweiterbildung bewerben wollte. Der Wunsch, praktische medizinische Tätigkeit mit wissenschaftlichen Untersuchungen zu kombinieren, war in der DDR für einen politisch inaktiven und nicht einmal zur FDJ gehörenden Studenten schwer realisierbar. Anfang der Siebzigerjahre verspürte man zwar eine gewisse Liberalität, dennoch wurde nicht selten die Ausgrenzung regimekritischer Menschen deutlich. Meine Studienleistungen hätten für eine weitere Tätigkeit an der Humboldt-Universität oder einer anderen akademischen Einrichtung ausgereicht, doch wurde eine Beschäftigung mit der Bemerkung abgelehnt, als Parteiloser sollte ich besser in anderen Krankenhäusern arbeiten.

Eindrücklich ist mir noch ein Gespräch mit dem Chef der Medizinischen Akademie Dresdens, der als Parteiloser Verständnis für andere hätte haben sollen, mir aber wörtlich sagte: „Da ich selbst nicht Parteimitglied bin, muss ich Assistenten beschäftigen, die in der SED sind und mir den Rücken freihalten. Wenn Sie bereit sind einzutreten, können Sie bei mir selbstverständlich anfangen." Ich lehnte ab, so blieb nach dem Studium nur eine Ausbildung im damaligen Bezirkskrankenhaus Cottbus. Hier konnte ich von der Pike auf das Handwerk eines Urologen erlernen, operierte Kinder und Erwachsene, hatte in meinen älteren Kollegen Dr. Klaus Bohne, mein erster Oberarzt, und Dr. Wolfgang Philipp verständnisvolle Lehrer und vor allem während der Hospitationszeit in der Allgemeinchirurgie bei Dr. Wolfgang Teutsch die Möglichkeit, alles Wichtige für die Tätigkeit als Operateur beigebracht zu bekommen.

Urologie – ein interessantes Spezialfach

Ich war nicht von ungefähr Urologe geworden, begeisterte mich schon als Student für dieses Fach und hatte mich darin nicht getäuscht. Nach nunmehr über vierzig Jahren hat sich meine Einstellung kaum geändert und ich würde, noch einmal vor die Wahl gestellt, in kein anderes Fachgebiet einsteigen. Schien mir die Urologie anfangs überschaubar zu sein und damit vielleicht für einen Anfänger attraktiv – man hatte sich „nur" mit Erkrankungen des ableitenden Harnsystems bei Mann und Frau sowie mit Problemen des männlichen Genitaltraktes zu beschäftigen – merkte ich bald, dass der Teufel im Detail saß. Und gerade das war eine Herausforderung. Man musste über wenige Dinge sehr viel wissen. Dieses essentielle Wissen nahm vor allem in der Urologie der Siebziger- und Achtzigerjahre exponentiell zu. Es wurde darüber hinaus, wie in jedem chirurgischen Spezialgebiet, ein gewisses Maß an handwerklicher Geschicklichkeit erwartet. Das entsprach meinen Neigungen. Außerdem war die Urologie Ende der Sechzigerjahre ein neues chirurgisches Fach und ich gehörte einer der ersten Ärztegeneration an, die unmittelbar nach dem Studium mit dieser Spezialausbildung beginnen konnte. Das reizte mich sehr.

Wie wurde die Urologie ein neues chirurgisches Fachgebiet? Medizinhistorisch war seit dem neunzehnten Jahrhundert eine weitere Spezialisierung im Bereich der Inneren Medizin und der Chirurgie notwendig geworden, weil einerseits der Kenntnisstand über die Struktur und die Funktion der verschiedenen Organsysteme des Menschen mit seinen pathologischen Veränderungen umfangreicher wurde und andererseits ständig neue Untersuchungs- und Behandlungsmethoden besonderes Können erforderten. Die Heilkunst ist eine Erfahrungswissenschaft und nur wer Krankheitsbilder wieder und wieder in all ihren Ausprägungen sieht, dabei bestimmte Eingriffe häufig macht, kann sich das Maß an Fertigkeiten aneignen, das Patienten mit Recht von einem Arzt erwarten. Bis ein Spezialgebiet als ein besonderes Fach anerkannt wurde, konnten Jahrzehnte vergehen. Bei der Urologie hat das vergleichsweise lange gedauert und noch heute gibt es zum Beispiel in Kuwait keine eigenständigen urologischen Kliniken, sondern die Urologen arbeiten im Rahmen der chirurgischen Abteilungen als Fachärzte.

Ihre Geburtsstunde hatte die moderne Urologie, als am 2. Oktober 1877 Maximilian Nitze in der Pathologie des Krankenhauses Dresden-Friedrichstadt vor Mitgliedern des Königlich Sächsischen Landesmedizinalkollegiums ein Instrument demonstrierte, mit dem man in die Harnblase hineinsehen konnte. Ich betone das hier, weil es dieses Krankenhaus heute noch gibt und es mir möglich war, gerade dort einige Jahre zu arbeiten.

Das neuartige Instrument, das Maximilian Nitze demonstrierte, bestand aus einem kleinen dünnen Fernrohr, hatte also eine entsprechende Linsenvergrößerung und am Ende eine Glühbirne. Somit war es in der dunklen Harnblase plötzlich hell. Eine bahnbrechende Untersuchungsmethodik begann in Dresden ihren Siegeszug durch die Medizin: die Endoskopie, „das Hineinschauen in Körperhöhlen mittels optischer Systeme und einer Lichtquelle, die das Innere gut sichtbar mache“. Sie ist heute aus vielen Fachgebieten nicht mehr wegzudenken, gleich ob man Magen oder Darm spiegeln möchte, ins Bronchialsystem oder in Gelenke schaut, immer gilt das von Nitze sinnreich erdachte Prinzip: Fernrohr plus Lichtquelle und beides möglichst klein mit guter Bildqualität.

Die scheinbar einfache Untersuchungsmethodik von 1877 wurde zunehmend komplizierter, da man nicht nur Krankheitsbilder in der Harnblase entdecken, sondern mit dem Instrument dort unter Sicht Operationen ausführen wollte. Von der Harnblase aus war es nicht weit, über die Harnleiter rechts und links mittels Röntgenkontrastmittel das obere Urosystem genauer zu untersuchen. Sehr viel später konnten endoskopische Instrumente in diese sehr zarten Organsysteme eindringen, um dort nicht nur zu diagnostizieren, sondern auch zu therapieren.

Ärzte, die ansonsten als Chirurgen oder Gynäkologen tätig waren, verfeinerten die Endoskopietechnik immer weiter, so dass sie zu einer Subspezialisierung führte, dennoch nicht selten ein stiefmütterliches Dasein in den Kellergeschossen der Krankenhäuser fristen musste. Auch ich habe als Student solche urologischen Untersuchungsräume kennen gelernt. So famulierte ich im Bezirkskrankenhaus Görlitz und war entsetzt über einen Wartebereich zwischen Heizungsrohren und Behandlungszimmern, der nur indirekt durch Lichtschächte Tageslicht erhielt.

Da sich nun einmal die Endoskopiker mit dem Harntrakt beschäftigten, lag es nahe, die Betreuung aller Krankheitsbilder dieses Organsystems zu übernehmen, obwohl sie mit den neuen Instrumenten vorerst nicht zugänglich waren. So operierte man bösartige Tumore, Harnsteine und Fehlbildungen bei Erwachsenen und Kindern. Auch Harnwegsinfektionen, die sehr schwerwiegend verlaufende Tuberkulose, ebenso Geschlechtserkrankungen wie die Gonorrhöe, gehörten in das Aufgabengebiet. Die Entwicklung von Tuberkulosemedikamenten, von Antibiotika, die Keime des Harntraktes bekämpfen konnten, eröffnete für urologisch tätige Ärzte neue Möglichkeiten zu helfen.

In den Zwanzigerjahren des vorigen Jahrhunderts wurden dann erste Spezialabteilungen in deutschen Krankenhäusern im Rahmen chirurgischer Kliniken betrieben und vereinzelt noch vor dem Zweiten Weltkrieg Lehrstühle für Urologie an deutschen Universitäten besetzt. Die Urologen waren aber immer noch ehemalige Chirurgen, selten Gynäkologen, die sich nach einer Zusatzausbildung diese Subspezialisierung erworben hatten. Eine primäre Ausbildung zum Facharzt für Urologie gab es zunächst nicht.

Nach Kriegsende setzte sich die Entwicklung fort und in der zweiten Hälfte der Sechzigerjahre war fast durchgehend an jeder deutschen medizinischen Fakultät ein Lehrstuhl für Urologie zu finden. Erst jetzt musste ein zukünftiger Urologe nicht erst Allgemeinchirurg oder Gynäkologe werden, um in dieses Fachgebiet zu wechseln, sondern konnte sich gleich primär nach dem Studium spezialisieren.

Ein Urologe muss nicht nur wie ein Internist ein Verständnis von pathophysiologischen Zusammenhängen haben, die man anhand von Laborwerten und bildgebender Verfahren (Sonographie, Röntgen, MRT) erkennen kann, sondern auch die endoskopische Technik beherrschen. Darüber hinaus verlangt man Geschick beim Durchführen großer Operationen, die im Rahmen der Tumorchirurgie nicht nur eine physische Herausforderung sind, da sie oft viele Stunden dauern, sondern ein umsichtiges Verständnis für anatomische Verhältnisse und Gewebsstrukturen voraussetzen. So erwartet man, dass er etwa das Entfernen der Harnblase sicher beherrscht und im Anschluss daran in der Lage ist, aus Darmanteilen eine neue zu formen, um nach der Operation dem Patienten eine entsprechende Lebensqualität zu garantieren. Es wird aber auch vorausgesetzt, dass ein Urologe Fehlbildungen im Kindesalter korrigieren kann und ein sicheres Gespür für die Funktionalität des Harntraktes entwickelt.

Ich hatte im Rahmen meiner Facharztausbildung, die 1972 begann, die Möglichkeit, nicht nur die Urologie in all ihren Facetten zu erlernen, sondern auch zahlreiche Innovationen mitzuerleben und zu begleiten. Ein berühmter Urologe gab einmal auf einem Kongress folgende Weisheit zum Besten: „Es dauert drei Monate, um eine Operation zu erlernen, man benötigt drei Jahre, um sie zu verstehen und dreißig Jahre, um zu wissen, wann man sie nicht machen sollte!“

Fort mit acht Koffern und zwei Meerschweinchen

Nach beendeter Facharztausbildung in Cottbus gingen meine damalige Frau Eva-Maria, die sich als Augenärztin hatte ausbilden lassen, und ich gemeinsam mit unseren zwei Kindern, Dorit und Burkhard, nach Dresden. Ich fand Aufnahme in der neu gegründeten Urologischen Abteilung am Städtischen Krankenhaus Friedrichstadt und bekam die Möglichkeit, mich umfassend, nicht nur theoretisch, sondern auch handwerklich weiterzuentwickeln. Ich war nun dort tätig, wo Nitze einstmals seine bahnbrechende Entwicklung demonstriert hatte und lernte die historischen Räumlichkeiten des Pathologischen Institutes kennen, die immer noch genutzt wurden, was mir nachhaltig im Gedächtnis geblieben ist. In Dresden hatte ich mein Aufgabenfeld gefunden, verständnisvolle Kollegen, die teilweise zu wirklichen Freunden wurden, liebevolle Nachbarn, mit deren Kindern die unsrigen spielten und hätte theoretisch dort alt werden können.

Was kann einen Arzt, der einer ausgefüllten Tätigkeit nachgehen darf, motivieren, seine Stadt und sein Land, ja, seine Heimat zu verlassen, um in eine unbekannte Fremde zu gehen? Und was erwartete einen im anderen Teil Deutschlands, das nach Lesart der DDR feindliches Ausland war? Diese Fragen beschäftigten einen damals fast tagtäglich. Wollte man bleiben, gab es Gründe und wollte man gehen, zimmerte man sich seine Motivation zurecht. Eindeutig waren die Lösungen nie und manch Unentschlossener ist letztendlich in irgendeine Richtung gestolpert, blieb DDR-Bürger ohne Überzeugung, meist mit Frustration oder ließ sich auf das Abenteuer ein, einen Ausreiseantrag zu stellen. Nur eine kleine, dritte Gruppe wählte die Flucht, riskierte sogar das Leben beziehungsweise Haft in einem Staatssicherheitsgefängnis. Wie war es nun bei uns in Dresden?

In den Teilen der DDR, wo Rundfunk- und Fernsehstationen der Bundesrepublik mühelos empfangen werden konnten, war die Kenntnis über das Nachbarland relativ gut. Das Für und Wider des Lebens beidseits der Grenze wurde, mit Einschränkungen, abwägbar und die Volksweisheit, dass „nicht alles Gold sei, was glänzt“, im doppelten Sinne gültig. Hinzu kam die Art bundesdeutscher Berichterstattung. Im Gegensatz zum Osten, wo offizielle Verlautbarungen alles schönredeten, sich zwischen den Informationen in den Medien und der Wirklichkeit eine große Schere auftat, waren die Nachrichten des Westens über eigene Probleme meist erstaunlich ungeschminkt.

Den Bewohnern Dresdens und seiner Umgebung war die Realität des anderen Teils Deutschlands weit weniger bekannt. Westliche Rundfunksender konnten nur mit Schwierigkeiten gehört und westliche Fernsehstationen schon gar nicht empfangen werden. Nicht umsonst nannte man diese Gegend von Sachsen das „Tal der Ahnungslosen". Man redete sich also die Bundesrepublik schön und ließ sich auch durch anders lautende Nachrichten nicht beirren. Gerade die Probleme von Arbeitslosigkeit und Kriminalität, vielleicht neben den Konsummöglichkeiten die gravierendsten Unterschiede zur gefühlten DDR-Wirklichkeit, ignorierte man einfach. So lag ein entscheidendes Argument für ein Verlassen der DDR bereits auf der Hand: Die Bundesrepublik musste das „bessere" Deutschland sein.

Die Reisebeschränkungen für alle, die das Rentenalter noch nicht erreicht hatten, wenn sie nicht gerade privilegiert waren, verbanden flächendeckend die Ostdeutschen. Ein Ausflug ins westliche Ausland, auch wenn nur für wenige Tage, wurde zum ersehnten Traum. Man fühlte sich förmlich hinter einer schrecklichen Mauer eingesperrt, was aus heutiger Sicht auch hysterische Züge hatte. Immerhin konnte man in einige Ostblockstaaten reisen und in der DDR sich völlig frei bewegen. Aber Verbotenes bekommt sofort einen magischen Reiz. Wer das nicht selbst erlebt hat, kann diese Stimmung vielleicht nicht nachvollziehen. Über die bekannten Defizite im damaligen Ostblock, die mit dem Schlagwort „eingeschränkte bürgerliche Grundrechte" gut beschrieben und jetzt, fünfundzwanzig Jahre nach der Wiedervereinigung Deutschlands, fast täglich erörtert werden, ist schon genug gesagt worden.

Der politische Druck auf jene, die die kommunistische beziehungsweise sozialistische Ideologie hinterfragten, wurde nach dem Mauerbau von 1961 ungeniert erhöht. „Wer nicht für uns ist, ist gegen uns!", solche und ähnliche Parolen verfehlten ihre Wirkungen nicht und ängstigten die Menschen. Wenn man die Machenschaften der Staatssicherheit heute mit Abstand betrachtet, war das Unterdrückungspotenzial wirklich immens und man staunt, wie vergleichsweise Wenige nur im Gefängnis landeten.

Hinzu kam, dass Ende der Siebziger- und Anfang der Achtzigerjahre in der DDR, und vor allen Dingen in Dresden, die Unzufriedenheit, nicht nur mit dem politischen System, sondern auch mit der ökonomischen Situation, fühlbar größer wurde. Im Gesundheitswesen machte sich das besonders bemerkbar. Als Arzt beklagte man, dass die Medizintechnik hinter dem Machbaren weit zurück blieb. Das beeinträchtigte Diagnostik und Therapie der uns anvertrauten Patienten. Aus der westlichen Fachliteratur kannte man den Stand der Technik sehr genau. Stellte man dann fest, dass für die Nomenklatura der Partei- und Staatsführung im Gegensatz zum Normalbürger alles bereitgestellt wurde, entwickelte sich ein innerer Zorn. Ähnlich bei den Medikamenten. Man verwaltete den Mangel. Hinzu kam der fehlende Kontakt zu Kollegen im Ausland. Man hatte Sorgen, den Anschluss an die moderne Medizin zu verpassen.

Der Eindruck, dass die Verantwortlichen des DDR-Systems völlig desinteressiert an der reellen Wirklichkeit waren, steigerte die Frustration noch. Hauptsache, man „war für den Frieden", der Rest schien egal zu sein. Äußerte man sich kritisch, wurde dies entweder als Verleumdung hingestellt oder man war automatisch ein Staatsfeind. Die öffentlich sachliche Diskussion, wie sie später während der friedlichen Revolution 1989 möglich wurde, war zehn Jahre vorher undenkbar. Wenige fanden den Mut, sich kritisch zu äußern. Die allgewaltige Staatssicherheit machte dem meist ein jähes Ende. Ich zählte nicht zu diesen Mutigen und beteiligte mich nur an kritischen Gesprächen im Bekanntenkreis.

Es waren dringend ökonomische Reformen notwendig, Reisemöglichkeiten ins westliche Ausland, aber nichts geschah. Die Aussichtslosigkeit war bereits 1968 offensichtlich, als sich in der Tschechoslowakei die Ideen des „Prager Frühlings" nicht durchsetzen durften. Die Staaten des Warschauer Paktes überfielen das Land und machten den Reformen ein Ende. Ich werde nie vergessen, wie ich zu genau dieser Zeit auf der Insel Hiddensee als Kellner arbeitete, um mein Studium zu finanzieren. Die Mitarbeiter des Hotels „Wieseneck" vereinbarten, jeden Urlauber aus Prag, der wegen der Invasion nicht abreisen konnte, kostenlos zu verpflegen. Auf ihre erstaunte Nachfrage antworteten wir, wir würden uns schämen, dass wieder Deutsche die Tschechoslowakei überfallen hätten. Man kann sich vorstellen, wie bewegend die anschließenden Diskussionen waren. Hatten doch auch wir auf Dubček und seinen demokratischen Sozialismus alle Hoffnungen gesetzt! Dann war Ende der Siebzigerjahre in Polen die Solidarność-Bewegung niedergeschlagen worden. Eine wirkliche Chance, in der DDR könne sich einmal etwas ändern, gab es also zum damaligen Zeitpunkt nicht. Gorbatschow war noch unbekannt.

Die Verantwortung für zwei Kinder, die in diesem Staat heranwachsen sollten, belastete meine damalige Frau Eva-Maria und mich zusehends. Irgendwann reifte der Entschluss, in den Westen auszureisen. Wir meinten, keinen anderen Ausweg zu kennen und verrannten uns gemeinsam mit Gleichgesinnten in der Vorstellung, die DDR sei nicht unsere Zukunft, war es vielleicht nie. Wir hatten von klein auf gelernt, zwei Meinungen zu besitzen, eine, die wir offiziell vortrugen, wenn man uns danach fragte und eine andere, die wir für uns behielten, sie aber für die einzig richtige ansahen. Diese scheinbare Schizophrenie konnte nicht gut gehen. Wenn man in seinen Gedanken nicht mehr Bürger des Landes ist, sich durch die Erfahrungen am Arbeitsplatz und im täglichen Leben die innere Emigration weiter verfestigt, gibt es eines Tages kein Zurück mehr.

Ein letztes Schlüsselerlebnis hierfür war, dass unser Sohn, gerade in die erste Klasse eingeschult, nach Hause kam und berichtete: „Vati, ich habe auch ja gesagt!“ „Wobei hast Du denn ja gesagt?“ „Na, man hat uns Jungen gefragt, ob wir nicht Offiziere der Nationalen Volksarmee werden wollen und da habe ich eben auch ja gesagt.“ Da schrillten bei uns die Alarmglocken, denn kleine Kinder ohne Wissen der Eltern auf das Ziel einzuschwören, Berufsoffiziere der Volksarmee zu werden, fanden wir pervers.

Eine Genehmigung zur Ausreise zu erhalten, war zunächst aussichtslos, die auch von der DDR-Führung in Helsinki vereinbarten Verträge der KSZE waren Makulatur. Anträge und Briefe wurden nicht beantwortet, nach persönlicher Vorstellung in der zuständigen Dienststelle des Innenministeriums abschlägig beschieden. Wir hatten als Ausreisegrund „Familienzusammenführung“ angegeben. Ich war in Dänemark geboren, meine Verwandten lebten fast ausschließlich im Westteil Deutschlands, eine Schwester in München, mein Zwillingsbruder in Heilbronn. Nicht jeder hatte dieses Glück, einige Dresdner noch nicht einmal Briefkontakt zu Freunden dort. Hatte man den

Wunsch geäußert, ins kapitalistische Lager zu wechseln, wurde man automatisch zum Staatsfeind. Diese diskriminierende Behandlung machte den einmal gefassten Entschluss erst recht unumkehrbar.

Einer meiner Cousins war leitender Redakteur bei der *Frankfurter Rundschau.* Als ein Kollege einen Interviewtermin beim damaligen Außenminister der DDR, Oskar Fischer, hatte, gab er ihm einen Brief mit, in dem er dringend darum bat, mich gemeinsam mit meiner Familie in Dresden, ausreisen zu lassen. Wir hatten für unsere Entscheidung nie politische Motive geltend gemacht. Das war auch der Grund, dass wir, bis auf die berufliche Degradierung und den Einschränkungen im Betätigungsfeld, nie einer Strafverfolgung im engeren Sinne ausgesetzt waren.

Drei Monate, nachdem der Brief im Ostberliner Außenministerium deponiert worden war, bekamen wir die Anweisung, innerhalb von achtundvierzig Stunden das Land zu verlassen. Es waren die ersten Januartage des Jahres 1984, ein besonders harter Winter. Unsere elfjährige Tochter Dorit hatte einen Infekt und 40 Grad Fieber. Ich bat darum, wenigstens einen Tag länger im Land bleiben zu dürfen, bis es unserer Tochter besser ginge und sie reisefähig sei. Das wurde abgelehnt. Man hatte uns bereits die Ausweise abgenommen, uns somit als Staatenlose deklariert.

Also reisten wir in der Nacht vom 10. zum 11. Januar 1984 mit acht Koffern, einer Geige und zwei Meerschweinchen nach München, um dort ein neues Leben zu beginnen. Eine direkte Zugverbindung gab es nicht. Wir mussten nachts um 22 Uhr in Reichenbach/Vogtland in den D-Zug, der von Leipzig nach München fuhr, umsteigen. Es war inzwischen um die 18 Grad minus geworden, auf dem Bahnsteig zog es. Die Kinder legten ihre Jacken über die Käfige der Meerschweinchen, damit diese bloß nicht erfroren. Wir Eltern sorgten uns bei diesen unwirtlichen Temperaturen mehr um unsere Dorit mit ihrem Infekt, aber auch um Burkhard. Zum Glück rollte nach wenigen Minuten der Zug ein. Wir hasteten zur nächsten Tür, um nicht noch im letzten Moment den Weg in den Westen zu verpassen, schubsten unsere Kinder mit ihren Tieren ins Abteil, warfen förmlich die acht Koffer und die Geige hinterher, sprangen nach, denn schon setzten sich die Waggons wieder in Bewegung. Der Zug war nicht voll, wir saßen, inmitten unseres Gepäcks, allein. Hinter der Grenze schaute unser

Sohn aus dem Fenster. Der Zug erreichte gerade Hof und passierte verschneite Parkplätze mit schneebedeckten Autos. „Hier gibt's ja auch nur Trabbis", war Burkhards nüchterner Kommentar als er verschlafen die Ortschaft musterte. Tatsächlich, die viereckigen weißen Gebilde hätten auch Trabbis oder Warburgs sein können. „Aber nein, hier gibt es auch andere Autos", antwortete ich. Das hörte das Kind schon nicht mehr und schlief weiter.

Morgens, noch vor 6 Uhr in der Früh, erreichten wir München-Hauptbahnhof. Alle waren sie da! Meine Schwester Lisa, mein Schwager Dr. Armin Wegele und ihre fünf Kinder mit dem schwarzen Pudel Maxi. Das war ein Willkommen! Ich sehe uns noch auf dem überfüllten Bahnsteig warten, der Berufsverkehr hatte begonnen. Dann wurde schließlich die S 6 Richtung Starnberg ausgerufen. Natürlich kannte ich die Ostberliner Stadtbahn. Hier in München war alles anders, die Züge hellblau, scheinbar sauberer und sehr geräumig. Wir waren zu müde, um viel zu reden, obwohl es noch über zwanzig Minuten dauerte, bis wir am Ziel waren. Gräfelfing liegt am Rande der Stadt, mit der S-Bahn leicht zu erreichen.

Liebevoll wurden wir von der großen Familie Wegele aufgenommen. Obwohl sie selber sehr beengt wohnten, fanden sie Platz für uns. Zwei Töchter zogen sogar zeitweilig ins Nachbarhaus. Es ist beglückend, eine solche Solidarität innerhalb einer Familie zu erleben und bei weitem nicht selbstverständlich! Letztendlich waren wir mittellose Flüchtlinge. Wir mussten noch einmal ganz von vorn anfangen. Da wir als ehemalige DDR-Bürger per Gesetzt sofort Bundesbürger waren, können wir uns natürlich nicht mit den heutigen, aus osteuropäischen oder nicht europäischen Ländern täglich zu uns kommenden Flüchtlingen, vergleichen. Trotzdem war diese Erfahrung 1984 für uns alle einschneidend und ich kann die aktuelle Flüchtlingsproblematik mit ganz anderen Augen betrachten.

Es grenzt an ein Wunder, dass ich bald Assistenzarzt im Klinikum Großhadern und somit am Ziel nie geträumter Wünsche war.

Auf Stellensuche

Meine Schwester Lisa und ihr Mann Armin, selbst Ärzte, meine damalige Frau und ich, wir klopften natürlich alle Möglichkeiten ab, rasch beruflich Fuß zu fassen. Ich telefonierte mit jeder, wirklich jeder urologischen Klinik im Münchner Raum und bot mich als Gastarzt an, das heißt, unentgeltlich zu arbeiten. Immerhin reagierten zwei Kliniken, so konnte ich nach wenigen Tagen bereits erstmalig ein Krankenhaus westlicher Prägung betreten. Ich wurde ausgesprochen kollegial aufgenommen, aber niemand fragte mich nach meiner Vergangenheit. Es interessierte keinen, wie es in der DDR ist, wie man dort lebt, welche Probleme man hatte, wie der Krankenhausalltag im Osten aussieht. München war zu weit weg vom anderen Teil Deutschlands, diese Thematik lag außerhalb des Interesses.

Ich arbeitete zunächst vierzehn Tage im Klinikum der TU Rechts der Isar, das heißt, ich schaute zu, denn aus juristischen Gründen war es mir nicht erlaubt, aktiv zu werden. Ich musste erst die bundesdeutsche Approbation als Arzt erhalten. Besonders eindrucksvoll war es, dort den damaligen „Papst" der transurethralen Operationstechnik zu erleben. Kurz darauf ging er in Pension und ist leider relativ rasch danach verstorben.

Professor Mauermayer begann zu dieser Zeit schon mit einer Endokamera zu operieren, die Operation wurde direkt vom optischen System seines Instruments auf einen Bildschirm übertragen. So konnte man die einzelnen Operationsschritte sehr gut verfolgen. Er war bereit, immer wieder Erklärungen abzugeben, was keineswegs selbstverständlich ist. Überhaupt war er, echter Münchner, von liebenswürdiger Art. Persönlich stellte er mich am ersten Tag in der Frühbesprechung den Kollegen mit den Worten vor: „Hier schaun's, das ist ein Urologe aus der DDR, der endlich mal wieder Operationsluft schnuppern möchte. Im Osten hatten's ihm das Operieren verboten!"

Oft war ich nicht der einzige Assistent, der hinter ihm stand, vor allen Dingen waren das Hospitanten aus Italien. Der Professor, sehr italophil, trug seine Erläuterungen in fließendem Italienisch vor. Wegen meiner mangelnden Sprachkenntnisse konnte ich in solchen

Fällen nur dank der direkten Bildübertragung in etwa erahnen, was er uns mitteilte. Man lernt auch vom Zusehen sehr gut. Das gilt für alle Handwerksberufe und die Chirurgie gehört im gewissen Sinne dazu. Ich hatte natürlich endoskopische Operationen viele Jahre eigenverantwortlich ausgeführt, aber nicht mit einem solchen Instrumentarium und nicht mit dieser hohen Professionalität.

Eine besondere Hürde war für mich die Sonographie-Technik. Wir hatten in Dresden kein einziges Ultraschallgerät und die ersten, die in der ehemaligen DDR benutzt wurden, standen an Universitätskliniken beziehungsweise in Geburtshilfe-Abteilungen. Wie wichtig die Ultraschalldiagnostik aber auch in der Urologie war, wurde mir sofort klar, als ich sah, mit welcher Selbstverständlichkeit junge Assistenten die Geräte bedienten und wichtige diagnostische Schlüsse aus den Befunden ziehen konnten. So entschied ich mich, sofort am nächsten freien Wochenende einen Sonographie-Kursus in Regensburg zu absolvieren und langsam in die Ultraschalldiagnostik hineinzuwachsen. Dieser Kursus wird mir immer in Erinnerung bleiben, nicht nur, weil ich erstmalig die Geheimnisse der Sonographie didaktisch anschaulich erläutert bekam, sondern weil ich nur schweren Herzens teilgenommen hatte. Ausgerechnet zum gleichen Termin erhielten meine Familie und ich von einer Verwandten überraschend eine Einladung nach Sils Maria ins Oberengadin, einschließlich der Fahrkarten München–St.Moritz. Vier Wochen nach Ankunft aus Dresden in Bayern, ohne Einkommen und mittellos, für eine Woche ins Hochgebirge fahren zu können, war geradezu traumhaft. Aber das Erlernen der Ultraschalluntersuchung hatte Vorrang und so fuhr meine damalige Frau mit unseren zwei Kindern voraus. Ich sollte sobald wie möglich nachkommen. Es gab regelmäßige Zugverbindungen, auch von Regensburg nach St. Moritz, so sah ich kein Problem, Samstagnachmittag nach Kursende den Zug zu besteigen, um gerade noch die letzte Bergbahn von Chur ins Oberengadin zu erreichen. Ich genoss die Fahrt durch eine tief verschneite Landschaft, hörte dem Bordfunk andächtig zu, der die Stationen ausrief: Augsburg, Ulm, Lindau, Bregenz, Orte, die ich nur dem Namen nach kannte und die für einen DDR-Bürger in unerreichbarer Ferne lagen. Jetzt fuhr mein Zug wie selbstverständlich an ihnen vorbei. Die Grenzkontrollen nach Österreich und dann in die Schweiz schienen reine

Formalität zu sein, die Beamten, extrem freundlich, nicht bewaffnet, ohne die Hunde, die den Zug entlang bellten, ohne die Spiegel, die man zur Überwachung unter die Waggons schob. Ich habe bei dieser Fahrt das erste Mal begriffen, nun im freien Teil von Europa zu leben!

Leider wurde es rasch dunkel und man konnte die immer höher werdenden Berge nur noch erahnen. Ich hatte mich in Sils Maria bei unserer Verwandten, Dorle Freudenberg-Hübner, telefonisch angekündigt und unsere Kinder erzählten begeistert vom sonnigen Wetter, vom Schlittschuhlaufen und den Spaziergängen durch tiefen Schnee. Das Umsteigen in Chur war problemlos, das Wetter im Vergleich zu Regensburg bereits empfindlich kalt. Ich suchte mir in einem warmen Abteil einen Fensterplatz, freute mich auf das Wiedersehen mit der Familie – und auf die Käsefondue, die man servieren wollte. Nicht aufgefallen war mir, dass dieser Zug am Wochenende um 22.30 Uhr in Thusis, etwa auf halber Strecke zwischen Chur und St. Moritz, endete. „Alles aussteigen!", hieß es plötzlich. „Wann geht es denn weiter?", fragte ich. „Morgen früh um 6.30 Uhr!" Schöne Bescherung, dachte ich und richtete mich geistig auf eine Nacht im Wartesaal des Bahnhofes ein, draußen waren inzwischen mehr als 20 Grad minus.

Der Beamte bedeutete mir aber, dies sei nicht erlaubt. Ich solle die paar Meter in den Ort hinaufsteigen, um mir ein Zimmer zu suchen. Ein Griff in meine Manteltasche zeigte mir an, dass dort nur ein einsamer Zwanzig-DM-Schein war. Würde das für die Übernachtung reichen? Ich hatte keine Vorstellung von den Preisen. Aber, was half es. Nach der Absage im ersten Hotel wurde ich unruhig. „Wir haben absolut kein Zimmer frei! Gehen Sie doch ein paar Hundert Meter weiter, dort könnten Sie Glück haben!" Aber ich hatte kein Glück, auch hier war alles belegt. Ich fror, denn ich war nicht entsprechend gekleidet. Auf meine Frage, was ich denn machen solle, ich sei auf der Durchfahrt und könne erst in ein paar Stunden weiterreisen, keine Antwort.

Da versuchte ich es auf die soziale Tour: „Wissen Sie, ich komme aus der DDR, bin hier erst seit vier Wochen, kenne mich weder aus, noch kann ich weiter durch die Dunkelheit laufen." Die Dame an der Rezeption erbot sich, in weiteren Hotels anzurufen, um mir unnütze

Wege zu ersparen. Nein, alles wäre belegt. Auch eine Notunterkunft gäbe es nicht. Es hatte gerade zu schneien begonnen. So insistierte ich: „Ich kann doch nicht unter freiem Himmel schlafen!" Das Achselzucken habe ich noch als freundliche Geste gedeutet. Wo war ich hier eigentlich? In der gastlichen Schweiz? Irgendwie hatte ich das Gefühl, man sagte mir nicht die Wahrheit, denn ich sah sicher nicht gerade zahlungskräftig aus!

Nun geriet ich in Panik. Wo sollte ich die Zeit bis zum nächsten Morgen verbringen? In meiner Not lief ich zurück zum Bahnhof. Vielleicht würde der Beamte jetzt ein Auge zudrücken. Aber dort war inzwischen alles dunkel und menschenleer. Auf dem Rückweg ins Dorf sah ich ein Schild: „Hospital". Das könnte die Lösung sein! Ich meldete mich an der Pforte des kleinen Krankenhauses. Die Nachtschwester fragte über Sprechfunk, was ich wolle. Ich schilderte ihr meine Lage und gab mich als Arzt aus. „Moment bitte, ich muss den Diensthabenden fragen!" Kurze Zeit später meldete sich eine verschlafene Stimme. „Haben Sie Schmerzen, fehlt Ihnen etwas?" „Nein", sagte ich, „ich brauche nur für ein paar Stunden eine Bleibe!" „Aber wir sind ein Krankenhaus, nur für Kranke da!" „Und ich bin ein Kollege, gerade aus der DDR gekommen. Alle Hotels im Ort sind ausgebucht", antwortete ich bereits etwas genervt. „Tut mir leid, da kann ich nichts machen. Auch bei uns sind alle Betten belegt!" Es knackste noch in der Leitung, dann war es still. Ich war verblüfft. Kein kollegiales Entgegenkommen, keine Nachfragen, kein Rat, was ich noch tun könne. Hätte ich auch so reagiert, wenn dieser Schweizer Arzt bei mir in der Dresdner Klinik um ein Zimmer gebeten hätte? In der DDR waren die Hotelbetten ja wirklich knapp.

Wieder klingelte ich bei der Nachtschwester. „Ich höre grade, dass alle Betten belegt seien. Gilt das auch für die Privatstation des Chefarztes?" „Nein", antwortete sie, „dort sind noch Betten frei." „Dann rufen Sie bitte Ihren Chef an und fragen ihn, ob ich dort bis morgen früh unterkommen kann? Erzählen Sie ihm bitte, dass ich ein Arzt aus dem Osten bin. Natürlich werde ich bezahlen!" Wieder wurde ich vertröstet. Nach einer Weile öffnete sich die Tür automatisch und ich konnte für wenige Stunden in einem warmen Zimmer übernachten. Die Nachtschwester ließ sich nur kurz sehen, Tee, Kaffee oder Wasser wären leider nicht verfügbar. Ich bat noch darum, um

5.30 Uhr geweckt zu werden. Als ich am nächsten Morgen mein Zimmer verließ, hatte sich die „Ernährungslage", wie wir uns im Klinikjargon verständigten, anscheinend nicht verändert. Man bot mir weder etwas zu Trinken noch ein Frühstück an, auch einen Preis für die Gastlichkeit nannte man nicht. So drückte ich der Schwester meine 20 DM in die Hand und verschwand. Ob man diese Erfahrung nun verallgemeinern durfte, wusste ich nicht. Sie passte allerdings in das Klischee, das ich bereits aus anderen Erzählungen kannte.

Aber der Ultraschall-Kursus hatte mich voran gebracht. Nun konnte ich bereits mit mehr Verständnis praktische Erfahrungen sammeln und die Sonographiekenntnisse von Regensburg vertiefen. Außerdem hatten sich Mitarbeiter des Klinikums Rechts der Isar mit der transrektalen Technik besonders auseinandergesetzt und diese weiterentwickelt. Das war auch für bundesdeutsche Urologen Neuland. Mit großem Interesse ließ ich mir die Details dieser Methode erläutern und bin für die Geduld dankbar, die Prof. Jürgen Braun mit mir hatte.

Nach meiner Hospitation im Klinikum Rechts der Isar ging ich für zwei Wochen an das Klinikum Ingolstadt. In der Zwischenzeit sorgte meine Schwester rührend für unsere zwei Kinder. Überhaupt war nur durch den selbstlosen Einsatz meiner Verwandten ein sofortiger aktiver Start möglich geworden. In Ingolstadt hatte ich erstmalig die Chance, wieder bei offenen Operationen zu assistieren. Ich lernte Techniken kennen, die mir bisher unbekannt waren, und versuchte, mich parallel anhand entsprechender Literatur weiterzubilden. In Dresden hatte ich bereits als erfahrener Facharzt gegolten, war kurzzeitig Oberarzt. Nun wieder in die Rolle des Anfängers zurückzufallen, war psychologisch nicht ganz einfach.

Neben fachlichen Neuerungen fiel mir im Vergleich zur DDR auf, dass der ärztliche Arbeitstag in der Bundesrepublik viel länger war. Er begann an einer Universitätsklinik, wie bei uns in Dresden, früh um 7 Uhr, endete aber deutlich später. Es war üblich, bis 19 oder 20 Uhr noch auf der Station tätig zu sein und abwegig, vielleicht schon um 16 Uhr Feierabend zu haben. Ganz so lang war der Arbeitstag am Klinikum Ingolstadt nicht, es war eben kein Universitätsklinikum. Auch in Dresden wurden die Patienten nach bestem Wissen und Gewissen betreut, aber ab 16 Uhr war in der Regel nur noch eine Dienstmannschaft tätig.

Da meine Schwester am Münchner Stadtrand in unmittelbarer Nachbarschaft des Klinikums Großhadern wohnte, versuchte ich mit allen Mitteln, dort zu hospitieren. Lediglich Bewerbungsunterlagen zu verschicken, konnte man sich von vornherein sparen. Als Facharzt aus dem Osten war man nicht attraktiv genug, es fehlte der Kenntnisstand, den man in München voraussetzte. Außerdem war ich für eine Assistentenposition mit siebenunddreißig Jahren viel zu alt. Nur als Gastarzt hatte man eine Chance, auf sich aufmerksam zu machen, sich vielleicht durch Fähigkeiten zu empfehlen, die aus Unterlagen nicht ablesbar waren. Und Fähigkeiten besaß selbstverständlich auch ein Arzt aus der ehemaligen DDR. Ich hatte bereits eine nicht unbeträchtliche Erfahrung im Operieren, das heißt, mehr Standardeingriffe selbständig ausgeführt als die meisten Assistenten, die ich bei meinen Hospitationen erlebte. Ich hatte also bereits das „Medizinhandwerk" von der Pike auf verinnerlicht. Natürlich kannte ich einige Spezialeingriffe nicht, die im Westen zum Alltag eines Urologen gehörten. Beherrschte man aber die chirurgische Basis, war der Weg zum Erlernen dieser Operationsmethoden nicht so sehr weit.

Außerdem konnte man sich durch Einsatzbereitschaft, Kollegialität und Intuition, sowohl bei der Diagnostik als auch bei der Therapieplanung, einbringen. Das war eine Gratwanderung, einschließlich der Gefahr, sich Sympathien rasch zu verscherzen. Niemand wollte sich von einem aus dem Osten belehren lassen. Bescheidenheit war also angesagt! Zusätzlich konnte man durch wache Beobachtung ständig sein Wissen erweitern, musste aber dabei vorsichtig agieren und nicht zu viele „dumme" Fragen stellen.

Mein Wunsch, in Großhadern zu hospitieren, wurde zunächst abschlägig beschieden. Man hätte genügend Gastärzte. Außerdem bestehe ja ohnehin keine Aussicht, dort jemals eine Anstellung zu erhalten. Die Chefsekretärin war wirklich hartköpfig. Kaum zu glauben, dass ich später ein gutes Verhältnis zu ihr fand, weil ihr Neffe in Ostberlin Urologe war.

Durch Vermittlung eines Oberarztes, Prof. Franz Josef Marx, mit dem ich bis heute freundschaftlich verbunden bin, wurde schließlich doch eine vierzehntägige Hospitation möglich. Den bereits geschilderten Klinikablauf lernte ich also erstmalig kennen. Ich erschien pünktlich zur Frühbesprechung mit dem gefürchteten und berühmten Professor Schmiedt. Franz Josef Marx stellte mich vor, aber ich hatte den Eindruck, dass der Chef kaum zuhörte, es ihn auch wenig interessierte, wer ich sei und woher ich kam. Vierzehn Tage bin ich in der Klinik, wo es nur möglich war, mitgelaufen, habe die ersten Chefvisiten erlebt, im Operationssaal mich vorwiegend hinter Prof. Schmiedt gestellt, über seine Schultern geschaut und versucht, alles, was er sagte und tat, aufzuschnappen. Er würdigte mich keines Blickes, sprach kein persönliches Wort mit mir.

Zwei Tage vor Ende meiner Hospitationszeit kam es in einer Operationspause doch noch zu einem Gespräch. Prof. Schmiedt las wie immer in der Zeitung und wollte dabei nicht gestört werden. Ich wusste nicht, wie ich mich endlich bemerkbar machen konnte. Irgendetwas musste doch passieren! Plötzlich wandte er sich an mich und fragte: „Wo kommen Sie eigentlich her?" „Aus Dresden, Herr Professor!" „Aha, ja, dort war ich auch mal und in der Nähe von Dresden bin ich sogar zur Schule gegangen." Nun wurde ich neugierig. „Wo sind Sie zur Schule gegangen, Herr Professor?" „Ach, das wird Sie nicht interessieren, außerdem ist das nur ein kleiner Ort, den Sie sowieso nicht kennen werden!" „Tja", insistierte ich, „nennen Sie ihn mir doch mal!" „Ja, das war in Niesky, da habe ich 1938 Abitur gemacht!" „Niesky? Herr Professor, dort habe ich 1965 ebenfalls meine Reifeprüfung abgelegt!" Er wollte es nicht glauben. „Was?", rief er, „gibt es denn noch die Turnhalle, wo ich am Hochreck für das Abitur turnen musste?" „Ja, Herr Professor, ich habe auch an diesem Reck turnen müssen. Diese Turnhalle gibt es noch und sie ist, wie Sie wissen, die älteste Deutschlands." „Natürlich weiß ich das! Also, Sie haben dort Abitur gemacht. Nun ja, das ändert natürlich einiges. Für die nächste Operation können Sie sich waschen und mir in zweiter Hand assistieren!"

Ich war überglücklich und ärgerte mich, warum es ein solches Gespräch nicht schon eher gegeben hatte. Aber, so ist es eben mit Zufällen. Man muss froh sein, wenn sie einen überhaupt ereilen. Assistenten hatten mir bereits erzählt, dass ihr Chef auch Sachse sei. Ich firmierte natürlich ebenfalls als solcher, da ich aus Dresden kam. Aber dass der Professor, aus Plauen stammend, in Niesky vier Jahre zur Schule gegangen war, konnte ich nicht ahnen.

Zwei Tage später verabschiedete ich mich von Prof. Schmiedt, bedankte mich für die interessante Zeit in seiner Klinik und bat ihn, sollte er je eine Stelle frei haben, sich doch an mich zu erinnern. „Ja“, sagte er, „er wolle es sich überlegen.“

Dann hörte ich nichts mehr aus dem Klinikum und bemühte mich um eine Hospitation am Städtischen Krankenhaus in der Thalkirchener Straße, damals noch Sitz der Urologischen Klinik der Stadt München, die jetzt in Bogenhausen ist. Ich hatte das große Glück, dass am 1. April 1984 ein neuer Chefarzt eingeführt wurde und sich damit die Klinik im Umwandlungsprozess befand. Ich wurde dort herzlich aufgenommen, aber von niemandem gefragt, wo ich denn genau herkäme und wie das Leben dort so sei. Vielleicht war ich inzwischen ganz froh, nicht ausgefragt zu werden. Dennoch habe ich mich immer gewundert, wie brennend wir uns in der DDR für die Bundesrepublik interessiert, jede mündliche oder schriftliche Information aus diesem Land in uns begierig aufgenommen und diskutiert hatten. Umgekehrt schien für die alte Bundesrepublik, zumindest im Münchner Raum, der östliche Teil Deutschlands kaum zu existieren. Ich hatte manchmal den Eindruck, die meisten wussten nicht einmal, wo Dresden liegt und verorteten es sehr weit im Osten, vielleicht sogar an der russischen Grenze. Dabei lagen zwischen Dresden und München gerade einmal 450 Kilometer. Die immer wieder beschworene Gemeinsamkeit von Ost und West, der Wunsch, vielleicht wieder einmal als gemeinsames Vaterland zusammen zu finden, schien zumindest unter vielen, die ich in München kennen lernte, keine Rolle zu spielen. Einige Ausnahmen von dieser Regel begegneten mir hin und wieder.

Professor Albrecht Schilling, auch so eine Ausnahme, der neue Chef in der Thalkirchener Straße, forderte mich auf, eine private Haftpflichtversicherung abzuschließen, damit ich bei ihm auch aktiv operieren könne. Für dieses Entgegenkommen bin ich Albrecht bis heute dankbar. Gesagt, getan und so konnte ich nach zwei Jahren, in denen ich immer nur am Operationstisch zuschauen durfte, erstmalig wieder eigenverantwortlich tätig werden. Operieren ist ein Handwerk, das man richtig erlernt und durch regelmäßiges Praktizieren in „Übung“ bleiben muss. Ich sage immer, wer eine Beethovensonate bewältigen will, muss täglich seine Tonleitern spielen. Ich hatte lange keine Operationspraxis und war froh, meine Fertigkeiten wieder überprüfen zu können.

An meine erste Operation in München kann ich mich sehr gut erinnern. Nicht nur das übliche Op-Personal stand um mich herum, sondern auch weitere Assistenten hatten sich eingefunden, um zu sehen, wie sich „der aus dem Osten“ wohl anstellen würde. Ich kam mir vor wie bei einer Theaterpremiere und war entsprechend aufgeregt. Davon durfte man sich natürlich nichts anmerken lassen, bloß keine Schwäche zeigen oder gar mit den Händen zittern. Der Eingriff stellte zum Glück keine hohe Anforderung dar, eher Routine, auch für mich. Ich hatte das schon unzählige Male gemacht. Aber plötzlich zweifelte man an sich selbst, ob man diese scheinbar einfache Anforderung noch mühelos wird bewältigen können.

Der Patient war ein junger Mann mit Verdacht auf eine Hodentumorerkrankung. Obwohl man nach der körperlichen Untersuchung Hodenkrebs vermuten konnte, fehlte der Beweis durch eine Gewebeprobe. Die urologischen Kollegen in München hatten außerdem noch die Möglichkeit, nach der Organpalpation mittels Ultraschall, die Verdachtsdiagnose weiter einzuengen, eine heute noch sehr wichtige Methode, die ich mir gerade angeeignet hatte.

Dieser und auch weitere Eingriffe in den nächsten Tagen, gingen mir zum Glück leicht von der Hand, so dass ich langsam wieder ein gewisses Selbstbewusstsein entwickelte.

Meine damalige Frau hatte inzwischen eine feste Anstellung in der Augenklinik im Städtischen Krankenhaus Harlaching erhalten, war Leiterin der Außenstelle im Krankenhaus Schwabing geworden, somit die Würfel gefallen. Wir würden versuchen, in München einen Neustart zu beginnen. Jetzt suchten wir eine eigene Bleibe, denn zunächst wohnten wir weiter bei meiner Schwester, wo eigentlich kaum Platz für uns war. Da wir in Dresden ein eigenes Haus bewohnt hatten, sollte es möglichst wieder ein Haus oder Reihenhaus sein, schon aus psychologischen Gründen, um den Verlust der alten Heimat zu verarbeiten. Die Wahl fiel auf ein Reiheneckhaus in Harlaching, unweit vom Trainingszentrum des berühmten Fußball-Clubs Bayern München. Natürlich waren wir nicht die einzigen Interessenten und bangten um den Zuschlag. Meine damalige Frau hatte Arbeit, sie konnte ein Gehalt vorweisen, ich war allerdings noch ohne Einkommen. Dies könnte sich auf die Meinungsbildung der künftigen Vermieter ungünstig auswirken.

Jetzt machte es sich bezahlt, dass ich bei meiner Hospitation in der Thalkirchener Straße morgens immer ein Schwätzchen mit dem Pförtner gehalten hatte. Die meisten Ärzte gingen grußlos an ihm vorüber. Ich war durch meine DDR-Vergangenheit anders gestrickt und wollte auch zu diesen Menschen Kontakt haben, da sie Einblicke in die für mich ja sonst völlig fremde Umgebung gewährten. Der Pförtner war schon ein älterer Herr. Meist konnte ich sein Bayrisch nur teilweise verstehen, aber das spielte keine Rolle. Wir sprachen über dies oder das, mehr übers Wetter als über Land und Leute. Wenn die Sonne schien, dann nannte er das „Biergartenwetter“, wenn es regnete, dann „war's halt a Sauwetter heit“.

Der Pförtner kannte mich also mit Namen und wusste nur, dass ich als neuer Arzt in der Urologischen Klinik arbeitete. Durch den Chefwechsel war die Abteilung im Umbruch und viele neue Gesichter tauchten morgens auf. Ich war für ihn anscheinend nur eines davon. Er hatte keine Ahnung, dass ich als ehemaliger DDR-Bürger nur Gast im Hause und natürlich ohne Einkommen war. Unser künftiger Vermieter, Herr E., fragte mich also: „Und wo arbeiten Sie?“ Er hatte nicht gefragt, wo ich Geld verdiene, sondern wo ich arbeite, so konnte ich wahrheitsgemäß antworten. Ich wusste nicht, dass die Dienststelle von Herrn E. in der Nähe der Thalkirchener Straße lag, er beim Krankenhaus vorbeischaute und den Pförtner fragte, ob es denn hier im Haus einen Dr. Fabricius gäbe. Der Pförtner bejahte: „Ja, ja, der arbeitet hier, was wolln's denn von ihm, soll ich ehnen orufe?“ Erstaunlicherweise genügte Herrn E. das als Information über mich.

Unser Hauptkonkurrent bei der Vermietung war ein Profifußballspieler von München 1860. Der Club hatte in der Nähe unseres künftigen Wohnhauses sein Stadion. Während der Mann des Vermieter-Ehepaares noch schwankte, sagte die Frau in unserem Beisein: „Nein, nein, wir geben das Reihenhaus dem Ehepaar Fabricius, denn Ärzte haben einen krisenfesten Job!“ Da wurde mir erst recht klar, dass ich ja noch keine Anstellung hatte, immer noch arbeitslos war. Arbeitslosigkeit war ein Zustand, den wir aus der DDR nicht kannten, in München aber für manche Familien, damals mehr denn heute, eine reale Gefahr darstellte, sogar für Fußballer. Nun hätten wir Farbe bekennen müssen. Die Miete lag für unser aktuelles Einkommen viel zu hoch. Das setzte uns sehr unter Druck. Ich musste also schnellstens eine Arbeitsstelle hier finden. Angebote aus der weiteren Umgebung waren eingegangen, aber in der Stadt bisher Fehlanzeige.

Eines Morgens sagte Prof. Schilling zu mir, er wäre zwar sehr zufrieden mit meiner Arbeit, aber auch in den nächsten Monaten würde er mir keine Anstellung bieten können. Er wusste, dass ich dringend eine bezahlte Beschäftigung suchte. Aber, fuhr er fort, im Klinikum Großhadern hätten einige Fachärzte Chefarztstellen erhalten, somit bestünde vielleicht dort eine Chance, unterzukommen. Ich rief wieder in Großhadern an, in der Hoffnung, einen Termin bei Prof. Schmiedt zu erhalten. Zum Glück erinnerte er sich noch an unser Gespräch über die gemeinsame Schule und so konnte ich im Anschluss an seine Sprechstunde mit ihm reden.

Meine Schwester Lisa besaß ein Foto ihres alten Lateinlehrers. Ich wusste, dieser Lateinlehrer hatte schon 1938 in Niesky unterrichtet. Lisa hatte 1953 dort Abitur gemacht, fünfzehn Jahre später als Prof. Schmiedt. Kannte er diesen Studienrat etwa? Das Foto des Lateinlehrers zeigte einen schon älteren Herrn, aber es war zu hoffen, dass Prof. Schmiedt sich an Dr. Gustav Koch erinnern könnte. So begann ich mein Gespräch noch einmal mit meiner Vergangenheit, erzählte von meinem Vater, der evangelischen Brüdergemeine in Christiansfeld und von meiner holländischen Großmutter. Prof. Schmiedt hörte aufmerksam zu. Er wollte wissen, was meine Mutter gemacht habe. Ich gab auch hier freimütig Auskunft, sagte, meine Mutter stamme aus Westfalen, wollte nach dem Abitur eigentlich Musikerin oder Germanistin werden, aber was wurde sie wirklich? Hausfrau und Mutter. Ihre Musikalität und Sprachbegabung habe sie an uns Kinder weitergegeben. Ich sei der vorletzte von insgesamt acht und dazu noch ein Zwilling. Das schien ihm zu gefallen.

Jetzt spielte ich meine Trumpfkarte, berichtete, dass Lisa noch bei Dr. Gustav Koch Latein gehabt hatte und das wäre doch sicher auch sein Lateinlehrer gewesen, dabei zeigte ich Prof. Schmiedt das Foto. Er war begeistert: „Natürlich, der Gustav, der alte Pauker, ich erinnere mich sehr gut!“, und fuhr nachdenklich fort: „Tja, das ist schon eigenartig, dass Sie zu mir kommen und wir an der gleichen Schule

Abitur gemacht haben!“ Trotzdem meinte er, es sei nicht möglich, mich zu beschäftigen, denn er verlange von seinen Mitarbeitern, dass sie genau seinen Anweisungen folgen. „Ich habe mir eine eigene urologische Schule aufgebaut. Das erleichtert die Arbeit und garantiert, dass jeder die gleiche ‚medizinische Sprache‘ spricht. Sie sind aber bereits fertiger Urologe und werden sich immer unbewusst etwas anders verhalten als ich es erwarte. Vielleicht verstehen Sie das nicht, aber ich habe so meine Erfahrung mit Quereinsteigern.“

Quereinsteiger, so nannte man Kollegen, die in einem anderen Krankenhaus ihre Ausbildung gemacht hatten und sich nun neu bewarben. Ich wusste nicht, dass sogar einer der Oberärzte, Prof. Roland Tauber, ein solcher Quereinsteiger gewesen war und es damit

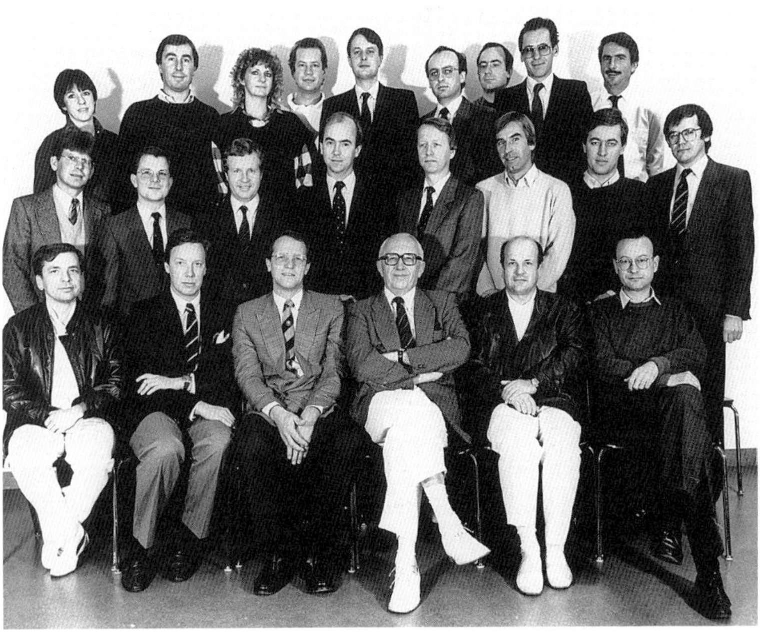

Ärzte der Urologischen Klinik des Klinikums Großhadern, München 1985; 1. Reihe v. l. n. r.: 2. Prof. Dieter Jocham, 3. Prof. Roland Tauber, 4. Prof. Egbert Schmiedt, 5. Prof. Gerd Staehler, 6. Prof. Franz Josef Marx; 2. Reihe 5. v. l. der Autor; 3. Reihe v. l. n. r.: 2. Dr. Günther Ernst, 3. Dr. Gundula Schnabl, 6. Prof. Paolo Fornara

nicht leicht gehabt hatte. Wir wurden später Freunde und er hat mir oft von seinen Problemen berichtet. Ich wusste noch nicht, dass man sich in Großhadern rühmte, Schmiedt-Schüler sein zu dürfen. Mir wurde aber klar, dass direkt zu widersprechen unklug wäre und schlug als Kompromiss vor, vielleicht nur für drei Monate angestellt zu werden und dann bei Nichteignung selbstverständlich das Feld zu räumen. „Ich werde es mir überlegen, wir haben ja noch weitere Bewerber!" Ich verließ ihn in der Hoffnung, vielleicht doch in seiner Klinik arbeiten zu können.

Im Rahmen von Oberarztkonferenzen, die mein alter Chef sehr konsequent abhielt, wurde offen über Neueinstellungen diskutiert. Sicher würde daran Prof. Franz Josef Marx teilnehmen, der mir im ersten persönlichen Gespräch sehr viel Interesse, auch an meiner Vergangenheit, entgegen gebracht hatte. Ich hoffte auf seine Fürsprache und rief ihn an. Vielleicht würde er mir noch einmal helfen. Ich bat ihn, in dieser Oberarztkonferenz als „mein Anwalt" für mich Partei zu ergreifen und wenigstens diese dreimonatige Anstellung zu erwirken. Wie ich später erfuhr, wurde wirklich hart diskutiert. Es gab viele Gegenstimmen, einen Quereinsteiger einzustellen, der bereits woanders, noch dazu im Osten, ausgebildet worden war. Ebenfalls unbekannt war mir, dass bereits zwei Jahre zuvor ein ehemaliger DDR-Urologe in der Klinik gearbeitet und damals viele Probleme, die psychischer Art waren, gemacht hatte. Ihm war die Umstellung im Westen schwer gefallen. Deshalb wurde auch diskutiert, wie stabil meine Persönlichkeit wäre, um den Belastungen gewachsen zu sein.

Letztendlich entschied man, mir die Stelle für drei Monate auf Probe zu geben, vorausgesetzt, der Assistentensprecher wäre einverstanden. Auch unter den ärztlichen Mitarbeitern hatte eine Diskussion begonnen, ob man einen älteren Kollegen, ich war so alt wie einige Klinikoberärzte, wirklich aufnehmen solle. Sie fürchteten, ich würde mit meinen umfangreicheren Operationserfahrungen manch Jüngerem den Platz streitig machen, und brachte seine Bedenken nach Rücksprache mit seinen Kollegen vor.

Auch diese Widerstände konnten überwunden werden, als der 1. Oberarzt, Prof. Staehler, versicherte, es würde keine Bevorzugung bei der Operationsbesetzung geben. Sofort spürte ich zu diesem, für meine weitere Entwicklung sehr wichtigen Vorgesetzen, eine besondere Beziehung.

Schließlich, am 1. Juli 1984, konnte ich im Klinikum Großhadern als Assistent mit einem Dreimonatsvertrag beginnen, regulär zu arbeiten. Ich war über diese Fügung überglücklich. Jetzt waren wir endlich „im Westen angekommen" und noch dazu in München, einer wirklich bezaubernden Stadt! Sogar den bayrischen Dialekt versuchte ich zu verinnerlichen, aber das ist mir nie gelungen, ich hatte schon Schwierigkeiten, das Sächsische naturgetreu nachzuahmen. Aber unsere Kinder, Dorit und Burkhard, haben bald ein waschechtes Münchnerisch gesprochen.

Unverhoffte Begegnung mit der Vergangenheit

Die Ludwig-Maximilians-Universität lag links der Isar und oft begnügte man sich, sie nur nach ihrer Lage zum Fluss, der München halbiert zu titulieren, um sie von der Technischen Universität rechts der Isar mit ihrem Universitätsklinikum in der Ismaninger Straße zu unterscheiden. Das Hauptgebäude der LMU befindet sich in der Ludwigstraße am Geschwister-Scholl-Platz, die Medizinische Fakultät in der Gegend um die Lindwurm- und Nussbaumstraße. Die LMU hat eine ehrwürdige Tradition und viele Nobelpreisträger hervorgebracht. Dort wurde auch die erste Herztransplantation Deutschlands durchgeführt. 1978 war in Großhadern, am Rande der Stadt, ein neues, sehr imposant wirkendes Klinikum entstanden, unter anderem für die Urologie.

Mit seinen dreizehn Stockwerken und damals etwa 3 000 Betten war es funktionell sinnreich erdacht worden. Parallel zum Bettenhaus schloss sich ein zweiter und dritter Bau für die Operationssäle und Poliklinik an. Mit Verbindungsbrücken wurden kurze Wege geschaffen. Der Neubau sah sehr futuristisch aus, beherbergte alle wichtigen Fachabteilungen und hatte unter anderem das größte Nierentransplantationszentrum Europas.

Ich wurde zunächst in der dortigen Universitätspoliklinik beschäftigt, sollte in erster Linie ambulante Sprechstunden abhalten und im gesamten Haus Konsiliarbesuche erledigen. So lernte ich die vielen Stationen bald gut kennen, hatte aber nicht die Möglichkeit, sofort zu operieren.

Der Leiter der Poliklinik, meist der jüngste unter den Oberärzten, war damals Dieter Jocham. Er hatte diese Position erst kurze Zeit inne und war eifrig dabei, seine Habilitationsschrift fertig zu stellen, die dann wegen ihrer hohen Qualität viel Furore machte und den renommierten „Alken-Preis" erhielt. Ich spürte sofort, wie er immer wie auf Kohlen saß, eigentlich gar keine Zeit für die praktische Medizin hatte. Mit lauter unerfahrenen Anfängern und dann noch mit einem aus dem Osten im Schlepptau, musste er wohl oder übel den ganzen Vormittag präsent sein, für mich ein weiteres Motiv, möglichst genügend sachkundig zu werden, um ihm Verantwortung abnehmen zu können.

Er, der drei Jahre Jüngere, war vom ersten Tag an ungewöhnlich an meiner Vergangenheit interessiert und ließ sich von Dresden erzählen. Aus Augsburg stammend, hatte er so gut wie keine Verbindung in die DDR und dort auch keine Verwandten. Seine diesbezüglichen Wissenslücken waren groß, das wollte er unbedingt ändern.

Dieter verschwand, Tag für Tag für immer längere Zeit, aus dem Poliklinik-Bereich. Entweder war er in seinem Labor tätig oder flog in der Weltgeschichte umher, um auf Tagungen seine wissenschaftlichen Ergebnisse zu präsentieren. Wenn man sich weiter entwickeln wollte, war das, wie ich langsam herausfand, ganz normal. Experimentelle Forschung gehörte zur Klinikarbeit und musste entweder parallel oder nachts erledigt werden. Es kursierte der Spruch, wahrscheinlich von Prof. Schmiedt inauguriert: „Ein Tag hat vierundzwanzig Stunden, wenn das nicht reicht, nimm die Nacht dazu!"

Steckte Dr. Jocham den Kopf durch die Tür meines Sprechzimmers und sagte: „Herr Fabricius, Sie kommen doch kurz allein zurecht, ich bin gleich wieder da?", wusste ich, wie das gemeint war. „Natürlich!", antwortete ich. „Und wenn die Jüngeren eine Frage haben, dann ist das doch kein Problem für Sie?" „Das geht schon in Ordnung", sagte ich. „Na, für alle Fälle bin ich ja am Funk und jeder Zeit erreichbar." Weg war er dann, und oft den halben Tag. Eine bessere Feuertaufe konnte ich mir eigentlich nicht wünschen. Bald hatte ich in Professor Jocham, der später Ordinarius in Lübeck wurde, einen verständnisvollen Freund gewonnen, der mir bei meinen wissenschaftlichen Aktivitäten unzählige Male wertvolle Ratschläge gab.

Für mich war es eine Herausforderung, nun scheinbar oft hauptverantwortlich, die Poliklinik zu meistern, mit jüngeren Kollegen medizinische Probleme zu diskutieren und an das Personal Anweisungen zu geben. Eigentlich war ich ja der, der noch viel lernen musste. Eine besondere Hürde waren zum Beispiel die Medikamente, von denen ich 90 Prozent nicht kannte. Jetzt musste ich mir nicht nur die neuen Namen, sondern auch die Dosierungen und Wirkungsweisen einprägen. Niemand sollte mir nachsagen, ich wäre fachlich den westlichen Kolleginnen und Kollegen nicht gewachsen.

Die Poliklinikzeit war wichtig für mich, bestimmte bildgebende Verfahren kennen zu lernen. Dazu gehörte die Sonographie, für mich noch immer Neuland. Die großzügige Ausstattung der Räume und das äußerst kooperativen Pflegepersonal taten ihr Übriges, mich rasch einzuarbeiten und mit dem bayrischen Dialekt vertraut zu werden. Ich höre noch heute in meinen Ohren, das „is scho recht, Herr Doktor", wenn man um Hilfe bat. Ich hatte zu beweisen, auch einer aus der DDR kann sein Fach beherrschen. Eine Schlüsselrolle für meine Anerkennung spielte der so genannte urodynamische Messplatz, der bei allen Assistenten unbeliebt war, da eine Untersuchung manchmal ein bis zwei Stunden dauerte und meist wenig Interessantes zutage förderte.

Ich hatte mich seit Jahren mit der Urodynamik besonders beschäftigt, denn diese Untersuchungsmethodik war zu Beginn der Siebzigerjahre neu. Man versteht darunter eine Funktionsprüfung des Harntraktes. Der Patient schildert subjektiv seine Beschwerden und der Arzt erfasst reproduzierbar Parameter, die diese Probleme spiegeln. Mittels Druckanalysen der Harnblase und Aufzeichnen von Flusskurven des Harnstromes, können Krankheiten definiert und Patienten wissenschaftlich fundiert therapiert werden. Zunächst war das in Dresden nur theoretisch möglich, da uns an einem peripheren Krankenhaus keinerlei Messgeräte der entsprechenden Parameter zur Verfügung standen.

So entwickelte der Physiker Dr. Niederlag im Krankenhaus Dresden-Friedrichstadt mit mir ein eigenes Uroflowmetriegerät. Wir wollten diese Entwicklung publizieren und schrieben mit viel Eifer eine kleine Monographie. Inzwischen hatte ich mich aber politisch unbeliebt gemacht und durfte als Autor in der Fachzeitschrift nicht genannt werden. Dies war besonders bitter, da die Publikation bereits druckreif vorlag und ich als Erstautor die Arbeit maßgeblich verfasst hatte. Der Artikel erschien in der *Zeitschrift für Urologie und Nephrologie* ohne meinen Namen, nur unter dem des Zweitautors. Aber sie erschien! Ich habe sie später trotzdem stets in meinem Publikationsverzeichnis aufgeführt.

Nun, hier in München, hatte ich die modernsten Geräte zur Verfügung und konnte den urodynamischen Messungen durchaus etwas Positives abgewinnen. Ich kam auf die Idee, meine Untersuchungsergebnisse morgens – genauso wie die Röntgenbilder in der Röntgenkonferenz – zu demonstrieren. Das hatte vor mir niemand getan. Durch meine besonderen Erfahrungen war ich in der Lage, die Daten auch interessant mit allen Gesichtspunkten darzustellen. Das wurde sehr positiv aufgenommen und war neben meiner engagierten Poliklinik-Tätigkeit ein weiterer Pluspunkt. Nach Ablauf der ersten drei Monate wurde mein Vertrag nunmehr für sechs Monate verlängert. Darüber war ich einerseits überglücklich, andererseits war die Anstellung wieder nur befristet, mit allen Unsicherheiten behaftet und für einen ehemaligen Bürger der DDR sehr schwer zu verkraften.

Ein Jahr nach meiner Ausreise, 1985, lief mir der neue Direktor der Urologischen Klinik der Medizinischen Akademie in Dresden, Prof. W., dem ich die Streichung von der Publikationsliste „zu verdanken" hatte und der nach 1989 wegen seiner Stasi-Aktivitäten den Hut nehmen musste, beim Kongress der Internationalen Gesellschaft für Inkontinenz in Innsbruck über den Weg. Das unverhoffte Wiedersehen fand auf der Toilette statt. Der in der DDR allmächtige Urologe sagte, neben mir stehend, in seinem sächsischen Dialekt: „Mir sinn so stolz uff disch, wie de disch hier im Westen durschsätzt." Wer das hörte und die Hintergründe nicht kannte, hätte fast auf die Idee kommen können, die SED hätte mich an die Universität von München delegiert. Nach so vielen Verdrehungen der Tatsachen konnte ich nur verdutzt schweigen.

Professor Staehler, wenige Jahre später der Ordinarius für Urologie in Heidelberg, war an meiner Entwicklung in München nicht unschuldig. Er hatte sich von Anfang an um mich gekümmert und mir das Einarbeiten in eine ganz andere medizinische Welt ermöglicht. Er, in Görlitz geboren, dann aber in Schwaben aufgewachsen, war, wie Dieter Jocham und wenige andere in der Klinik, an meiner früheren Tätigkeit interessiert. Bei vielen Operationen durfte ich ihm assistieren und habe dabei für meine spätere Arbeit Wertvolles gelernt. Ich höre ihn noch heute sagen, wenn der Eingriff schwierig wurde: „Des isch ja wie Dreckfressen!" Meine wissenschaftliche Arbeit ist ohne Professor Staehler nicht denkbar. Er konnte zuhören und hatte immer originelle Ideen, die man dankbar verwirklichte. Sein tiefgründiger Humor war erfrischend!

Als am 9. Juli 1986 auf den Siemensmanager Karl Heinz B. in Strasslach bei München ein Bombenanschlag verübt wurde, flog man ihn sofort nach Großhadern. Die Medien berichteten, der Schwerverletzte liege auf der Intensivstation, lebe also noch. Die Sicherheitskräfte hatten Sorge, jemand von der RAF könne sich ins Klinikum schleichen, um die feige Tat zu Ende zu führen. Leider verstarb der Verletzte kurze Zeit später. Nun lag aber zufällig ein Patienten gleichen Namens auf unserer Station, bei dem ich gerade Visite gemacht und ihm mitgeteilt hatte, er werde am nächsten Tag entlassen. Da rief mich Prof. Staehler zu sich. „Fabricius, du musst mir den B. sofort entlassen. Die Polizei meint, die Terrorristen könnten sich vielleicht den falschen vornehmen!“ „Ja, was soll ich jetzt machen? Wenn ich zu ihm gehe und sage, er soll schnell nach Haus verschwinden, weil die RAF ihm nach dem Leben trachtet, krieg der doch einen Schock!“ „Ach, was“, sagte Prof. Staehler, „lass dir was einfallen. Aber sag ihm auf alle Fälle, er soll nur an der Wand entlang schleichen!“, und machte mir das vor: Er stand auf, verzog das Gesicht, erinnerte einen dann erst recht an Louis de Funès, klein wie er nun mal war, der länglich runde Kopf glatzköpfig fast, verdeckte mit der Hand halb seine Augen und begann wirklich gebückt zu schleichen. Ich habe mich gekrümmt vor Lachen!

Als kurz danach die Stelle des Privatassistenten frei wurde, fragte mich Prof. Schmiedt, ob ich diese nicht annehmen wolle. Als Privatassistent ist man Stationsarzt der Privatstation und muss gleichzeitig in der Chef-Sprechstunde wichtige Aufgaben übernehmen. So hatte ich zum Beispiel ausländische Patienten, meist aus arabischen Ländern, begleitet von ihren Dolmetschern zu untersuchen, und die Krankenunterlagen fertig zu stellen. Danach trug ich dem Chef meine Befunde vor, der entschied, was weiter zu tun war, welcher Patient zum Beispiel operiert oder mit der Steinmaschine behandelt werden müsse. So entwickelte sich rasch ein freundschaftliches Verhältnis zu den Dolmetschern. Aber auch die Patienten lernte ich bereits vor ihrer stationären Aufnahme gut kennen.

Kurze Zeit später wurde mir Paolo Fornara zur Seite gestellt, heute Ordinarius für Urologie in Halle, der aus Südtirol an die Klinik gekommen war. Wir wurden rasch ein gutes Team. Paolo war nicht nur äußerst effektiv und fleißig, sondern verband mit seinem südländischen Temperament einen unbändigen Humor. Die wirklich anstrengende und aufreibende Tätigkeit eines Privatassistenten wurde dadurch erheblich erleichtert. Ob es unserem Chef wirklich so recht war, dass nun einer aus der DDR und einer aus Italien seine Privatstation leiteten? Schließlich war Professor Schmiedt stramm konservativ. Vor Wahlen erinnerte er in der Morgensprechstunde daran, dass es außer der CSU doch keine vernünftige Partei gäbe. Keiner wagte zu widersprechen, nur Franz Josef Marx durfte das. Paolo persiflierte diese Grundhaltung eines morgens sehr humorvoll, als er zur Frühvisite auf die Station gehetzt kam und schon von weitem rief: „Ich habe den Chef weinen gesehen!" „Was, weinen gesehen? Ja, warum denn?" „Der Alte" – eine despektierliche Bezeichnung, die niemand hören durfte – „hat immer wieder laut gerufen: Meine Privatstation! Meine Privatstation! In den Hände von Ausländern!", und dabei macht er ein grundtrauriges Gesicht. Alle lachten.

Paolo war natürlich katholisch, die meisten Münchner auch. Als Prof. Marx mich auf einen kirchlichen Feiertag ansprach, ich nicht gleich wusste, was er meinte, sagte er zu Paolo: „Fornara, erklären Sie mal dem protestantischen Germanen aus dem Osten, was das ist!" Paolo konnte das natürlich mit seiner pädagogischen Ader. Von ihm habe ich auch nahezu alles über die Geschichte Südtirols, die Konflikte, die es dort gegeben hatte, erfahren und wichtige Kongresse südlich der Alpen besuchten wir regelmäßig gemeinsam.

Durch meine neue Position als Privatassistent hoffte ich, irgendwann einmal einen Dauervertrag zu erhalten. Zeitverträge sind, vor allem wenn man als Familienvater für die soziale Absicherung sorgen muss, sehr belastend. Allein die Miete machte fast mein ganzes Gehalt aus, das zweite meiner damaligen Frau war für den Lebensunterhalt nötig. In der Hoffnung, durch Leistung zu überzeugen, bringt man sich voll ein. Es ist natürlich selbstverständlich, als Arzt sein Bestes zu geben und den Patienten zu helfen. Dennoch gibt es graduelle Unterschiede. So war meine Tätigkeit in München von Beginn an eine extrem „familienfeindliche" Arbeit. Unsere beiden Kinder habe ich oft die ganze Woche kaum zu Gesicht bekommen. Wenn ich früh ging, schliefen sie noch, wenn ich abends kam, waren sie bereits wieder im Bett. Meine damalige Frau musste oft bis 18 Uhr arbeiten oder hatte in der Klinik, wie ich, Nacht-Dienst. So waren die Kinder viel auf sich allein gestellt, die größere Schwester musste für den kleineren Bruder Verantwortung übernehmen. Das blieb nicht ohne Folgen für das Familienklima. Die Großmutter, bei der sie früher nach der Schule vorbeischauen konnten, war in Dresden zurückgeblieben. Dazu kam, dass an einer Universitätsklinik neben der ärztlichen Tätigkeit natürlich wissenschaftliche Arbeit verlangt wurde. Mir war klar, dass ich nur eine Zukunft in dieser Einrichtung hätte, wenn ich eine Habilitation anstrebte. Bei einer Habilitation muss man selbst herausfinden, welche wissenschaftliche Fragestellung so erfolgreich behandelt werden könnte, dass sie als solche anerkannt würde.

Mir waren aus meiner bisherigen beruflichen Praxis schwere Blutungen aus der Harnblase bei Patienten aufgefallen, die bestrahlt worden waren. Das war in Dresden nicht anders als in München. Eine verlässliche Methode, die teilweise lebensgefährliche Hämaturie zu stillen, gab es hier wie dort nicht. So begann ich, mich mit dieser Thematik zu beschäftigen und Behandlungsmöglichkeiten zu prüfen. Ich besprach mich mit meinem Ambulanzoberarzt, Dieter Jocham, und wir kamen überein, wenn ich dieses Thema sowohl experimentell als auch klinisch erfolgreich bearbeiten würde, könnte es als Habilitation akzeptiert werden.

Ich ging mit großem Eifer ans Werk, setzte meine ganze Freizeit daran, Experimente im Institut für Strahlenforschung durchzuführen und entwickelte gemeinsam mit einer Pharmafirma einen Spezialkatheter, um ein besonderes Klebemittel in die Harnblase zu applizieren, das die flächenhaften Blutungen stillen sollte. Obwohl es anfangs sehr viele Fehlschläge gab, schien sich eine Lösung abzuzeichnen. Wir publizierten erfolgreich die experimentellen Daten und ich stellte mein Konzept im Rahmen von Symposien vor. Aber bei der klinischen Umsetzung traten neue Probleme auf, die Ergebnisse waren unbefriedigend, so dass ich schließlich nach zwei Jahren entnervt aufgab und mir ein neues Thema suchte.

Habilitation bedeutete damals in München, Grundlagenforschung zu betreiben. Man benötigte ja nicht nur Gewebskulturen oder Versuchstiere, in meinem Fall waren es sehr teure so genannte immun inkompetente Nacktmäuse, sondern auch Chemikalien, Instrumente, Geräte. Außerdem musste man Laboranten beschäftigen. Wissenschaftliche Arbeit kostet Geld, Geld, das man als junger Assistent natürlich nicht hat und sich in Form von Drittmitteln besorgen musste, was bedeutete, ein überzeugendes Konzept vorzustellen, um Geldgeber zu motivieren, diese Forschung zu finanzieren. Das war Neuland für mich, da es in der DDR eine fremdfinanzierte Wissenschaft im klinischen Alltag fast nicht gab. So formulierte ich mein neues Projekt und stellte Anträge, die unterschiedlich Erfolg hatten. Insgesamt zeichnete sich aber ab, das Geld würde nie für eine intensive wissenschaftliche Untersuchung reichen.

Da kam mir zugute, dass eine amerikanische Pharmafirma ein neues Medikament klinisch erproben wollte, ich diese Studie leiten durfte und damit einen potenten Sponsor gewonnen hatte. Die Firma saß in Chicago und wollte wenige Stunden nach jeder Konsultation des Patienten in München über die Studiendaten verfügen. Man überreichte mir dafür einen kleinen Computer von der Größe unserer heutigen Laptops, der direkt über Satellit Kontakt mit dem Rechner in Chicago aufnehmen konnte, 1985 auch für Bundesbürger verblüffend. In diesen Computer, der ansonsten für weitere Dinge nicht zu gebrauchen war, mussten die aktuellen Patienten-Daten aus den Untersuchungsprotokollen eingetippt werden, eine relativ stupide Arbeit. Die Studie wurde so großzügig honoriert, dass damit das Forschungsgeld zusammenkam.

Für die Übertragung der Daten aus den Akten in den Computer war ein Extra-Salär von einem Dollar pro abgeschlossenes Protokoll pro Patient vorgesehen. Ich kam auf die Idee, mit Genehmigung der Firma, unsere beiden Kinder zu bitten, damals elf und dreizehn Jahre alt, unter meiner Aufsicht die Daten einzutippen. Sie machten sich manchmal bei der Datenübertragung den Spaß, gleich mal nachzufragen, wie denn so das Wetter in Chicago sei. Die Mitarbeiter dort spielten mit und gaben bereitwillig Auskunft. Die Kinder erhielten dann den entsprechenden Lohn von fünf bis zehn Dollar im Vierteljahr und waren stolz, wenn der Scheck aus Chicago eintraf.

Die Tätigkeit als Privatassistent war für mich hochinteressant, da ich nicht nur Prof. Schmiedt über die Schultern schauen konnte und bei allen Operationen regelmäßig assistierte, sondern auch persönlichen Kontakt zu zahlreichen prominenten Patienten bekam. Vor allem bei den Abendvisiten waren Gespräche möglich, die nichts mit den Erkrankungen zu tun hatten. Natürlich war es unsere Pflicht als Privatassistenten, für das Wohl unserer Patienten zu sorgen, alles zu vermeiden, was sie aufregen könnte. Ich habe deshalb bei Gesprächen über Politik und Gesellschaft schnell gelernt, meine persönlichen Ansichten, wenn sie sehr von der des Patienten abwichen, für mich zu behalten. Das war genauso wie damals in der DDR, wo man von klein auf lernte, dass man nicht alles sagen durfte, was wahr war! An eine Begegnung erinnere ich mich noch wie heute, weil ich da doch nicht zurückhaltend bleiben konnte. Es war um den 8. Mai 1985 herum. Der damalige Bundespräsident, Richard von Weizsäcker, hatte seine berühmte Rede vor dem Bundestag anlässlich des vierzigsten Jahrestages des Weltkriegsendes gehalten. Erstmalig wurde in der Bundesrepublik vom „Tag der Befreiung" gesprochen und der Bundespräsident entschuldige sich bei den Opfern des furchtbaren Krieges. Mir als ehemaligem DDR-Bürger war dieses Vokabular zum 8. Mai geläufig, gab es doch die verständliche Sicht der Sowjetunion wieder. Die Opferzahlen von Auschwitz habe ich ohnehin nie angezweifelt. Nun standen sie in allen Zeitungen und gerade im bayrischen Raum wurde die Frage, war der 8. Mai 1945 ein Tag der Kapitulation oder der Befreiung, kontrovers diskutiert.

Ein Patient aus Starnberg sagte bei der Visite zu mir: „Herr Doktor, Sie sind so nett, da muss ich Sie doch wirklich aufklären! Was der Bundespräsident alles gesagt hat, stimmt überhaupt nicht und in Auschwitz sind nur wenige an Krankheiten gestorben. Sie sollten die Wahrheit wissen! Hier ist eine Schrift, die die Rede vom 8. Mai vor dem Bundestag eindeutig widerlegt." Damit überreicht er mir ein Heftchen, das ein ehemaliger Nazi aus Augsburg verfasst hatte. Ich war so perplex, dass ich gar nicht wusste, was antworten. Dann sagte ich, einer aus meinem elterlichen Bekanntenkreis sei in Auschwitz ermordet worden und ich zweifele nicht, dass dort unzählige Menschen umgekommen seien. Darauf schwieg er und wir haben das Thema nie mehr berührt. Ich wollte ihm damit zu verstehen geben, dass es noch genügend Zeitzeugen gibt.

Nach den Abendvisiten war es üblich, noch einmal ins Labor zu gehen, um die wissenschaftliche Arbeit vom Vortag fortzusetzen. Dabei konnte es passieren, dass der Klinikchef auch nach 21 Uhr noch einmal anrief, um sich nach seinen Patienten zu erkundigen. Wenn der Dienstfunker klingelte und man ans Telefon ging, fingen die Versuchshunde zu bellen an. Das konnte man dem Anrufer am anderen Ende schwerlich verheimlichen. Die Frage: „Wo sind Sie denn?", war rein formell, denn Prof. Schmiedt wusste sofort, dass wir im Institut für chirurgische Forschung, direkt dem Klinikum benachbart, und nicht auf seiner Station waren. Also antwortete ich wahrheitsgemäß, „im Tierstall!“ „Aber Sie sollen sich doch um meine Patienten kümmern!“ „Nun ja, Herr Professor, aber ich soll mich ja auch habilitieren!“ „Das ist richtig“, war die Antwort, „aber nur, wenn alle Patienten gut versorgt sind!“ „Jawoll, Herr Professor!“ Damit war der Dialog dann beendet.

Kurz vor Pensionierung meines Chefs war es dann soweit, ich konnte eine umfangreiche wissenschaftliche Arbeit zur multimodalen Therapie des Prostatakarzinoms von Tumoren, die ich an der Nacktmaus gezüchtet hatte, vorlegen. Als ich meinen Habilitationsvortrag gehalten hatte, gratulierte mir der damalige Dekan der Universität, Prof. Spann, mit den Worten: „Herr Fabricius, Sie sind jetzt Privatdozent, bis hierher war es Arbeit, was nun kommt ist Glück!“ Mir war klar, was er damit meinte. Oberarzt an einer Universitätsklinik zu sein, war eine verantwortungsvolle Tätigkeit, die einen voll ausfüllen konnte. Dennoch sollte man anstreben, Professor zu werden oder wenigstens eine eigene Klinik zu leiten. Viele Kollegen in meiner Umgebung haben diese Ziele, obwohl mit viel Mühe angestrebt, nie erreicht. Es gehört eben auch Glück dazu, weiter zu kommen. Ich wünschte mir natürlich, einmal für eine eigene Abteilung verantwortlich zu sein, therapeutische Konzepte so zu verwirklichen, wie ich es mir für meine Patienten vorstellte, ohne ständig Rücksprache nehmen zu müssen. Außerdem hätte ich dann Gelegenheit, eigene Schüler auszubilden.

Mein erster Koran

Bereits während des Studiums in Ostberlin wurde ich mit arabischen Studenten bekannt. Ein Kommilitone war der Sohn des Oberbürgermeisters von Bagdad und es hatte sich zwischen uns so etwas wie eine Freundschaft entwickelt. Zum Abschied schenkte er mir den Koran in deutscher Übersetzung mit einer Widmung: „Die Erinnerung ist eine Glocke, die in die Vergangenheit klingt", wohl ein arabisches Sprichwort, das mich seitdem begleitet hat.

Die Erinnerungen an meine Tätigkeit in München klingen noch heute wie eine Glocke, sie sind vielschichtig und haben mein Leben sehr bereichert. Meine Erlebnisse dort programmierten unmerklich meine weitere berufliche Entwicklung und waren der Anfang einer engen Verbindung zu arabischen Patienten. Letztendlich wurde hier der Grundstein für meine spätere Gastarzttätigkeit im Mittleren Osten gelegt, ohne dass ich das ahnte.

Die minimal invasive Behandlung von Harnsteinpatienten war ein revolutionäres Konzept, das das urologische Fachgebiet vollständig umkrempelte. So war München aufgrund dieser Pionierleistungen ein Mekka für alle Steinpatienten geworden. Viele Ausländer, vor allen Dingen aus dem arabischen Raum, fanden in der Hoffnung, ohne schmerzhafte Operation rasch von ihren Steinen befreit zu werden, den Weg dorthin. Spektakulär war es, wenn sich sogar ein Angehöriger einer arabischen Herrscherfamilie in der Klinik aufhielt. Der Anteil an arabischstämmigen Patienten war immer groß und die medizinische Versorgung hatte sich rasch darauf eingestellt. Es wurde nicht nur ein besonderes Essen serviert, sondern auch möglichst auf jeden Sonderwunsch eingegangen. Sogar die Fernsehprogramme waren auf die arabische Klientel ausgerichtet.

Natürlich gab es im Klinikum noch weitere Abteilungen mit ausgezeichnetem Ruf, so dass sich vor allem die Vereinigten Arabischen Emirate, damals noch ein sehr junger Staatenbund, entschlossen, ihre Patienten, die nicht in eigenen Krankenhäusern behandelt werden konnten, dezidiert nach München zu schicken. Die Zahl der Patienten war groß genug, um für sie ein eigenes Dolmetscherbüro zu unterhalten. Die Gesundheitsabteilung des Konsulates beschäftigte allein mehr als vierzig Übersetzer oder Betreuer für ihre Kranken, bot aber auch anderen Golfstaaten Hilfe an. Meist kam nicht bloß der Patient allein, sondern die ganze Familie, die dann auch eine Untersuchung wünschte.

Zunächst wurden alle arabischen Patienten im Poliklinikttrakt der Urologie empfangen und dort untersucht. Sie kamen selbstverständlich ausschließlich zu meinem Chef, Professor Schmiedt, der sich auf eine kurze Begrüßung beschränkte. Die Befragung und Untersuchung überließ er seinen Mitarbeitern, die Betreuung dem Privatassistenten. Der Kranke wurde von einem Dolmetscher und wenigstens einem, meistens oft mehreren Familiemitgliedern, begleitet. Insbesondere wenn es sich um Frauen handelte, waren mindestens der Ehemann oder der Sohn die obligatorische Begleitperson. Die Gespräche wurden Deutsch geführt und dann übersetzt. Meist waren die Englischkenntnisse der Araber so lückenhaft, dass wir, fehlte ein Dolmetscher, Schwierigkeiten hatten, uns mit den Kranken zu verständigen. Rasch lernten wir ein paar wichtige arabische Vokabeln, damit wenigstens ein gewisser Kontakt zustande kommen konnte.

Handelte es sich um einen Harnsteinträger, sollten vor einer möglichen Steinzertrümmerung häufig die mitgebrachten Röntgenbilder noch einmal aktualisiert werden. Für diese Untersuchungen, wenn sie mit Kontrastmittel erfolgten, aber auch für die Eingriffe selbst, waren intensive, oft zeitaufwendige Aufklärungsgespräche notwendig. Die Patienten mussten wissen, was auf sie zukam und das dann mit Unterschrift bestätigen. Ich habe mehrfach erlebt, dass Frauen nicht schreiben konnten, die Aufklärungsformulare wurden dann mittels Fingerabdruck „signiert“, das heißt, die Patientin drückte ihren auf einem Stempelkissen mit Tinte benetzten Daumen auf den Aufklärungsbogen, eine zum Beispiel vor lauter Eifer zweimal nebeneinander. Als man mich fragte, warum sie denn zwei Fingerabdrücke geliefert habe, antwortete ich mit Augenzwinkern: „Ich glaube, sie hat einen Doktor!“ Bis auf wenige Ausnahmen waren die arabischen Patienten ausgesprochen freundlich und kooperativ. Sie vertrauten ganz der deutschen Medizin, wir taten unser Bestes, ihnen effektiv zu helfen.

Die stationären Patienten wurden wenigstens zweimal pro Tag aufgesucht und bei den Abendvisiten war es zwingend, dass ein Dolmetscher zugegen war. Es ergaben sich nicht selten mit den Arabern Gespräche, die mit der medizinischen Problematik direkt nichts zu tun hatten. Wir waren neugierig und ließen uns von den Lebensumständen in den Golfstaaten berichten. Sie boten uns arabisch-typische Nahrungsmittel, vor allem verschiedene Nusssorten und Süßigkeiten an, die sie aus ihrem Heimatland mitbrachten. Nun sah ich mich plötzlich von Menschen aus einer anderen, mir fremden Kultur umgeben. Erstaunt war ich natürlich, wenn regelmäßig männliche Patienten nicht nur mit mehreren Ehefrauen auftauchten, sondern dies auch scheinbar harmonisch funktionierte. Dennoch war klar, dass wir nicht wirklich hinter die familiären Kulissen schauen konnten. Wir lernten zwischen Beduinen, die manchmal das Bett verweigerten und lieber direkt auf dem Fußboden mit ihrem Teppich schlafen wollten, und den vollkommen anders veranlagten Städtern zu unterscheiden, die sich eigentlich so wie europäische Patienten verhielten. Auch war nicht jede Frau „nur Hausfrau“ oder gar Analphabetin. Es gab gut ausgebildete Patientinnen, die zum Beispiel als Lehrerin oder in der Verwaltung verantwortungsvoll tätig zu sein schienen.

Eine kuriose Geschichte möchte ich hier erzählen:

Mein Chef hatte bei einer jungen Frau die steintragende Niere nur noch entfernen können, weil sie nahezu funktionslos geworden war. Die Restniere arbeitete für zwei und eine Beeinträchtigung der Gesundheit war nicht zu erwarten. Dennoch war die Mutter der jungen Frau depressiv gestimmt. Sie meinte, ihre Tochter hätte nun weniger Heiratschancen. Daraufhin beruhigte ich sie und sagte, ihre Tochter sei im Übrigen doch sehr attraktiv und würde gewiss einen guten Ehemann finden. Dieses Gespräch fand in der Ambulanz statt und beide verließen das Zimmer. Nach wenigen Minuten klopfte es, die Mutter kam noch einmal allein zurück. Ganz leise öffnete sie die Tür und schlich förmlich auf mich zu, als ob sie mir ein Geheimnis anvertrauen wolle. Sie fragte mich in gutem Englisch, ob ich nicht ihre Tochter heiraten wolle, wenn sie so attraktiv sei. Auf meine Antwort, ich sei bereits verheiratet und schon aus diesem Grunde käme das nicht in Frage, meinte sie, wie viele Frauen ich denn hätte? „Selbstverständlich nur eine!“ „Na und? Kein Problem, dann ist sie eben die zweite!“ Ich weiß nicht, wie ernst dieses Ansinnen gemeint war. Auf alle Fälle hat es mich amüsiert und machte deutlich, wie erheblich sich das

Familienrecht in den Vereinigten Arabischen Emiraten von unserem europäischen unterschied.

Für die Stadt München war die steigende Zahl von Patienten aus dem Mittleren Osten von Anfang an auch ein Wirtschaftsfaktor. Die arabischen Familien erhöhten nicht nur die Auslastung der teuren Hotels, sondern kauften auch kräftig ein. Man konnte im Straßenbild die schwarz verhangenen Frauen mit ihrer Burka beziehungsweise ihrer Abaja nicht mehr übersehen. Auch die Männer in ihren weißen Gewändern mit Guthra und Agal auf dem Kopf fielen schon von weitem auf.

Durch die zahlreichen Patienten aus der Golfregion war mein Chef in diesen Ländern sehr bekannt geworden. Es blieb nicht aus, dass er immer wieder offizielle Einladungen bekam, um Vorträge, vor allem über die moderne Steintherapie zu halten. Solche Reisen hatte er immer abgelehnt, da er bei vielen Kongressen in der ganzen Welt unterwegs war. Dennoch kam es im Jahre 1986 zu einer Vortragsreise nach Abu Dhabi, Dubai und Al Ain. Die Mitarbeiter seiner Privatstation, das heißt, den zuständigen Oberarzt und mich als Privatassistent, lud er ein, ihn zu begleiten.

Stippvisite in Abu Dhabi

Obwohl ich inzwischen schon zwei Jahre in der Bundesrepublik lebte, waren Auslandsreisen für mich immer noch nicht selbstverständlich. Einfach ein Flugticket zu buchen und dann in ein x-beliebiges Land fliegen zu können, blieb viele Jahre etwas ganz Besonderes. Das galt auch für Flüge innerhalb Deutschlands.

1985, ich war nun ein Dreivierteljahr in Großhadern tätig, sollte ich erstmalig ein Flugzeug der Lufthansa besteigen. Es war nur eine Reise nach Frankfurt am Main geplant. Im Sheraton-Hotel auf dem dortigen Flughafen musste ich an einem Medikamenten-Studienleiter-Treffen der Firma Abbott teilnehmen und sollte am gleichen Tag wieder zurückkommen. Ursprünglich hatte ich natürlich vor, mit dem Zug zu fahren. Aber man sagte mir, das dauere viel zu lange, für so einen Termin könne man nicht einen ganzen Tag einplanen.

Also war ich noch vormittags in der Klinik. Gegen 11 Uhr fuhr ich nach Riem, um einzuchecken. Ich war noch nie auf einem Flughafen, wusste eigentlich auch nicht, wie man am Schalter eine Bordkarte bekommt. Plötzlich sah ich, dass Prof. Schmiedt auf das gleiche Ziel zusteuerte wie ich. Erstaunt fragte er: „Was wollen Sie denn hier?" „Herr Professor, ich muss bei einer Konferenz die Klinik vertreten." „Nun ja, ich will auch nach Frankfurt, Interview beim Fernsehen in Mainz, da können wir zusammen fliegen!"

Er nahm meine Unterlagen und checkte für uns gemeinsam ein. Schließlich saßen wir im Flugzeug nebeneinander. Prof. Schmiedt holte gelassen die Zeitung heraus und begann zu lesen. Ich war dazu viel zu aufgeregt, bereits angeschnallt, wie ich es bei meinem Chef beobachtet hatte und wartete etwas ängstlich der Dinge, die da kommen würden. Keine Ahnung, ob mir vielleicht beim Starten oder Landen schlecht würde, was mir äußerst peinlich gewesen wäre. Vorbeugend flüsterte ich meinem Chef leise zu: „Herr Professor, wissen Sie eigentlich, dass ich noch nie in meinem Leben geflogen bin?" „Was", rief er laut und quer durch das Flugzeug, „Stewardess, bringen Sie bitte nachher einen Schampus, dieser Herr hier fliegt zum ersten Mal!" Ich versank vor Scham in meinem Sessel, denn alle Leute drehten sich nach uns um. Die Stewardess brachte wirklich später zwei kleine Fläschchen, mein Chef stieß mit mir auf die erste Flugreise an. Vor lauter Aufregung wurde mir weder beim Start noch bei der Landung schlecht.

Der Flug nach Abu Dhabi war also längst nicht meine erste Flugreise, aber die bisher weiteste. Der Flughafen dieses Emirats, damals nicht so groß und elegant wie der heutige, beeindruckte dennoch. Man sah sofort, dass Abu Dhabi, die Hauptstadt der sieben Emirate, durch die Ölproduktion reich geworden war. Als Gäste des Militärhospitals wohnten wir in einem eleganten Hotel direkt am Golf. Im Fahrstuhl wurde täglich der Teppich gewechselt, auf dem der aktuelle Wochentag stand, so dass man gleich wusste, wenn es zum Frühstück ging, in welcher Zeit man lebte.

Professor Schmiedt hielt mehrere Vorträge und wir wurden verschiedentlich zu Meetings eingeladen mit anschließendem Büfett. Das Essen war immer reichlich, äußerst schmackhaft und orientalisch ausgerichtet. Ich lernte erstmalig Früchte kennen, von denen ich nie gehört und Speisen, die ich vorher nie gegessen hatte. Obwohl man im Hotel Bier und Wein unbegrenzt trinken konnte, gab es bei den Einladungen nie Alkohol, sondern nur Säfte und Wasser. Ich erinnere mich, wie mein Chef regelmäßig eine Tischrede hielt und am Ende ja nun nicht „prosit!" oder „cheers!" sagen konnte, da wir nur Wasser im Glas hatten. Aus diesem Grunde gewöhnte er sich an, seine Ausführungen immer mit einem „Hurra! hurra! hurra!" zu beenden, was bei den arabischen Gästen sehr gut ankam, uns hat es eher amüsiert.

Abends im Hotel hatten wir aber auch Gelegenheit, die europäische Küche zu genießen. Es gab sogar ein bayrisches Restaurant, wo am fernen Golf Münchner Biersorten ausgeschenkt wurden. Es gehörte zum guten Ton, wenigstens eine Maß zu trinken, unser Chef sah darin ein Bekenntnis zum heimatlichen Brauchtum. Ich hatte einen sensiblen Magen, mehrfach Duodenalgeschwüre durchgemacht, so hielt ich mich bei der Täfelung etwas zurück. Auf Nachfrage begründete meine damalige Frau Eva-Maria das mit meinen früheren Beschwerden. Sofort bekam sie barsch zu hören: „Was, hat Ihr Mann etwa Zwölffingerdarmgeschwüre? So was kann ich nicht zum Oberarzt machen!" „Nein, nein", wiegelte meine damalige Frau ab, „er ist ganz gesund!" Aber uns beiden wurde sofort klar, dass man sich keine körperlichen Schwächen leisten durfte, wollte man sich den Anforderungen einer Universitätsklinik stellen.

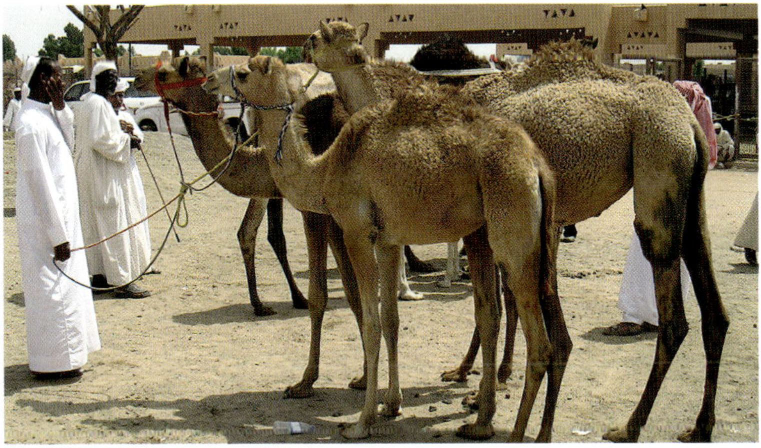

Kamelmarkt in Al Ain

Per Auto ging es von Abu Dhabi in das Wüstenstädtchen Al Ain, das die erste Universität der Vereinigten Emirate beherbergte. Deren Studenten waren sehr interessiert und diskutierten mit uns über viele medizinische Probleme. Al Ain liegt direkt an der Grenze zum Oman. Die Fahrt dorthin ging nur durch Wüste und war beeindruckend. Gerade im Gebiet dieser Oase hatte der Sand ein besonders schönes Gelbrot und schimmerte zum Horizont hin. Die leichte Hügellandschaft machte einen romantischen Eindruck. Wenn man dann in der Ferne noch Kamele sichtete, war der Traum vom Orient perfekt.

Ich erinnere mich gut an den Besuch in Dubai, eine damals noch unscheinbare Stadt. Die heute weltweit bekannten Hochhäuser und Luxushotels gab es noch nicht, dagegen einen sehr eindrucksvollen Goldmarkt, der überquoll von Schmuck aller Art. Dieser Reichtum war unserem Geldbeutel nicht zugänglich. Beeindruckt waren wir von der großen Zahl an Windhäusern mit ihren aufragenden Schächten, unweit des altehrwürdigen Hafens ein Zeugnis der Baugeschichte dieser Region. Der ständige Durchzug ließ die brütende Hitze auch ohne Klimaanlage ertragen.

Der Cousin von Scheich Al-Maktum war Chef der Fernsehstudios von Dubai. Er führte uns mit Stolz durch die damals ganz neu eingerichteten Räumlichkeiten, auch seine Jagdfalken durfte man bestaunen.

Wenn ich diesen ersten Besuch in einem arabischen Land Revue passieren lasse, so waren mir verschiedene Dinge aufgefallen. Neben den „Eingeborenen" (Bürger mit Pass der Arabischen Emirate) gab es eine ungleich höhere Zahl an ausländischen Arbeitskräften, vor allem aus Indien und Pakistan. Diese Menschen erledigten nahezu alle Tätigkeiten im Dienstleistungssektor. Über ihre Entlohnung wollte damals niemand Auskunft geben. Es wurde uns aber versichert, sie würden bei freier Kost und Logis so viel verdienen, dass sie immer noch einen Teil in ihr Heimatland überweisen könnten.

Unangenehm berührt war ich von den Arbeitsbedingungen auf einer Werft. Hier wurden Yachten für Wohlhabende aus Abu Dhabi gebaut, meist im Stil der traditionellen Dau, Segelboote, mit denen schon in historischer Zeit die Araber den Golf befuhren, sie zu Fischfang und Perlentauchen nutzend. Jetzt aber entstanden Luxusyachten aus Edelhölzern, ausgestattet mit allem Komfort, vor allem natürlich mit Klimaanlagen. Die Werftarbeiter lebten in kleinen primitiven Hütten. Wir sahen sie vor ihren Behausungen Fisch braten beziehungsweise im Golf ihre Wäsche waschen. Die Diskrepanz zwischen diesen Werftarbeitern und dem Luxus der arabischen Oberschicht stimmte mich sehr nachdenklich. Auf Grund meiner Vergangenheit war ich für diese Problematik besonders sensibilisiert. Natürlich war es klar, diese Leute schätzten sich möglicherweise glücklich, überhaupt Lohn und Brot zu haben. Dennoch schien mir diese Art der Beschäftigung wie eine moderne Form der Sklaverei zu sein.

Wir haben auch verschiedene Krankenhäuser kennen gelernt. Einige von ihnen stammten noch aus der britischen Protektoratszeit, vorwiegend Krankenbaracken, die sich schon rein äußerlich sehr von europäischen Gesundheitseinrichtungen unterschieden. Das traf noch mehr auf die Inneneinrichtungen zu. Daneben gab es aber Neubauten, die in ihrer Ausstattung das Übliche deutscher Krankenhäuser weit übertrafen. Allerdings fehlte es an geeignetem Personal, diese Einrichtungen effektiv zu betreiben, wie wir an einem neuen Computertomographen sahen, der noch nie benutzt worden war, weil der geeignete Radiologe fehlte.

Von der Isar an die Spree

Als mein Chef pensioniert wurde, hatte ich die Möglichkeit, auch beim Nachfolger, Prof. Alfons Hofstetter, weiterzuarbeiten und wurde Abteilungsleiter. Inzwischen war ich sogar bayrischer Staatsbeamter, das heißt, meine Anstellung war unbefristet. Diese Entwicklung hatte ich Prof. Egbert Schmiedt zu verdanken. Über fünf Jahre hatte mich mein verehrter Lehrer gefördert. Kurz vor seinem Tod, er war inzwischen über neunzig Jahre alt, konnte ich ihn noch einmal im Klinikum Harlaching besuchen. Wir sprachen über vergangene Zeiten. Er war schwer krank und sah wohl meinen Augen an, dass ich diesen körperlichen Verfall mit Wehmut registrierte. Darum tröstete er mich mit den Worten: „Ja, mein lieber Paul Gerhard, sic transit gloria mundi!" Er war sichtbar auf dem Weg, den wir alle einmal gehen werden und kurze Zeit später ist er ruhig eingeschlafen.

Auch unter Prof. Hofstetter konnte ich zufrieden meiner Arbeit nachgehen. Da plötzlich, im Herbst 1989, hatte eine Revolution in meiner ehemaligen Heimat ein eigentlich nicht zu besiegendes Staatswesen hinweggefegt. Unglaublich! Es erscheint mir noch immer wie ein Wunder. Ich habe Hochachtung vor dem Mut der Menschen in der ehemaligen DDR, die eine friedliche Revolution vorangetrieben hatten, vor allem deshalb, weil keiner wissen konnte, ob sie wirklich friedlich bleiben würde. Ein dunkles Kapitel dieser Erfolgsgeschichte ist, dass die, die auf den Straßen 1989 „Wir sind das Volk!" skandiert hatten, sich bald in vielen Punkten als Verlierer der Wiedervereinigung fühlen sollten.

Nun waren Chefarztstellen auch im Ostteil Deutschlands plötzlich für uns aus dem Westen zugänglich und der Ärztemangel, der damals dort herrschte, konnte problemlos durch den Ärzteüberschuss der damaligen Bundesrepublik ausgeglichen werden. Dazu kam, dass mancher Chef im Osten sich mit der Staatssicherheit zu sehr arrangiert hatte und man ihn von seinem Posten entfernen musste. Dass bei dieser „Säuberungsaktion" auch viele Fehler gemacht wurden und mancher ungerechtfertigt beschuldigt, seine Stelle räumen musste, ist retrospektiv sehr bedauerlich. Ich kann mich an einen solchen konkreten Fall erinnern.

In Dresden allerdings war die Chefstelle an der Medizinischen Akademie, heute Universität, aus berechtigten Gründen frei geworden und es bewarben sich über fünfundzwanzig Urologen, auch aus den USA, um dort Ordinarius werden zu können. Von mir erwartete man ebenfalls eine Bewerbung. Aber wollte ich wirklich dorthin zurück? Natürlich nicht. Ich kannte viele Details aus meiner Zeit in dieser Stadt, die mich und die Personen, die mit mir damals zu tun hatten, nur belastet hätten. Nach dem Herbst 1989 waren ja nicht plötzlich ganz andere Menschen in Dresden auferstanden, sondern ich würde auf die gleichen Leute treffen, die ich vor sieben Jahren dort in unterschiedlicher Funktion, oft auch als Mitglieder der SED, verlassen hatte. Ich hegte nicht direkt Groll gegen sie, konnte teilweise nachvollziehen, warum sie sich mit dem Staat so arrangiert hatten. Aber Konflikte wären vorprogrammiert gewesen.

So war ich denn froh, obwohl unter den letzten drei Bewerbern, das Ordinariat der Universität nicht bekommen zu haben. Aber die Schleusentore waren aufgezogen und weitere Bewerbungen um andere Stellen mussten folgen. Aus psychologischen Gründen war wichtig zu signalisieren, dass man an seiner Position in der Klinik nicht festhielt und beim Weggang den Platz für Jüngere freimachte. Eine Anzeige im Ärzteblatt erregte die Aufmerksamkeit unserer Familie. Es ging um die Chefarztposition im Krankenhaus Moabit, im ehemaligen West-Berlin. Ich wäre damit wieder in der Stadt, in der ich einst studiert hatte und dennoch nicht ganz im Osten, den man als ehemaliger DDR-Bürger immer noch intuitiv mied. Also bewarb ich mich und wurde unter sechs Kandidaten ausgewählt.

Am 28. Februar 1992 fand die feierliche Ämterübergabe im Hörsaal des Berliner Krankenhauses statt. Ich war zwar immer noch Privatdozent, aber dennoch Chefarzt einer eigenen Abteilung. 1995 wurde ich dann apl. Professor der LMU München.

Die Arbeit in Berlin machte mir sofort viel Freude, ich konnte neue Operationsmethoden in die Klinik einführen und wurde in das Chefarztkollegium des Krankenhauses mit Sympathie integriert. Das Moabiter Klinikum hatte eine lange Tradition und war das älteste städtische Haus der Stadt. Es lag zentral im Stadtbezirk Tiergarten und die Gebäude waren gut in Schuss. Aber gerade diese Lage zwischen zwei Universitätseinrichtungen, nach Osten waren es zwei Kilometer

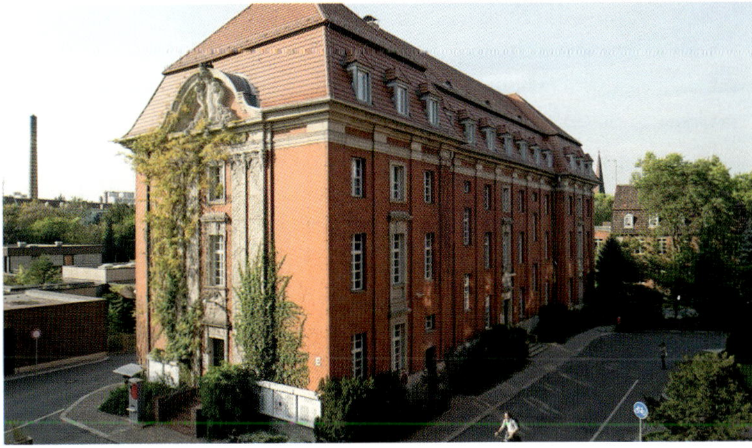

Krankenhaus Moabit, Berlin-Tiergarten

bis zur Charité, nach Westen zweieinhalb Kilometer zum Virchow-Klinikum, sollte sich bald als Verhängnis herausstellen.

Die Urologische Station war in einem nur wenige Jahre vorher erbauten Hochhaus untergebracht. Ich hatte erfahrene und fleißige Mitarbeiter von meinem Vorgänger Dr. Heinrich übernommen. Dennoch war ich fremd in der Stadt, ich kannte bisher nur den Ostteil, und auch den nur als Student. Die Zeit an der Charité von 1966 bis 1972 lag wie im fernen Nebel hinter mir und erst nach und nach frischten sich Erinnerungen auf. Ich besuchte das Institut für Biochemie, an dem ich vor über fünfzehn Jahren promoviert hatte, wurde ausnehmend freundlich von Prof. Gisela Jacobasch begrüßt, die mich damals vorbildlich mit großem Feingefühl betreut hatte und sich nun eine neue Aufgabe suchte.

Die Urologen der zahlreichen Kliniken, vor allem die der benachbarten Charité und des Rudolf-Virchow-Klinikums, waren mir unbekannt. Für die niedergelassenen Ärzte, die mir zukünftig Patienten zuweisen sollten, war ich ein Nobody aus München. Sie wussten nicht genau, was sie von mir halten sollten, welche neuen therapeutischen Konzepte jetzt vielleicht angeboten würden. Ich musste mir also erst das Vertrauen, nicht nur der Patienten, sondern auch der einweisenden Urologen erwerben.

Auch wenn jedes Krankenhaus sein spezielles Einzugsgebiet hat, ist besonders in einer Stadt wie Berlin die Konkurrenz groß und es kein Problem, einige U-Bahn-Stationen weiter zu fahren, um ins Nachbarkrankenhaus eingewiesen zu werden, wenn einem ein Chefarzt nicht passte. Ich war für meine Klinik selbst verantwortlich, musste ausreichende Patientenzahlen vorweisen, damit das Krankenhaus seine Kosten decken konnte. Die Wirtschaftlichkeit einer Abteilung wird vor allem durch die Zahl der behandelten Fälle und die Schwere der Krankheitsbilder bestimmt. Dies gilt heute in sehr extremem Maße und zeichnete sich damals bereits ab. Wie also interne Informationen aus der Berliner Urologen-Welt bekommen, um zu erfahren, was von mir erwartet wurde?

Als gerade eingeführter Chef hatte man das Recht, die eine oder andere Stelle neu besetzen zu können. Diese Möglichkeiten waren im Krankenhaus Moabit mehr als begrenzt. Nur einen einzigen Kollegen konnte ich aus München als meinen Adlatus mitnehmen, und hatte somit von Anfang an wenigstens einen Mitarbeiter, der die gleiche urologische Schule durchgemacht hatte wie ich. Mit Dr. Rudi Riedl war mein Potential für freie Stellen bereits erschöpft. Dennoch bekam ich täglich Bewerbungen von Ärzten, die bei mir ihre Ausbildung machen wollten. Anfänglich antwortete ich auf diese Anfragen nur mit Absagen, bis mir schließlich klar wurde, dass ich durch solche Bewerber Informationen vom medizinischen Alltag in Berlin erhalten könnte. Diese Ärzte hatten in verschiedenen Krankenhäusern der Stadt gearbeitet, zum größten Teil auch ihre Ausbildung dort absolviert.

So schrieb ich keine direkten Absagen mehr, sondern antwortete nebulös, ich hätte leider keine Stelle zu bieten, würde mich aber gern mit ihnen einmal unterhalten. Sie könnten von mir erfahren, wie ich mir eine urologische Weiterbildung vorstelle und ich von ihnen, wie die Arbeit in den verschiedenen medizinischen Einrichtungen meiner neuen Umgebung organisiert sei. Vor allen Dingen junge Ärzte, die ursprünglich nicht aus Deutschland stammten, waren für solche Gespräche immer sehr dankbar.

Alles lief perfekt und hätte sich gut weiter entwickeln können. Doch machte die Berliner Gesundheitspolitik einen gehörigen Strich durch die Rechnung. Die Stadt musste sparen. Seit 1991 wurden schrittweise Krankenhäuser geschlossen und Stationen aufgelöst. Als ich 1992 nach Berlin kam, sollte das „Streichkonzert" beendet sein – so wurde ich informiert. Aber nein! Neben ökonomischen Gesichtspunkten waren plötzlich politische wichtig geworden und ganz am Schluss war Moabit das Bauernopfer.

Wo sollte ich aber weiter arbeiten? Im Vivantes Klinikum Neukölln war die Position des urologischen Chefarztes frei geworden, der Wechsel dorthin möglich. Ich begann ab Sommer 2001 parallel zu Moabit meine neue Tätigkeit, ab 1. November war ich nur noch in Neukölln beschäftigt. In diesem Klinikum durfte ich noch weitere zehn Jahre tätig sein. Das Chefarztkollegium von Neukölln lernte ich bald genauso schätzen wie das zuvor in Berlin-Tiergarten, die Zusammenarbeit mit den einzelnen Abteilungen war hervorragend.

Nach meiner Pensionierung im Sommer 2011 wechselte ich in die Klinik für Minimalinvasive Chirurgie von Prof. Abri nach Berlin-Zehlendorf. Nun bin ich nicht mehr täglich aktiv, fand mich dennoch schnell in meiner neuen Umgebung zurecht. Ein gut ausgestatteter Operationssaal, eine sehr vornehm eingerichtete Ambulanz, gemeinsam mit Räumen für Ayurveda-Medizin, liefern mir mehr Komfort als ich je hatte. Ein Urologe benötigt ein optimales Instrumentarium, das mir die MIC-Klinik großzügig zur Verfügung stellte. Außerdem erleichterte die Kollegialität der Ärzte und die hohe Kompetenz des Personals meine Arbeit sehr. Dort, in der MIC, werde ich wohl eines Tages endgültig in den Ruhestand treten.

Ein Arzt aus Kuwait

Eines Tages landete auf meinem Schreibtisch in Moabit die Bewerbung eines Arztes, der aus Kuwait kam, in Ost-Berlin studiert hatte und unbedingt Urologe werden wollte. Auch dieser Kollege bekam von mir ein Gesprächsangebot. Ich erinnere mich noch genau, wie eines Tages die Tür meines Arbeitszimmers aufging, der junge Mann forschen Schritts eintrat und sich in einem tadellosen Deutsch vorstellte. Er machte einen extrem intelligenten und wachen Eindruck. Seine Meinung von einer ärztlichen Tätigkeit sagte mir sehr zu. Sein Name war Ali Yousef Mehdizadeh. Er erklärte mir, er sei Perser, besitze einen iranischen Pass, sei aber in Kuwait aufgewachsen. Seinen Wunsch, in Deutschland zu studieren, habe ihm sein Vater erfüllt, weil deutsche Medizin und Kultur ihn sehr interessiere. Die ehemalige DDR hatte Ausländern kostengünstig das Studium an ihren Universitäten angeboten und Ali fand so den Weg nach Ostberlin. Nach einem Deutschkurs in Leipzig begann er seine Ausbildung an der Charité, wo ich ebenfalls studiert hatte.

Die Humboldt-Universität, 1809 vom preußischen Staat gegründet, galt schon in meiner Studentenzeit als hervorragende Bildungsstätte, trotz der Beschränkungen, die die DDR-Ideologen durchsetzten. Das bestätigte mir auch mein kuwaitischer Gast. Nach der deutschen Wiedervereinigung konnte man auf dieser Tradition aufbauen. Die Charité war die medizinische Fakultät dieser Einrichtung und natürlich nicht nur den Berlinern ein Begriff.

Nachdem wir viele Dinge ausgetauscht hatten, er mir auch von seinen Professoren, vor allem von Prof. Johannes Staudt erzählt hatte, mir zum Teil noch als Student bekannt, kamen wir zur entscheidenden Frage, nämlich seiner Weiterbildung als Urologe. Ich musste ihm leider mitteilen, dass ich für ihn keine Stelle frei hätte. Gibt es denn nicht genügend Arbeit für weitere Assistenten, wollte er wissen. „Ja", sagte ich, „genügend Arbeit gibt es schon, aber nicht genügend Geld, um mehr Assistenten zu bezahlen. Wir haben nur ein bestimmtes Kontingent für Personalkosten." Er könne gern hospitieren und sich die Klinik anschauen. Daraufhin fragte er noch einmal zurück: „Also, eine mögliche Anstellung hängt lediglich vom Geld ab?" Ich bejahte.

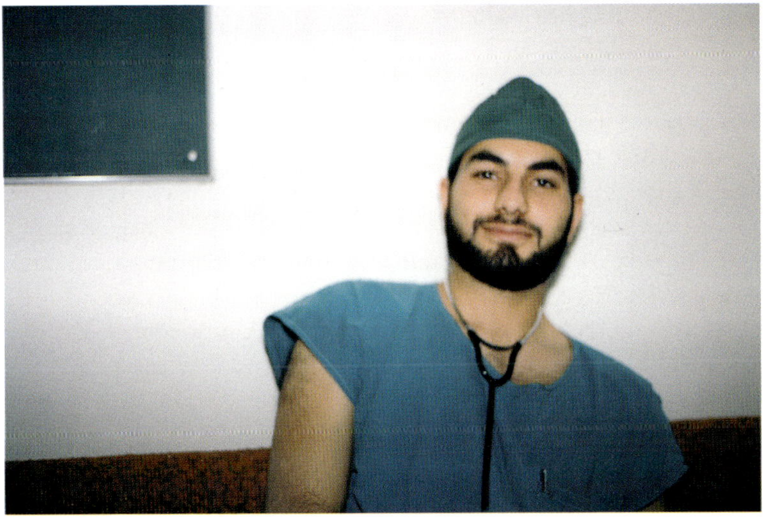

Ali Mehdizadeh als Student in Berlin

Da machte der junge Mann einen weit reichenden Vorschlag: „Wie wäre es, wenn mein Vater mich finanziert und es dadurch keine zusätzlichen Kosten für Ihre Klinik gibt?" Ich war sehr überrascht von dieser Idee und versprach, dies zu prüfen. Zunächst sollte er sich aber ein bis zwei Tage das Krankenhaus ansehen und schauen, ob er sich wirklich bei uns wohl fühlen würde. Das tat er dann auch. Danach stellte er die gleiche Frage: „Könnte ich bei Ihnen umsonst arbeiten?" Er war fest entschlossen, in unserer Klinik zu bleiben und hatte nach den wenigen Tagen guten Kontakt zu den Ärzten der Abteilung bekommen. Auch ich war von seinem Engagement beeindruckt, fand ihn sympathisch und meinte, dass er für uns eine große Bereicherung sein würde. Aber wie konnte man das realisieren?

Ich hatte mich inzwischen sachkundig gemacht. Aus vielerlei Gründen darf man als Arzt ohne Gehalt in keinem deutschen Krankenhaus angestellt werden. Die Zeit einer unentgeltlichen Tätigkeit wird nicht als Facharztausbildung gewertet, die mindestens vier bis fünf Jahre dauert. Davor musste damals noch ein Praktikum von achtzehn Monaten absolviert werden. Beides, die AIP-Zeit (Arzt im Praktikum, klinische Tätigkeit vor dem 2. Medizinischen Staatsexamen) und die Facharztqualifikation müssen vertraglich festgelegt und ein angemessener Lohn nach geltenden Tarifen gezahlt werden.

Vor dem Zweiten Weltkrieg war es in Deutschland durchaus üblich, als so genannter Volontär zu arbeiten, vor allem in großen Kliniken, um damit eine Ausbildung bei berühmten Ärzten machen zu können. In der alten Charité waren Volontäre die Regel. Ein Volontär war ein Weiterbildungsassistent, der ohne Gehalt seine Arbeit tat. Jede Klinik hatte dadurch mehrere, und damit unbezahlte, Arbeitskräfte. Erst wenn man sich bewährte, vielleicht schon wissenschaftliche Lorbeeren errungen hatte, unter Umständen sogar eine Habilitationsschrift anfertigte, gab es eine gewisse Chance, eine bezahlte Anstellung zu erhalten. Ich kannte dieses Konzept aus Biographien großer Ärzte, Ferdinand Sauerbruch berichtete darüber, und ich wusste, dass Volontäre meist aus wohlhabenden Familien stammten oder sich mühsam ihr Gehalt hinzuverdienten. Mittellose waren darauf angewiesen, eine gut bezahlte Stelle anzunehmen und konnten sich eine Ausbildung an einer großen Klinik als Volontär nicht leisten.

Auch mein damaliger Schwiegervater musste deshalb als junger Arzt vor dem Ersten Weltkrieg im Lausitzer Braunkohlentagebaugebiet an einer kleinen Klinik seine erste Stelle antreten, obwohl er wissenschaftlich hoch ambitioniert war und sicher ohne Schwierigkeiten an einer Universitätsklinik eine viel versprechende Karriere hätte machen können. Aber aus finanziellen Gründen brauchte er eine bezahlte Anstellung, die bei der Knappschaft sogar ausgesprochen lukrativ war. Mit seinem Gehalt ernährte er nicht nur sich, sondern auch seine Mutter und unterstützte nahe Verwandte.

Nach dem Zweiten Weltkrieg wurde dieses Volontärsystem in Deutschland abgeschafft, nur bezahlte Arbeit galt als Facharztzeit. Man wollte damit verhindern, dass Krankenhäuser aus wirtschaftlichen Gründen junge Ärzte ausnützten und sich durch billige Arbeitskräfte bereicherten.

Eine unbezahlte Anstellung von Ali Mehdizadeh war also nicht möglich. Das bestätigte mir auch die Ärztekammer. Durch meinen guten Kontakt zur Krankenhausverwaltung fanden wir für den hochmotivierten jungen Mediziner eine Ausnahmeregelung. Mehdizadeh bekam sein monatliches Gehalt und sein Vater spendete an den Arbeitgeber, das Krankenhaus, die gleiche Summe als Kompensation. Somit war seine Anstellung per Gesetz gesichert. Nun konnte der junge Arzt wirklich bei uns anfangen. Ali Mehdizadeh war sofort eifrig dabei, sich einzuarbeiten.

Wie jeden Assistenten, so fragte ich auch ihn nach seiner Doktorarbeit. Doch er bearbeitete bereits ein Thema und konnte über die Problematik des familiären Mittelmeerfiebers (FMF) in Kuwait am Rudolf-Virchow-Klinikum nach kurzer Zeit zum Doktor med. promovieren. Das machte ihm an der Klinik so schnell keiner nach!

Dr. Ali Mehdizadeh war auffällig fleißig und gewissenhaft, mehr, als man das bei einem Mitarbeiter in unseren Krankenhäusern voraussetzen würde. Das erstaunte uns, da der neue Kollege aus dem

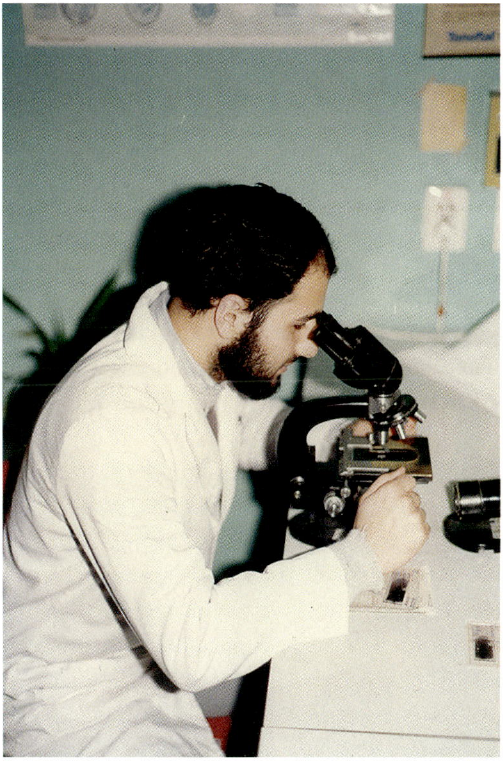

Ali Mehdizadeh als Student

Mittleren Osten kam und viele aus Erfahrung zu wissen meinten, dass deutscher Perfektionismus und Fleiß nicht unbedingt auch dort verinnerlicht werde.

Dr. Alis Arbeitsdisziplin und sein Verantwortungsbewusstsein waren ihm in seinem Elternhaus vermittelt worden. Erst mit der Zeit begriff ich, vor allem als ich seine Familie kennen lernen durfte, wie sehr diese Akkuratesse der persischen Kultur und Tradition entsprach. Pünktlichkeit und Leistungsfähigkeit sind kein deutsches Alleinstellungsmerkmal und werden als Eigenschaften in sehr vielen Regionen unserer Erde gefördert.

Eine solche Region ist der Iran. Allein schon die sehr alte Kultur des Landes lässt einen staunen. Bei einem Besuch in Persepolis kann man all das bewundern, was Alexander der Große 330 v. Chr. mit seinem Brand nicht hatte vernichten können und auch in späteren Jahrhunderten weder durch Erdbeben noch Erosion beschädigt worden war. Als diese Zivilisation bereits blühte, war man auf dem Gebiet des heutigen Deutschlands nicht in der Lage, Steinhäuser zu bauen, während dort bereits bewundernswerte Paläste entstanden, die uns noch heute äußersten Respekt abverlangen. Auch in den folgenden Epochen bis in die Neuzeit hinein, gab es immer wieder Phasen einer Hochkultur, die sich die Perser in Teilen als eigenständige Tradition bewahrt haben. Der Iran wurde nie von Osmanen besetzt, gerade das ist ein entscheidender Unterschied zur arabischen Halbinsel.

Mit Dr. Ali Mehdizadeh habe ich mich immer wieder über Persien, über das Land seiner Väter, unterhalten und dadurch einen differenzierteren Eindruck bekommen, als es durch lediglich Blättern in einschlägigen Geschichtsbüchern möglich wäre. Ich befragte auch andere Perser, allein während meiner Berliner Zeit haben vier Ärzte aus dem Iran ihre Facharztausbildung bei mir gemacht oder sie wenigstens begonnen. Mein erster Eindruck bestätigte sich immer wieder.

Ob man die persische Tüchtigkeit in der Gegenwart allein aus dieser Vergangenheit ableiten darf, könnten Historiker besser beurteilen. Aber dieser Schluss drängt sich einem auf, wenn man das Land bereist und die Menschen dort näher kennen lernt. So wie wir meinen, von der zentraleuropäischen Kultur geprägt zu sein, müssen wir anderen Völkern zugestehen, dass auch sie durch ihre Geschichte zu besonderen Leistungen befähigt werden.

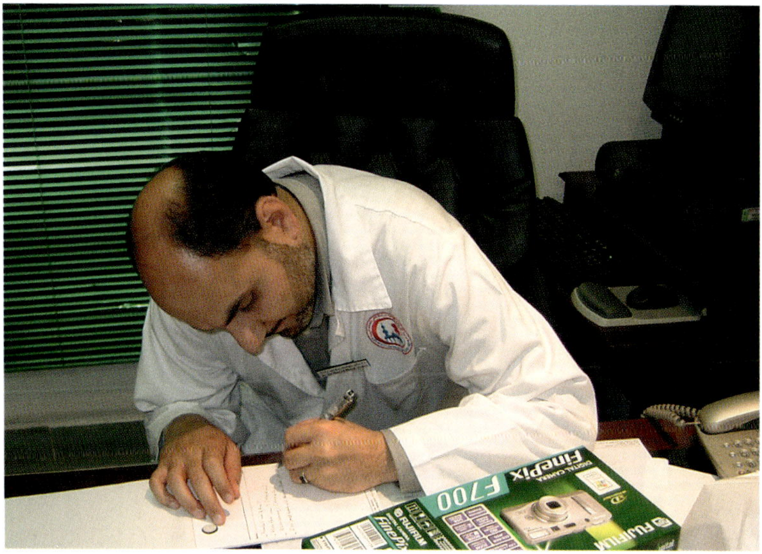

Dr. Ali Mehdizadeh als Urologe in Kuwait

Auch die arabisch-persisch-islamische Medizingeschichte ist beeindruckend. Ärzte wie Avicenna oder Ibn Zakaria waren Perser, verfassten ihre wissenschaftlichen Abhandlungen aber in arabischer Sprache. Sie stützten sich dabei auf schriftliche Überlieferungen der Antike. Durch lateinische Übersetzungen, die vor allem im maurischen Spanien entstanden waren, profitierte schließlich das Europa der Renaissance vom Forschungsdrang dieser Wissenschaftler. Erstbeschreibungen vieler Infektionskrankheiten wie Masern und Pocken, Grundlagen der Arzneimittellehre und chirurgische Eingriffe, sogar am Auge, sind aus dieser Blütezeit der Kultur des Mittleren Ostens erhalten.

Der Stolz der Menschen im Iran auf ihre Vergangenheit kommt auch in der Pflege ihrer Denkmäler und Vorfahren zum Ausdruck. Schiras, das „Weimar“ des alten Persiens, pflegt liebevoll das Grabmal von Hafis und Saadi, etwas, was der wahhabitische Islam aus Saudi-Arabien verteufelt. Die Menschen pilgern in großen Scharen zu den Gräbern und kennen ihre Dichter. Man kann ihre Lyrik überall finden, sogar Übersetzungen ins Englische, Französische oder Deutsche erwerben, um sich von der Poesie zu überzeugen. Erinnerungen an den Deutschunterricht in der Schule werden geweckt: Goethes *West-östlicher Diwan* wäre ohne Hafis nicht denkbar.

Dr. Mehdizadeh kam also aus einem persisch geprägten Elternhaus und hatte keine Probleme, sich in das Team unseres Krankenhauses einzufügen. Er wollte ein tüchtiger Urologe werden und ich versicherte ihm, dass ich ihm all das beibringen würde, was ich in der Münchner Zeit gelernt habe. So fühlt sich Dr. Ali auch indirekt als Schmiedt-Schüler und es war ihm wichtig, meinen alten Chef, 2004 Ehrengast des Berliner Urologenkongresses, noch persönlich kennen lernen zu dürfen.

Eines Tages fragte mich Dr. Mehdizadeh, ob ich ihm helfen könnte, in Kuwait eine eigene urologische Abteilung aufzubauen. Ich sagte ihm bereitwillig zu und versprach alles zu tun, dass dieses Projekt ein Erfolg würde. Ein in Deutschland ausgebildeter Urologe, der in sein Herkunftsland zurückkehrt, um dort wieder zu arbeiten, ist letztendlich ein Botschafter unseres Landes. Jetzt fühlte ich mich erst recht motiviert, ihm die bestmögliche Ausbildung zukommen zu lassen.

Um seine Kenntnisse auf dem Gebiet der Harnsteintherapie zu vertiefen, schickte ich ihn nach München in die Klinik von Professor Christian Chaussy, einer der Pioniere der Stoßwellentherapie. Im Rahmen seiner Hospitation suchte er auch das Klinikum Großhadern, meine alte Wirkungsstätte, auf, um dort beim Nachfolger Prof. Schmiedts, bei Prof. Hofstätter, die Laser-Medizin genauer zu studieren. Außerdem vermittelte ich ihn nach Innsbruck, wo man sich besonders mit der Diagnostik des Prostatakarzinoms beschäftigte. Darüber hinaus war es mir wichtig, dass Dr. Ali nicht nur die deutsche Medizin kennen lernte, sondern auch das angelsächsische System, das sich vor allem im administrativen Ablauf von unserem Gesundheitswesen sehr unterscheidet. Ich nahm Verbindung mit der UCLA in Los Angeles auf, um ihm dort eine Ausbildung zu ermöglichen. Dr. Ali hat ein halbes Jahr bei den Professoren Gerhard Fuchs, Donald Skinner und Shlomo Raz studiert und sozusagen den letzten Schliff eines guten Urologen erhalten.

So ausgerüstet kam er noch einmal nach Berlin zurück, um kurzzeitig in meiner Klinik als Funktionsoberarzt zu arbeiten.

Dr. Mehdizadeh war jetzt gewappnet, in Kuwait auf eigenen Beinen zu stehen. Sein Ziel war es, die Medizin, die er in Deutschland gelernt hatte, zum Wohle seiner Patienten in seinem Heimatland anzuwenden. Den großen Erwartungen, die ich in ihn gesetzt hatte, kam er voll nach.

Familienroman vom Golf

Dr. Ali und ich haben in Berlin immer wieder eingehend die Pläne seiner zukünftigen urologischen Klinik diskutiert. Das Konzept war einleuchtend. Neben permanenten Ärzten vor Ort, sollte ich als so genannter Visiting Professor alle sechs bis acht Wochen für einige Tage ein vorher geplantes Operationsprogramm bewältigen.

Ich kannte das Emirat bisher nicht. Dr. Mehdizadeh lud mich also ein, ihn in Kuwait zu besuchen, um mir einen Überblick über Land und Leute zu verschaffen. Durch die Zeitungsberichte über den Zweiten Golfkrieg, natürlich auch durch die Erzählungen von Dr. Ali, waren mir viele Details bereits bekannt. Dennoch war ich gespannt auf eine Region, die nicht einmal zehn Jahre zuvor von irakischen Truppen überfallen worden war.

Von Berlin gibt es bis heute keine Direktflüge nach Kuwait. Man muss entweder über Frankfurt, Amsterdam oder London fliegen. Ich wählte die Lufthansa-Route über Frankfurt, und war von Haus zu Haus neuneinhalb Stunden unterwegs. Ich ahnte nicht, dass diese Reise für mich bald zur Routine werden würde. Wer ist nicht alles in den letzten fünfzehn Jahren immer wieder mit mir geflogen! Vom Europaaufenthalt zurückkehrende kuwaitische Familien mit zahlreichen Kindern, amerikanische Soldaten mit ihrem auffälligen Sturmgepäck auf dem Weg via Kuwait an die irakische Front, Patienten, die sich in deutschen Krankhäusern haben behandeln lassen mit ihren Angehörigen und natürlich zahlreiche Geschäftsreisende. Wer eindeutige fehlte – das hat sich bis heute nicht geändert – das waren Touristen. Kuwait war und ist kein Reiseland! Man fliegt nach Dubai in spektakuläre Hotels, aber nicht nach Kuwait. Was sollte man dort auch erleben? Kuwait legt bisher keinen großen Wert auf Touristen und hat diese wohl auch nicht nötig.

Ich kann mich an überfüllte Flugzeuge erinnern, vor allem im Sommer, wenn es am Golf sehr heiß wird, nicht selten mit Temperaturen über 50 Grad, in denen Kuwaitis sitzen, um vor diesem Klima zu fliehen, und an fast leere Maschinen nach dem 11. September 2001, wo man vermied, ein arabisches Land zu besuchen. Oder vor und während des Dritten Golfkrieges, dem „Krieg der Willigen", wie es makaber hieß, da war man fast allein im Flieger. Die Maschinen sind besonders voll, wenn arabische Reisende vor dem Fastenmonat Ramadan unbedingt bei ihren Familien sein wollen oder, wenn sie nach Ramadan und Zuckerfest, wieder auf Reisen gehen.

Nach Kuwait startet die LH-Maschine mittags in Frankfurt und am späteren Abend ist man am Ziel. Zurückfliegen muss man grundsätzlich nachts und landet dann frühmorgens auf deutschem Boden. Das kam meinen Plänen sehr entgegen. So konnte ich am Freitagmorgen noch in Berlin Visite machen und Anweisungen für das Wochenende geben, um dann nach Kuwait aufzubrechen. Freitag war dort frei, denn das Wochenende beginnt, wie in vielen arabischen Ländern, bereits am Donnerstagmittag und endet Samstagfrüh. Sonnabend und Sonntag wird, im Gegensatz zu Deutschland, normal gearbeitet. Wenn ich dann dienstagnachts zurückflog, hatte ich vier Arbeitstage hinter mir und nur zwei in Berlin versäumt, die ich mir als Urlaub anrechnen ließ.

Bei meinem Antrittsbesuch kam ich abends gegen 22 Uhr Ortszeit auf dem Internationalen Flughafen von Kuwait an. Zu Haus war es gerade 20 Uhr. Bereits aus der Luft konnte man die hell erleuchtete Stadt, in ihrer Ausdehnung größer als Berlin, sehen, obwohl Kuwait weniger Einwohner hat. Der dunkle Strand des Golfes hob sich markant ab. Man entdeckte die Gasfackeln der Ölfelder, die weit draußen lagen. Es gab keinen Zweifel, wir landeten in einem Golfstaat.

Mit einem deutschen Pass ausgestattet, erhält man am Flughafen anstandslos ein Touristenvisum und zahlt dafür unverändert zwei Kuwaitische Dinar (KD), das entsprach damals etwa acht DM, heute sind es circa vier bis fünf Euro. Der Flughafen wirkte abgenutzt. Inzwischen ist alles renoviert, hochwertige Materialien wie Marmor und verchromtes Metall wurden verarbeitet. Dennoch bleibt der Gesamteindruck betont sachlich. Im Vergleich zu den Flughäfen von Katar, Dubai oder Abu Dhabi erscheint Kuwaits Flughafen eher klein und bescheiden, heute noch mehr als damals, denn die anderen Golfstaaten haben sich wahre Tempel für ihren Flugverkehr hingestellt.

Die Beamten am Einreise-Schalter waren nicht übertrieben freundlich, musterten kritisch die Dokumente und verglichen die Passfotos mit der Person. Ich fragte mich, was sie tun würden, wenn ich eine Frau mit Burka wäre? Nicht jeder bestand auf einer Gesichtskontrolle, die bei verschleierten Frauen nur Beamtinnen gestattet ist. Seit man auch in Kuwait auf einen Fingerprint besteht, ist das vielleicht nicht ganz so wichtig. Damals, vor über fünfzehn Jahren, gab es diese Kontrollmöglichkeit nicht, die Sorge vor Terroristen war aber nicht geringer als heute.

Nicht nur bei der Ausreise, auch bei der Einreise wird das Gepäck durch die Röntgenkontrolle geschickt. Der Kontrollbeamte ist in dieser Zeit nicht selten mit seinem Handy beschäftigt oder liest Zeitung. So wird der Check zu einer Farce. Als nach dem 11. September die Kontrollen auf deutschen Flughäfen, und vor allem in den Vereinigten Staaten, drastisch strenger wurden, fiel mir diese laxe Einstellung besonders auf. Aber man kann auch an strenge Beamte geraten, was dann zum Problem wird, wenn man Instrumente für geplante Operationen mit sich führt und entsprechende Erklärungen nötig werden.

Vor der Tür zur Empfangshalle warten ungleich mehr Menschen auf die Ankömmlinge als man das von europäischen Flughäfen gewohnt ist, es sei denn, eine siegreiche Fußballmannschaft wird zurückerwartet. In Kuwait ist das auffällig anders. Die große Menschenmenge hinter den Absperrungen spiegelt die Familienzusammengehörigkeit im Land wieder. Nicht nur die immer sehr zahlreichen Kinder und Enkel erscheinen, um ihre Verwandten zu begrüßen, sondern auch Freunde und Nachbarn. Landet ein Flugzeug aus Mekka, dann werden die Rückkehrer der Haddsch mit Hallo-Rufen willkommen geheißen, mit Blütenblättern bestreut, mit Geschenken überhäuft, die wiederum auch die Pilger von den heiligen Stätten mitbringen.

Obwohl bei meiner Ankunft erst April war, lag die Temperatur bereits tagsüber bei wenigstens 35 Grad Celsius und sank nachts nur wenig unter 28 Grad. Mir kam, als ich das Flughafengebäude verließ, ein warmer Luftschwall entgegen, es war stockfinster und ziemlich windig. Nur bei Sandstürmen kann der Wind unangenehm werden. Ansonsten ist man bei großer Hitze für jeden Luftzug dankbar. Während in Dubai die hohe Luftfeuchtigkeit zum Problem werden kann, herrscht in Kuwait eher ein trockenes Klima vor. Sensationell ist, wenn es regnen sollte, was ich in über fünfzehn Jahren nur wenige Male erlebt habe, in letzter Zeit häufiger als früher.

Dr. Ali holte mich mit seinem jüngeren Bruder ab und wir fuhren, auf großzügig angelegten sechsspurigen, mit Straßenlaternen taghell beleuchteten Autobahnen, gemeinsam ins Hotel. Grüne Büsche säumten den Rand, immer wieder tauchten Palmengruppen auf, oft mit farbigen Lichterketten geschmückt. Bei Tage konnte ich mich überzeugen, dass in Kuwait jeder Baum und jede Pflanzengruppe in festgelegten Intervallen separat gewässert werden. Das hatte ich bereits fünfzehn Jahre zuvor in Abu Dhabi beobachtet. Tagsüber fielen mir die Tauben auf, die in Scharen auf Plätzen rasteten, auch bei brütender Hitze. Um die Müllcontainer streunten Katzen, viel kleiner als unsere Hauskatzen. Als herrenlose Tiere leben sie von dem, was sie im Abfall finden. Hunde bekam ich äußerst selten zu Gesicht und dann nur in Begleitung ihrer Herrchen. Vor vielen Jahren, so erzählte man mir, seien hier Mengen streunender Hunde herumgelaufen, eine richtige Plage. Man hätte das Problem mit Hilfe koreanischer Gastarbeiter gelöst, die sich dieser Tiere annahmen, sie von der Straße weg direkt in den Kochtopf gesteckt haben sollen. Die Katzen sind anscheinend zu klein und mager, als dass sie ähnliche Begehrlichkeiten hätten wecken können.

Obwohl spät, begegneten uns zahlreiche Autos, eins größer als das andere. Die PS-Zahl konnte anscheinend gar nicht hoch genug sein, bei den Benzinpreisen in einem Ölstaat nicht verwunderlich. Dieselantriebe sind Lastkraftwagen, Bussen und Baufahrzeugen vorbehalten. Die erlaubte Höchstgeschwindigkeit auf allen Autobahnen ist 120 km/h, man kann also diese Luxuskarossen gar nicht richtig ausfahren. Zahlreiche schussbereite Kameras erinnern daran, dass diese Geschwindigkeit nicht überschritten werden soll, auch ein in allen Autos eingebauter Signalton wird sofort aktiviert, aber viele junge Kuwaitis fühlen sich daran nicht gebunden und rasen weit schneller über die Pisten. Entsprechend schwer sind die Verkehrsunfälle, nicht selten mit tragischen Folgen. Die Zahl der Verkehrstoten liegt prozentual höher als in Deutschland. Das trifft vor allem auf Motorradfahrer zu, die keinen Helm tragen müssen und gefährliche Manöver starten. Besonders beliebt ist es, das Vorderrad hochzureißen und nur auf dem hinteren bei hoher Geschwindigkeit zu jonglieren. Dabei machen sie einen höllischen Lärm, der deutschen Zweiradfahrern in Nichts nachsteht. Wenige Generationen zuvor saß man in dieser Region noch auf Kamelen, hat sich wahrscheinlich ähnliche Rennen geliefert, nur waren diese nicht so schnell und weniger gefährlich. Hat die Kamera einen Raser ertappt oder überfährt man bei Rot eine Kreuzung und wird fotogra-

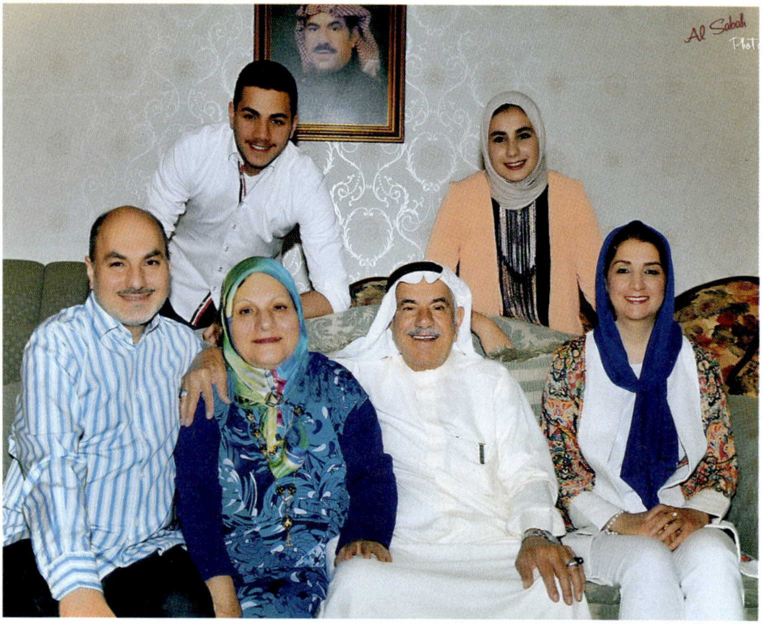

Dr. Mehdizadehs Familie; v. l. n. r.: Dr. Ali, die Eltern, Ehefrau Najmeh; hinten Sohn Yousef, Tochter Jasmin

fiert, kommt die Zahlungsaufforderung nur einmal ins Haus. Mahnungen gibt es nicht. Will man aber auf Reisen gehen, wird man am Flughafen zur Kasse gebeten, denn alle Verkehrssünden werden dort in einem Computer gesammelt.

Dr. Ali – seine Frau und die Kinder kannte ich bereits aus Berlin – stellte mir seine Familie vor. Er hat vier jüngere Geschwister, zwei Brüder, Mehrdad und Mohammed, und zwei Schwestern, Fatmeh und Massarat. Seine liebenswürdige Mutter strahlt besondere Herzlichkeit aus. Sein Vater Yousef, Abou Ali, ist entsprechend der Familientradition Kaufmann. Die Vorfahren stammen aus Lar, im Süden der Provinz Pars, deren Hauptstadt Schiras ist. Diese Gegend Irans, Larestan, ist relativ unfruchtbar, ohne nennenswerte Industrie. Dort lebten viele Jahrhunderte Perser sunnitischen und schiitischen Glaubens mit Juden und Christen zusammen. So wurde die Toleranz gegenüber Andersdenkenden dem Vater bereits in die Wiege gelegt.

Die Menschen Larestans konnten sich nicht von der Landwirtschaft ernähren. Um den Unterhalt der Familie zu garantieren, trieben sie Handel oder wanderten aus. So auch der Großvater von Dr. Ali, der zunächst nach Sharjah, eines der sieben Emirate der VAE, ging, es dort als Lebensmittelhändler zu einem beachtlichen Reichtum brachte, aber leider früh starb. Abou Ali wurde Halbwaise und hatte bereits als Zehnjähriger für das Familienwohl mitzusorgen. Als er nach Sharjah kam, durfte er als Minderjähriger das Erbe nicht antreten und musste sich wieder hocharbeiten. Dies ist wohl der Hauptgrund für die ungeheure Energie und den Fleiß, die von diesem Mann ausgeht.

Da in Kuwait Verwandte lebten, ging er 1948 dorthin, arbeitete für einen Schlafplatz und etwas Essen von morgens bis abends ohne Lohn. Mit dreizehn erhielt er das erste Geld. Eiserne Sparsamkeit und weitsichtiges Wirtschaften ermöglichten ihm den langsamen Aufstieg zum Unternehmer. 1961 erlebte er die Gründung des Staates Kuwait.

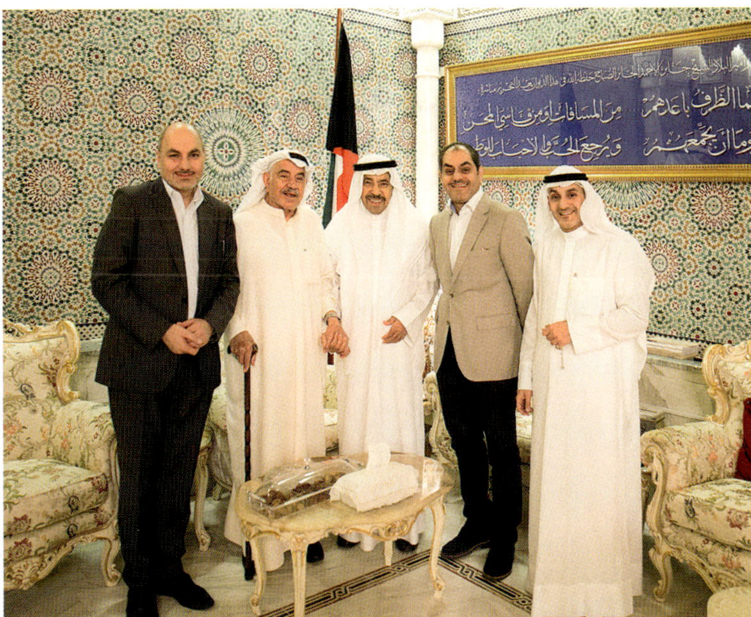

Dr. Ali Mehdizadeh mit seinen Brüdern und Abdulaziz Saud Al-Babtain; Dr. Ali, Vater Abou Ali, Al-Babtain, Mehrdad und Mohammed

Es war den Ansässigen freigestellt, einen kuwaitischen Pass zu erwerben oder den alten iranischen zu behalten. Die Familie von Dr. Mehdizadeh entschied sich weiter für den iranischen Pass und verzichtete auf eine kuwaitische Staatsangehörigkeit. So ist es bis heute geblieben.

Aus einem einfachen Lebensmittelgeschäft entwickelte Abou Ali in den Siebzigerjahren einen Nahrungsmittelgroßhandel, eine Foodstuff Company, mit einer bemerkenswerten Strategie: Er gründete mehrere Filialen, die in Kuwait untereinander um optimale Handelsergebnisse konkurrieren.

Der Seniorchef Mehdizadeh reiste durch die ganze Welt, um für sein kuwaitisches Unternehmen Lebensmittelverträge abzuschließen, nicht bloß in Japan und im asiatischen Raum, sondern auch in Europa. So handelte er etwa Zucker-Lieferungen in Polen unter besonders günstigen Bedingungen aus. Ali als ältester Sohn hat seinen Vater auf vielen Reisen begleiten dürfen. Als der Zweite Golfkrieg ausbrach, wurde das Unternehmen fast vollständig geplündert, so dass man noch einmal von vorne beginnen musste. Als ich die Familie in Kuwait kennen lernte, lag das noch nicht einmal zehn Jahre zurück.

Vom Schatz in der Wüste

Ich wohnte im Safir, das ehemalige Hilton. Dieses Hotel war damals eines der größten im Stadtzentrum und von auffällig vielen Amerikanern bewohnt. Zum Teil trugen sie Kampfuniform, was im Straßenbild nicht auffiel, weil bei Ausgang Zivilkleidung vorgeschrieben war. Das Fünf-Sterne-Hotel Safir, damals ähnlich luxuriös wie das Sheraton und einige andere, servierte zum Frühstück neben traditionell arabischer Kost alles, was in deutschen Restaurants üblich ist. Mein Zimmer lag im achtzehnten Stock mit Blick auf den Golf und auf das Wahrzeichen von Kuwait, eine Dreiergruppe aus Türmen. Am Tage blitzen alle prächtig in der Sonne, nachts werden sie angestrahlt. Damals waren Häuser im Stadtzentrum mit mehr als sechs Stockwerken eher die Ausnahme. Jetzt hat sich die Skyline total verändert und steht der von Katar und Dubai kaum nach.

Etwa an der Stelle der Türme lag das alte Kuwait, bis vor reichlich hundert Jahren noch eine unscheinbare Siedlung, die am Rande des Osmanischen Reiches dahindämmerte. Wenige Lehmbauten aus dieser Zeit sind erhalten und dienen heute als Museum. Dort kann man sich davon überzeugen, wie schwer die Einwohner ihren Lebensunterhalt verdienen mussten, meist mit Fischfang im Golf, auch durch Tauchen nach Perlen oder mit Handel. Seit 250 Jahren waren sie ein von den Türken toleriertes Scheichtum unter der noch heute regierenden Sabah-Dynastie. Wegen Grenzstreitigkeiten mit den benachbarten Saud-Stammesfürsten, kam es immer wieder zu kriegerischen Auseinandersetzungen. Als das Osmanische Reich zu zerfallen drohte, stellte man sich 1899 rasch unter britischen Schutz, um der Übermacht der Nachbarn zu entkommen und vor allem nicht unter wahhabitischen Einfluss zu geraten. Mit dieser radikalen Variante des sunnitischen Islam will man bis heute nichts zu tun haben.

Kuwait wurde schließlich 1961 unabhängig. Der Gründungstag wird am 25. Februar mit viel Aufwand gefeiert. Weil das Land im Zweiten Golfkrieg am 26. Februar 1991 befreit worden ist, haben Staatsangestellte für wenigstens zwei Tage frei.

Das Herrscherhaus Al-Sabah stammt aus dem Hochland von Saudi-Arabien und regiert seit 1756 ununterbrochen äußerst erfolgreich die

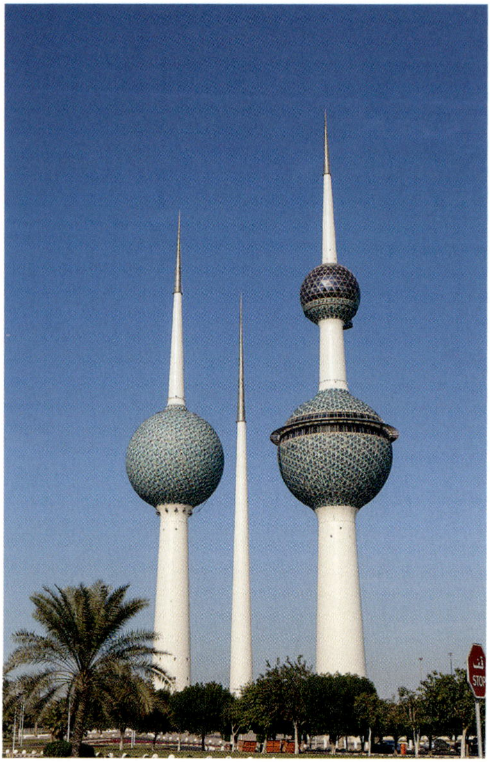

Die drei Türme, das Wahrzeichen Kuwaits

Geschicke des Landes. Bis 1950 war es ein Scheichtum. Danach nannten sich die Herrscher Emir, womit Kuwait zu einem Emirat wurde. Der Emir, immer ein Mann, wird jeweils von einem Familienrat bestimmt, dem die bedeutendsten Mitglieder des Herrscherhauses angehören. Scheich Jaber III. Al-Ahmad Al-Jaber Al-Sabah starb 2006. Sein Cousin, folgte ihm nach, machte aber wegen schwerer Krankheit bald den Weg für den Bruder des verstorbenen Emirs, Sabah IV. Al-Ahmad Al-Jaber Al-Sabah, frei, der vierzig Jahre Außenminister war und jetzt an der Spitze des Landes steht.

Relativ spät, 1938, wurde in Kuwait der Schatz der Wüste, das schwarze Gold, das Erdöl entdeckt und zwar in der Gegend von Burgan. Die Briten lieferten die Technik und waren die ersten Betreiber.

Der Name Burgan fällt im Stadtbild sofort auf, weil eine wichtige kuwaitische Bank nach diesem ersten Ölfeld benannt worden ist. Burgan ist heute das zweitgrößte Erdölförderungsgebiet der Welt und liegt in der strategischen Ellipse. Damit bezeichnen Experten eine Region im Mittleren Osten, die bis nach Russland reicht, Teile Kasachstans, des Irans, Iraks, aber auch der Golfstaaten einbezieht, in der zwei Drittel aller Erdöl- und Erdgasvorkommen der Erde liegen, die wirtschaftlich abgebaut werden können. Weitere Ölfelder kamen hinzu und damit zog auch in Kuwait ein unvorstellbarer Reichtum ein, gewonnen direkt aus den Tiefen der Wüste. Er war nicht von der Bevölkerung durch besonderen Fleiß oder Geschicktheit erarbeitet worden. Er war einfach über Nacht da und wurde, wie vieles in Arabien, als von Allah gegeben, so akzeptiert.

Der kuwaitische Botschafter in Berlin sagte mir einmal, dass dieser plötzliche Reichtum für sein Land auch ein großes Problem darstelle, weil manch junger Kuwaiti nun meine, sich nicht mehr anstrengen zu müssen mit all den Folgen für das soziale Zusammenleben und die Gesundheit. So hat Kuwait eine prozentual hohe Quote an Fettleibigen, die der in den USA in nichts nachsteht. Aber auch der Umgang mit dem Wohlstand ist problematisch.

Von Anfang an sorgte das Herrscherhaus dafür, dass der Reichtum allen im Lande, die ursprüngliche Einwohner waren beziehungsweise heute einen kuwaitischen Pass besitzen, zu Gute kommt. Das drückt sich nicht nur in Zuwendungen bei Feiertagen und Jubiläen aus, sondern auch, wenn eine Hochzeit gefeiert und damit eine neue Familie gegründet wird. Neben einem Haus und einem Darlehen sorgt der Emir auch in Form von garantierter Beschäftigung für seine Untertanen. Die meisten Kuwaitis finden eine Anstellung in den zahlreichen Ministerien und staatlichen Organen sowie bei Polizei, beim Militär und in der Erdölgesellschaft. Die Arbeitszeit in den Behörden ist überschaubar, sie beginnt um 8 Uhr und endet gegen 13 Uhr. Nachmittags kann der Kuwaiti, wenn er will, anderen Tätigkeiten, oft privaten Geschäften, nachgehen, man fährt „shoppen“ oder besucht die zahlreichen Restaurants. Während der heißen Jahreszeit, zwischen Mai und Oktober, flaniert man nicht am Strand, sondern in den immer zahlreicher werdenden Malls, die größte ist sechs Kilometer lang.

Im Dienstleistungsbereich arbeiten fast ausschließlich Ausländer, die zahlreich in das Land geholt wurden. So findet man viele von Libanesen und Ägyptern betriebene Restaurants, teilweise von hoher Qualität, aber auch oft mit entsprechenden Preisen. Im Baugewerbe, sowohl im Hoch- als auch im Tiefbau, vor allem aber beim Straßenbau, werden neben Ägyptern Arbeiter aus Pakistan und Indien beschäftigt. In den Hotels ist das Personal, bis auf das Management, ausschließlich nicht-kuwaitischer Abstammung.

Die kinderreichen kuwaitischen Familien leisten sich Hausangestellte, die zum größten Teil von den Philippinen, aber auch aus Indien stammen. Es ist üblich, die Kinder in die Aufsicht von Maids zu geben. So beschäftigt eine Großfamilie nicht selten mehrere Ausländer: einen oder mehrere Fahrer für ihre Autos, die sie auch pflegen müssen, Küchenkräfte, Reinigungskräfte und Erzieherinnen.

Es heißt, die kuwaitische Hausfrau koche meist nicht mehr selbst, was die Regierung verändern möchte. In den letzten zehn Jahren häufen sich Kochkurse im Fernsehen. Man sieht dort sogar Männer agieren, die dazu anregen, dass es ihnen andere Familienväter nachtun sollen. Ich sprach im Supermarkt eine Kuwaitin an, ob sie die vielen Dinge in ihrem Einkaufskorb selbst zubereite oder das Essen von einer Köchin angerichtet werde. Sie protestierte sofort. „Aber nein, ich koche natürlich selbst!“ Ich wollte von ihr wissen, wie viele Hausfrauen denn wirklich noch kochen und das nicht nur ihren Maids überlassen oder einfach ins Restaurant gehen. Wir spekulierten etwas und sie schätzte, dass etwa 45 Prozent zu Haus selbst kochen und sich dadurch auch bewusster ernähren würden. Eigentlich eine erfreuliche Entwicklung.

Mehrere Maids oder Angestellte aus unterschiedlichen Ländern unter einem Dach können natürlich Probleme machen. Eine gut koordinierte Aufsicht durch den kuwaitischen Hausherrn oder die Frauen des Hauses ist schwierig. Man stelle sich vor, dass in der Regel mehrere Generationen zusammen leben und auskommen müssen, vor allem, wenn manche Kuwaitis zwei oder mehr Ehefrauen geheiratet haben. Konflikte sind vorprogrammiert und der Staat hat versucht, hier einzugreifen. Man hört hin und wieder von Übergriffen auf Hausangestellte, diese sind aber, dank strenger Vorschriften, eher selten.

Vor dem Zweiten Golfkrieg waren auch zahlreiche Palästinenser in kuwaitischen Diensten. Da sich aber Jassir Arafat auf die Seite von Saddam Hussein geschlagen hatte, wurden die Palästinenser fast ausnahmslos ausgewiesen. Man spricht von über 450 000, diese Zahl wird nur noch von der Ausweisung der Palästinenser nach der Gründung des Staates Israel übertroffen, die unter dem Namen Nakba bekannt wurde. Die Tragik dieser Fehleinschätzung der PLO wird deutlich, wenn man bedenkt, wie großzügig sie immer von Kuwait, vor allem finanziell, unterstützt wurde. Nicht wenige Palästinenser haben nach der Okkupation mit den Irakern paktiert und damit das Land, in dem sie Arbeit und Unterschlupf gefunden hatten, verraten. Heute gibt es in Kuwait noch reichlich 70 000 Palästinenser, zahlenmäßig eine Minderheit im Vergleich zu anderen Bevölkerungsgruppen. Dafür ist der Anteil der Ägypter in den letzten zwanzig Jahren stark angestiegen. Sie sind jetzt nach den Indern die größte ausländische arabische Population.

Kuwait hat nach seiner Gründung sukzessive immer mehr Territorium urban gemacht, so dass der Anteil bewohnbaren Wüstengebietes ständig zunahm. Neue Stadtteile entstanden im Halbkreis um das Zentrum, das heute Kuwait-City genannt wird. Von dort gehen strahlenförmig autobahnähnliche Straßen ab, untereinander durch Ringstraßen verbunden. Als ich Kuwait das erste Mal besuchte, baute man gerade die sechste Ringstraße aus, jetzt ist man dabei, die neunte fertig zu stellen. Obwohl auf den ersten Blick ein Stadt-Staat, ist Kuwait wie ein Bundesland organisiert und die einzelne Gouvernements, die relativ unabhängig voneinander sind, unterstehen nur der Zentrale.

In den ersten dreißig Jahren seines Bestehens war Kuwait das reichste Land der arabischen Halbinsel und zählte weltweit die meisten Dollarmillionäre. Das konnte nur funktionieren, weil das Herrscherhaus sich nach der Entdeckung der Ölvorkommen entschied, die Erlöse unter allen Kuwaitis gerecht zu verteilen. Damit gaben sie ein Beispiel, dem so konsequent kein Golfstaat gefolgt ist.

Abdulaziz Taher, Seniorchef eines großen Rechtsanwaltsbüros, erläuterte mir, wie man dabei vorging. Der Ölreichtum zog viele Menschen an und die zunächst überschaubare Siedlung musste sich vergrößern können. Im Zentrum benötigte die Regierung Bauland für Verwaltungsbauten, Banken und Hotels. So kaufte man den Besitzern zu extrem erhöhten Preisen ihren Grund und Boden, ihre Häuser ab. Außerdem erhielt jeder Staatsbürger eine Anstellung, verbunden mit einem großzügigen Gehalt. Man motivierte auch die Frauen zu arbeiten, in einer arabischen Gesellschaft völlig unüblich. So haben 93,7 Prozent der Kuwaitis heute einen Job.

Der Reichtum wurde aber auch in die Bildung der Jugend, das Gesundheitswesen und die Infrastruktur gesteckt. Die anfänglich hohe Rate an Analphabeten sank auf 9,7 Prozent. Es konnte nicht ausbleiben, dass die ohnehin bestehende Loyalität zum Herrscherhaus dadurch noch mehr gefestigt wurde. Dass die Al-Sabah-Familie bei den Bürgern des Landes beliebt ist, geht also nur zum Teil auf den wirtschaftlichen Aufschwung in den Sechzigerjahren zurück.

Mit dem Zweiten Golfkrieg und den damit verbundenen ungeheuren Kosten, einschließlich der materiellen Verluste, verursacht durch die irakischen Truppen, hat Kuwait seine Vormachtstellung verloren und an andere Emirate, vor allem an Abu Dhabi und Dubai abgegeben. Auch Katar ist inzwischen wohlhabender. Jedoch erholte sich das Land langsam, aber stetig von den Kriegsfolgen, boomte in den Neunzigerjahren und wieder nach 2005. Das konnte ich in über fünfzehn Jahren gut beobachten. So hat sich die Zahl der Wolkenkratzer mit prachtvoller bizarrer Architektur in Kuwait-City verzehnfacht, wurden die Malls und Supermärkte großzügig erweitert, kann man die Luxusrestaurants inzwischen kaum mehr überblicken.

Bei meinem ersten Besuch war ich bereits von der Organisation des Landes beeindruckt. Es gilt als der liberalste Staat im arabischen Raum. Das Parlament, die Nationalversammlung, arabisch „Majles Al-Ommah“, das von den Kuwaitis gewählt wird, ist in viele Entscheidungen der Innen- und Außenpolitik eingebunden.

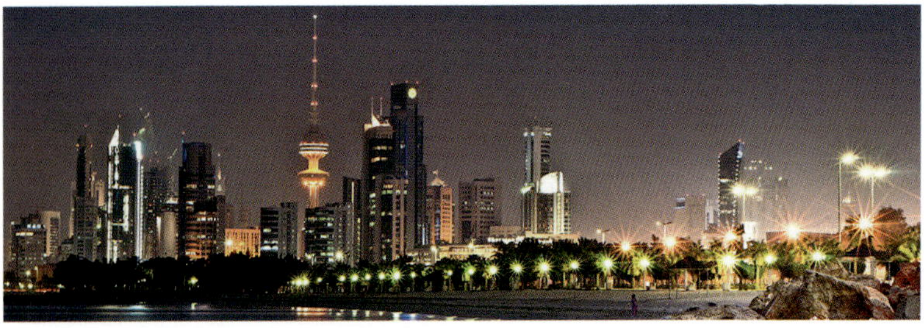

Die Skyline von Kuwait, 2014

Sunniten und Schiiten

Obwohl man sofort merkt, man ist in einem arabischen Land und trifft an jeder Straßenecke auf eine Moschee, weit mehr Moscheen, als es vergleichsweise Kirchen in Berlin gibt, begegnet man vielen Frauen, die kein Kopftuch tragen. Entweder sie legen als Muslimas darauf keinen Wert oder sie sind keine Muslimas. Offiziell wird von Staats wegen keine Frau gezwungen, ihre Haare zu bedecken oder gar ihr Gesicht zu verschleiern. Selbstverständlich dürfen auch Frauen ihre Autos steuern, können allein zum Einkaufen oder in ein Restaurant gehen.

Die Gesetzgebung hat sich bei der Staatsgründung am ägyptischen Recht orientiert, das wiederum die französische Rechtsprechung übernommen hatte, somit ist das kuwaitische Recht ein Ableger des französischen. Nur im Familienrecht gilt die Scharia, also Normen, die sich aus allen islamischen Texten des Korans und den Überlieferungen der Sunna ableiten lassen. Daraus resultieren beim Erb- und Scheidungsrecht andere Bestimmungen, als wir es vom Bürgerlichen Gesetzbuch her kennen.

Ich habe mich nicht gleich bei meinen ersten Besuchen in Kuwait für die religiösen Traditionen interessiert, bemerkte jedoch nach und nach bei meinen Gesprächen, in dieser Kultur könne ich mich nur mit einem gewissen Faktenwissen zurechtfinden. Das hat mir auch Peter Scholl-Latour einmal in einem Gespräch dringend geraten. So habe ich bald gelernt, dass es unterschiedliche Ausrichtungen des Islam gibt. Vom Christentum war mir das natürlich geläufig und deshalb war ich nicht überrascht, dass der Islam ebenfalls verschiedene Glaubensrichtungen kennt. Heute sind es vor allem grundsätzlich zwei, die sich gegenüber stehen.

Da sind zunächst die Sunniten, die auch in Kuwait, wie in der gesamten arabischen Welt mit 85 Prozent der Gläubigen, die Mehrheit stellen. Die Bezeichnung „Sunnit" kommt von Sunna und meint die Gemeinschaft der Gläubigen oder auch die Tradition des Propheten. Die Sunniten haben sich bei der Herausbildung des Islam dafür ausgesprochen, dass der Nachfolger Mohammeds nicht unbedingt aus seiner Familie stammen müsse. Und richtig, der erste Religionsführer nach Mohammeds Tod im Jahr 634 n. Chr. wurde Abū Bakr, der Schwiegervater des Propheten, also kein direkter Verwandter. Er ist auch der erste Kalif und begründete das so genannte Kalifat. Als Abū Bakr bereits zwei Jahre später starb, wurde Omar ibn Al-Khattāb gewählt. Er gehörte zwar zum Gefolge Mohammeds, war aber mit diesem ebenfalls nicht direkt verwandt. 644 n. Chr. wurde Omar ermordet und sein Nachfolger Othman ibn Affan, ebenfalls nicht aus der Familie des Propheten stammend. Der Mörder von Omar kam übrigens nicht aus den eigenen Reihen, sondern war ein christlicher Sklave. Als Othman zwölf Jahre später, 656 n. Chr., unter ungeklärten Umständen zu Tode kam, entschied man sich endlich beim vierten Nachfolger für einen direkten Verwandten des Propheten, und zwar für seinen Vetter, zugleich sein Schwiegersohn, Ali (Ali ibn Abi Talib). Jetzt hatte sich anscheinend die Gruppe durchgesetzt, die von Beginn an in Ali den rechtmäßigen Religionsführer nach Mohammed gesehen hatte und sich heute „Schiiten" nennen. Aber weit gefehlt. Die Wahl erkannten einige nicht an und es kam zur berühmten Kamelschlacht, die dann letztendlich die Spaltung der Muslime zur Folge hatte. Zunächst war es also eine genealogische und nicht eine theologische Frage, wem man sich zugehörig fühlte.

Die ersten vier Nachfolger Mohammeds werden von den Sunniten als Rechtgeleitete Kalifen bezeichnet. Ali, gleichzeitig der Begründer des Imamats und selbst der erste Imam der Schiiten, wurde 661 n. Chr. in Kufa ermordet. Schia bedeutet so viel wie Anhänger und soll deutlich machen, dass diese sich für die Partei Alis entschieden hatten. Imam Ali hatte zwei Söhne. Hassan, der ältere wurde der zweite Imam und nach seinem Tod wollte sein jüngerer Bruder, Hussein, in seiner Eigenschaft als dritter Imam das sunnitische Kalifat von Muawiya erobern, das in Damaskus residierte. In der Schicksalsschlacht von Kerbela, 680 n. Chr., kam Hussein um, erlitt in den Augen der Schiiten den Märtyrertod. Das ist nun über 1 300 Jahre her und die Folgen dieser Anfangsjahre wirken bis in unsere Gegenwart.

Neben der unterschiedlichen Auffassung, wer rechtmäßiger Nachfolger Mohammeds sei, gibt es weitere Ungleichheiten zwischen den Glaubensrichtungen, die einem Außenstehenden sofort auffallen, etwa die Gebetshaltung oder die äußere Form der Moschee. Man könnte das als Nichtmuslim für eine Äußerlichkeit halten, selbst wenn man sich inhaltliche Differenzen erklären lässt. Dem Europäer drängen sich Ver-

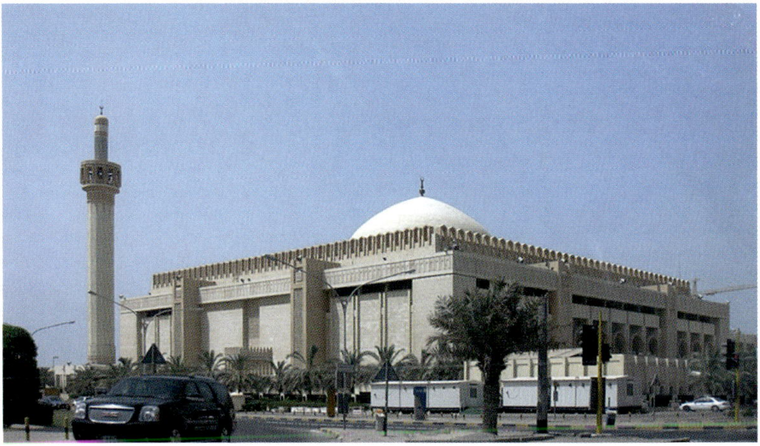

Masjed Al-Hussain Moschee

gleiche zu den Unterschieden von Protestanten, Katholiken oder orthodoxen Christen auf. Man gewinnt den Eindruck, bei Sunniten und Schiiten seien sie allenfalls marginal. Aber da darf man sich kein Urteil anmaßen. Rechtsschulen haben über Jahrhunderte weitere Details erarbeitet. So entstanden unterschiedliche Religionsgefüge, die man als Nichtmuslim kaum mehr durchschauen kann und nun auch theologisch die beiden Glaubensrichtungen deutlich trennt. Zahlenmäßig sind die Schiiten in der muslimischen Welt mit nur 15 Prozent in der Minderheit, landesweit fast nur im Iran zu Hause, eine Mehrheit bilden sie auch im Irak, auf der arabischen Halbinsel leben Schiiten unter anderem in Kuwait, wo sie ein Drittel der Bevölkerung ausmachen.

Trotz Unterschiede und Differenzen leben Sunniten und Schiiten grundsätzlich friedlich miteinander, so auch in Kuwait. Vor dreißig bis vierzig Jahren wurden sogar Ehen geschlossen, ohne nachzufragen, ob man sunnitischen oder schiitischen Glaubens sei. Heute streiten selbst die Kleinen im Kindergarten darüber. Solange keine Religionsgruppe ihre Ansichten radikal vertritt und Andersgläubige verteufelt, ist mit Gewalttätigkeiten nicht zu rechnen. Das ist eine geschichtliche Erfahrung und gilt für jede Religionsgemeinschaft. Wenn Muslime, Christen und Juden sich gegenseitig tolerieren, dann kann das segensreiche Folgen haben. Erinnert wird man an die Zeit der Mauren in Andalusien, wo alle drei Buchreligionen sich gegenseitig befruchteten anstatt sich zu bekämpfen und eine Hochkultur entstand.

Problematisch wurde es, als sich vor etwa 230 Jahren im Zentralhochland der arabischen Halbinsel, im Nedschd, eine religiöse Strömung entwickelte, die rasch an Einfluss gewann, weil mit ihrer Hilfe die verschiedenen Nomadenstämme zum Ersten Saudischen Königreich zusammen gefasst werden konnten.

Scheich Muhammad ibn Abd Al-Wahhab, ein Anhänger der hanbalitischen Rechtsschule, wurde zwischen 1702 und 1703 geboren und über neunzig Jahre alt. In seinem langen Leben konnte er nach dem Studium an mehreren Islamschulen seine radikale Interpretation des Korans und der Sunna umfassend entwickeln und verbreiten. Zunächst stießen seine puristischen Ansichten auf wenig Resonanz und er wurde mehrfach vertrieben. Mit seinem Charisma überzeugte er aber das einfache, vor allem ungebildete Volk, und konnte glauben machen, dass nur er die reine Lehre des Propheten lebte und weiter gab. Die Fundamentalisten, die sich von nun an Wahhabiten nannten, bildeten überall im arabischen Raum religiöse Zellen. Ihr Prinzip zu missionieren und einfache Lösungen für jedwedes Problem anzubieten sowie auf eine prompte Entlohnung im Jenseits zu verweisen, hat sich bis heute nicht geändert. Sie vereinfachen, was im Leben erlaubt und nicht erlaubt ist, teilen die Welt in Gläubige und Ungläubige ein, nehmen sich das Recht heraus, Letztere zu beleidigen, sie zu verketzern und im Extremfall sogar zu töten. Das strikte Verbot von Tabak, ganz zu schweigen von Alkohol sowie von Tanz und Musik, wurde damals und wird heute rigoros durchgesetzt. Sie gehen in ihren Auffassungen sogar soweit, die Schiiten nicht als gläubige Muslime anzuerkennen.

Die Stammesführer der Saud, im arabischen Hochland von Nedschd unterwegs, erkannten das politische Potential dieser Extremisten und nutzten es für ihre militärischen Zwecke raffiniert aus. Sie schmiedeten mit den Wahhabiten eine unheilvolle Allianz und waren damit erfolgreich. 1786 wurde das Erste Saudische Königreich im Nedschd gegründet mit Scheich al-Wahhab als religiösem Führer. Diriyah, heute ein Stadtteil von Riad, wurde zur Hauptstadt erkoren. Man machte sich auch sofort dran zu expandieren und das benachbarte Gebiet des Hedschas, ein Gebirgszug parallel zum Roten Meer, mit den muslimischen Heiligtümern Mekka und Medina zu besetzen. Als erste

Amtshandlung zerstörte man alle Gräber muslimischer Persönlichkeiten, denn Scheich Wahhab verbot jegliche Totenverehrung. Man verschonte nur das Grab des Propheten in Medina. Wenn ein Mensch verstarb, dann war er bei Allah und benötigte kein sichtbares Grab. Ein Bekannter aus Kuwait bemerkte dazu treffend: Wenn man stirbt, „the file is closed, finish!" Trauerarbeit, so wie wir sie verstehen, war und ist bei den Wahhabiten verboten und ein Grab durfte und darf nicht wieder besucht werden! Jegliche Heiligenverehrung war untersagt, was sich selbst auf Schriften und andere Kulturgüter bezog, die für uns von historischem Interesse sind. Der Einzelne ist demnach unwichtig, sein Schicksal ist vorbestimmt. Diese Einstellung hatte auch Einfluss auf das Begehen von Geburtstagen. Anders als in Nordafrika wird der des Propheten in Kuwait nicht besonders herausgestrichen, auch der eigene bedeutet wenig und wird bei vielen Familien nicht gefeiert.

Die Eroberung von Mekka und Medina 1804 durch die Wahhabiten wurde zunächst von den osmanischen Machthabern geduldet. Als Muslime, die sich dem wahhabitischen Radikalismus nicht angeschlossen hatten, bei ihren Pilgerreisen belästigt wurden, startete der osmanische Pascha von Ägypten eine Strafexpedition, vertrieb die Wahhabiten und zerstörte ihre Hauptstadt. Das Königreich und seine fundamentalistische Lehre waren scheinbar vorbei. Die Haschimiten, heute noch im jordanischen Königshaus präsent, verwalteten nun wieder die heiligen Stätten.

Hundert Jahre später begann erneut der Aufstieg der Saudis, als sie einen Aufstand gegen die osmanischen Herrscher planten, diesmal unterstützt von den Briten. Lawrence von Arabien spielte dabei eine Schlüsselrolle und hat diesen Kampf als eine Befreiung von der Unterdrückung der Araber durch die Türken beschrieben. In seinen Aufzeichnungen finden sich weder Hinweise zu den radikalen Ansichten der Wahhabiten noch zur positiven Rolle der liberalen Haschimiten. Letztere wurden nun endgültig von der arabischen Halbinsel vertrieben und 1932 das Zweite Saudische Königreich ausgerufen, mit dem Wahhabismus als Staatsreligion.

Wahhabiten, oft synonym als Salafisten (ultrakonservative sunnitische Strömung des Islam) bezeichnet, haben noch heute eine puristische Auffassung vom Islam, die sie radikal und ohne Abstriche vertreten. Dennoch ist nur ein Teil der Wahhabiten gewaltbereit, Anhänger der Taliban und des Islamischen Staates gehören dazu. Mit unverhülltem Hass gehen sie gegen die abendländische Kultur vor, was immer sie darunter verstehen, und verdammen jede Abweichung vom Islam ihrer Lesart. Nur sie meinen zu wissen, was der Prophet Mohammed gelehrt habe und wenden Gesetzesvorschriften an, als ob die Zeit seit 1 400 Jahren stehen geblieben wäre. Sie scheuen sich nicht, die heutigen technischen Errungenschaften beim Kampf gegen die vermeintlichen Feinde Allahs zu nutzen, einschließlich der Computer- und Videotechnik, obwohl von Ungläubigen entwickelt. Da ist es ihnen plötzlich sehr recht, skrupellos Sprengstoff und Waffen zu gebrauchen, auch wenn in den heiligen Schriften davon sicher nichts steht. „Mittelalter mit Handy" wird diese Haltung der Islamisten treffend genannt. Aber leider wird dadurch nicht das Gewaltpotential deutlich, das von diesen Terroristen ausgeht. Waren die Grausamkeiten vor 230 Jahren schon schlimm genug, werden sie nun durch die Möglichkeiten unseres Zeitalters um ein Vielfaches potenziert.

Als ich das erste Mal den Ramadan in Kuwait erlebte, war ich erstaunt, wie konsequent dieser für Muslime so wichtige Monat begangen wird. Von Sonnenaufgang bis Sonnenuntergang ist es verboten, in der Öffentlichkeit zu essen oder zu trinken. Doch niemand überwacht die Religionsregeln, wie das etwa im Iran geschieht. Was jemand zu Hause tut, ist Privatangelegenheit. Alle Restaurants und Imbissstuben sind geschlossen. Die Arbeitszeiten sind verkürzt, der Beginn der Arzt-Sprechstunde wird bis nach dem Fastenbrechen in den Abend hinein verschoben. Die Nichtmuslime im Land sind von diesen Vorschriften nicht betroffen. Aber die Gläubigen halten sich streng an die Regeln. Die Zeit bis zum Abend wird manchmal ungeduldig herbeigesehnt. Alle Fernsehstationen stellen sich auf den Ramadan ein, senden unterhaltsame Filme, sorgen mit viel Humor für Abwechslung. Umso mehr ist das Fastenbrechen nach Sonnenuntergang geradezu ein Fest. Man tafelt üppig und lädt Nachbarn und Freunde dazu. Die Restaurants sind überfüllt und bieten reichliche Büfetts an, reichlicher, als im restlichen Jahr. Wer glaubt, während des Ramadans nehme man ab, irrt. Das Gegenteil ist der Fall. Die Lebensmittelfirma der Mehdizadehs hat gerade in dieser Zeit ihre höchsten Umsätze.

Das Fastenbrechen beginnt immer mit dem Genuss einer Dattel. Dazu spricht jeder still für sich ein Gebet. Es folgt ein Glas Milch und eine Suppe. Vor dem Hauptgang gibt es Salat, danach Fisch oder Fleisch, auch beides. Als Dessert werden verschiedene Süßigkeiten serviert. Ramadan ist fast wie eine fünfte Jahreszeit. Man plant für dieses Ereignis und richtet seine Reisen danach. Die Familie versucht, sich möglichst immer vollständig zu versammeln. Sunniten und Schiiten feiern diese vier Wochen in gleicher Weise, auch wenn sich Beginn und Ende des Fastens um wenige Minuten unterscheiden.

Nach Ramadan ist der erste darauf folgenden Tag für alle Muslime ein hoher Feiertag, das so genannte Eid, bei den Türken das Zuckerfest. Jeder ist stolz über seine vier Wochen Fastenzeit. Man gratuliert sich zu „Eid Al-Fitr“ und besucht sich gegenseitig, wie es in Deutschland vielleicht zu Weihnachten üblich ist. Nach weiteren acht Wochen wird das Opferfest gefeiert, das höchste islamische Fest überhaupt, das an Abraham erinnert, der seinen Sohn Isaak Gott zu Ehren umbringen wollte. Jetzt werden in den Moscheen Lämmer geschlachtet und das Fleisch an Arme verteilt. In der Türkei habe ich erlebt, dass sogar Rinder auf dem Moschee-Gelände getötet wurden. Zehn Tage später kehren die Pilger aus Mekka von ihrer Haddsch zurück. Dann ist auf dem Flughafen in Kuwait kein Durchkommen.

Bei meinen Besuchen lernte ich auch rasch, eine sunnitische von einer schiitischen Moschee zu unterscheiden. Sunnitische Moscheen haben meist einen Halbmond auf der Zentralkuppel oder auf den Minaretten, schiitische Moscheen oft einen Stern, gemeinsam mit einem grünen Licht an den Turmspitzen, auch einen grünen Außenanstrichen der oberen Gebäudeteile. Außerdem benutzen Schiiten Gedenkhäuser, um an den Tod des 3. Imams Hussein in Kerbela zu erinnern, so genannte Husseinias. Diese Gebetsräume werden während des Aschura-Festes, vergleichbar der christlichen Karwoche, in Erinnerung an das Martyrium des Imams genutzt. In Teheran habe ich erlebt, wie während der Aschura alle Straßen schwarz geflaggt waren. Auch die Menschen trugen Schwarz, noch mehr als man sonst tagtäglich dort sieht.

Natürlich kann man in Kuwait nicht äußerlich erkennen, welcher Glaubensrichtung jemand anhängt und eigentlich ist das bis heute völlig unwichtig. Manchmal verrät der Vorname die sunnitische oder schiitische Herkunft. Viele Bewohner Kuwaits stammen aus dem Iran, daraus kann man eventuell ableiten, wohin sie gehören. Ehemalige

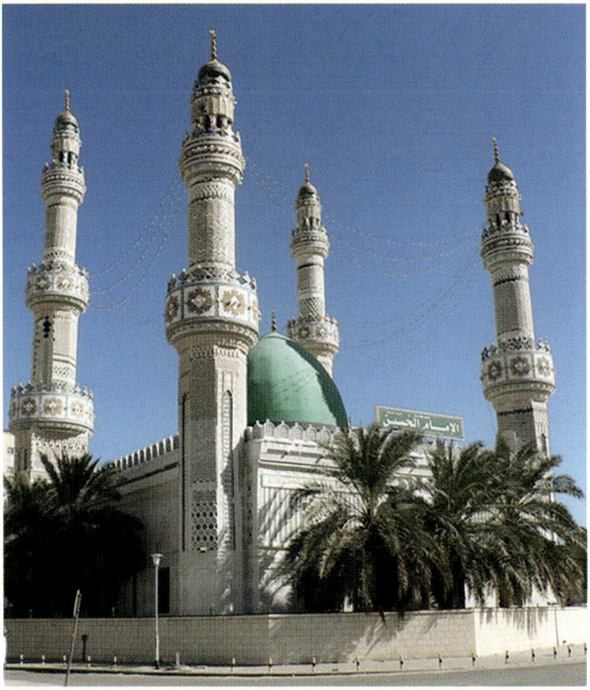

Masjed Al-Hussain Moschee

Perser können aber auch Sunniten sein und es gibt Schiiten, die aus Saudi-Arabien oder dem Irak stammen. Für einen Europäer ist diese Unterscheidung zweitrangig.

Als Arzt macht es keinen Unterschied, wen man behandelt. In persönlichen Gesprächen kann es aber wichtig sein, die kulturellen Hintergründe zu kennen. Es wird selbstverständlich vorausgesetzt, dass man Beginn und Ende vom Ramadan kennt, eine Vorstellung von Zucker- und Opferfest hat, weiß, warum Aschura gefeiert wird.

Wenn man so häufig wie ich in den arabischen Ländern unterwegs war und ist, nicht nur im Mittleren, sondern auch im Nahen Osten und in Nordafrika, sind einerseits die historischen Zusammenhänge interessant, andererseits sollte man auch wissen, was eigentlich ein Muslim ist. Die Frage ist oberflächlich leicht zu beantworten, zumindest leichter als bei anderen Religionen. Hat das Christentum einen umfangreichen Bekenntniskatalog in Form von Katechismen und werden von Protestanten subjektiv geäußerte Glaubensinhalte erwartet, so ist das im Islam vergleichsweise einfach. Bekennt ein Muslim: „Allah ist der einzige Gott, also groß und Mohammed ist sein Gesandter", dann reicht das zunächst aus. Ist man in einem muslimischen Land, so kann man den Gebetsruf „Allah ist groß", den so genannten Adhan, mehrmals am Tag über Lautsprecher von einem Minarett, hören. „Allahu akbar", lautet auf Arabisch der Sprechgesang des Muezzins, der nur selten vom Tonband abgespielt wird.

In der christlichen Tradition wurden früher die Kirchenglocken auch mehrmals am Tag zu Gebetszeiten geläutet, heute fordern sie meist nur noch zum Gottesdienst auf. Muslime müssen beim Ruf des Muezzins nicht unbedingt die nächste Moschee aufsuchen. Nur freitags zum großen Gemeinschaftsgebet um 12 Uhr mittags wird das erwartet. Ansonsten kann jeder Muslim diese Pflicht allein erfüllen, muss sich allerdings nach Mekka beugen, sonst ist das Gebet ungültig. In vielen arabischen Ländern, so auch in Kuwait, kann man in seinem Hotelzimmer einen Pfeil entdecken, der die Richtung nach Mekka markiert. Man findet ihn gewiss, muss nur gezielt danach suchen. Anfangs wusste ich nicht, was das bedeuten sollte, bis man mich aufklärte.

Auch christliche Kirchen haben auf eine Ausrichtung für ihre Gebete geachtet. Der Altar und damit die Gebetsrichtung orientiert nach dem Ort, wo man Jerusalem vermutet, also bei uns Richtung Osten.

Bekennt man sich als Muslim, so hat man knapp zusammengefasst, fünf Pflichten:

1. das Glaubensbekenntnis anzuerkennen (Schahada)
2. fünfmal am Tag zu beten (Salāt) – da die Schiiten jeweils zwei Gebetszeiten zusammenfassen, beten sie nur dreimal pro Tag
3. den Fastenmonat Ramadan einzuhalten
4. den Armen regelmäßig zu spenden (Zakāt)
5. im Leben einmal wenigstens, wenn es einem wirtschaftlich möglich ist, nach Mekka zu pilgern (Haddsch)

Muslim ist man entweder von Geburt oder man konvertiert von einer anderen Religionsgemeinschaft zum Islam. Ein geborener Muslim kann keine andere Religion annehmen. Einmal Muslim, immer Muslim. Eine Abkehr wird offiziell nicht anerkannt. Selbstverständlich gibt es in Europa ehemalige Muslime, die sich nicht mehr zu ihrem Glauben bekennen und niemand wird daran Anstoß nehmen. In einem muslimischen Land ist es aber problematisch, wenn man für alle sichtbar seiner angestammten Religion den Rücken kehrt.

Während in Deutschland religiöse Menschen oft belächelt werden, ist das in Kuwait völlig anders. Niemand würde sich mokieren, wenn jemand sichtbar betet oder in die Moschee geht. Im Gegenteil, das gehört zum Alltag. Als ich bei meinem zweiten oder dritten Besuch in Kuwait in der Klinik mal nicht den Fahrstuhl benutzte, sondern das Treppenhaus, war ich erstaunt, zur Gebetszeit auf den verschiedenen Treppenabsätzen kniende Muslime anzutreffen, die dort ihren Gebetsteppich ausgebreitet hatten. Sie ließen sich nicht stören. Man praktiziert also seine Religiosität in aller Öffentlichkeit.

Gerade während des Ramadans, aber auch zu anderen Zeiten, werden Gebete in Büros oder den Aufenthaltsräumen des Krankenhauses verrichtet, egal wer sich sonst noch im Raum befindet. Schiiten beten mit offenen Händen, Sunniten legen beim Gebet ihre Hände an den Körper. Nicht selten geschieht das in Gruppen. So stellt sich der Chefarzt vor seine Assistenten und alle verrichten ihr Gebet, zunächst im Stehen und dann im Knien. Beim Niederknien muss die Stirn den Boden berühren, Schiiten benutzen oft einen Gebetsstein, arabisch Torbah, der aus Kerbela oder anderen heiligen Stätten stammt. Man legt beim Niederknien die Stirn darauf. Dieser Stein, gepresst aus bräunlicher Masse, zeigt manchmal als Ornament eine Hand, ein im Orient gebräuchliches Symbol. Berührt man täglich mehrfach diesen Stein, entsteht, ähnlich dem roten Segenspunkt (Tika) bei Indern, auf der Stirn ein brauner Fleck, der als besonderes Zeichen von Frömmigkeit gilt. Mir wurde erzählt, man färbe sich manchmal auch absichtlich braun, um seine Religiosität zu betonen.

Mit dem Stein hat es eine weitere Bewandtnis. Für Schiiten ist wichtig, dass die Stirn nichts berühren darf, was man essen oder als Kleidung dienen könnte, also auch keinen Teppich. Für Sunniten spielt das keine Rolle.

Frauen beten in schiitischen Moscheen grundsätzlich separat, entweder durch Wände getrennt oder weit hinter den Männern. Es gibt keine weiblichen Imame. In sunnitischen Moscheen beten nur Männer. In vielen öffentlichen Gebäuden, auf Flughäfen, gibt es nach Geschlechtern getrennte Gebetsräume, in denen jede Religionsgruppe beten kann.

Die Gebetszeiten sind vorgeschrieben. Man beginnt mit dem Morgengebet (Fadschr), anderthalb Stunden bis unmittelbar vor Sonnenaufgang beziehungsweise bis der Sonnenaufgang beendet ist. Die zweite Gebetszeit ist 12 Uhr mittags, wenn die Sonne am höchsten Punkt steht (Zuhr), die dritte Gebetszeit beginnt anderthalb Stunden bis unmittelbar zum Sonnenuntergang (Asr), das vierte Gebet erfolgt bei Sonnenuntergang (Maghrib), das letzte Gebet wird verrichtet, wenn die Sonne vollständig untergegangen und es Nacht ist (Ischa).

Sehr eindrucksvoll habe ich das auf dem Tempelberg in Jerusalem erlebt, wo ich vor vier Jahren, während des Zwölf-Uhr-Mittagsgebetes, in dieser Zeit ist der Zutritt für Nichtmuslime eigentlich verboten, gemeinsam mit meiner Frau Sabah, die Al-Aqsa-Moschee und den Felsendom besuchen konnte.

Anfangs war die Religiosität sehr verwirrend für mich. Aber wenn man häufig damit in Berührung kommt, versteht man allmählich die Gebräuche. Ich hatte mich entschieden, in Kuwait, also einem arabischen Land, regelmäßig zu arbeiten. Es bestätigte sich fast bei jedem Besuch, dass ein Wissen von Kultur und Religion den Aufenthalt eigentlich nur leichter macht. Niemand hat je von mir verlangt, damit gleichzeitig meine Überzeugung ändern zu müssen.

Brandenburger Tor im Roten Halbmond

Das Gesundheits- und Sozialsystem ist für Kuwaitis großzügig und kann als vorbildlich bezeichnet werden. Alle Leistungen, einschließlich der Medikamente, stehen den Staatsbürgern frei zur Verfügung und werden auf hohem Niveau angeboten. Für ständig hier lebende Ausländer sind die Behandlungskosten moderat. Besitzt man eine Versicherung, die teilweise für 150 Euro pro Jahr von den Arbeitgebern für ihre Angestellten abgeschlossen wird, sind die Kosten ebenfalls gedeckt. Kann ein Patient seine medizinische Versorgung, zum Beispiel eine größere Operation, nicht bezahlen, weil er keine Versicherung hat, dann gibt es staatliche Wohlfahrtorganisationen oder an bestimmten Moscheen gemeinnützige Fonds, die für diese Kosten aufkommen. Zudem ist die Solidarität unter Familienangehörigen sehr groß und es selbstverständlich, dass man in solchen Fällen Geld zusammenlegt. Inzwischen gibt es zwar auch für private Kliniken und Hospitäler Versicherungen, aber keine Versicherungspflicht. So bilden staatliche Angebote unter der Regie des Gesundheitsministeriums die wichtigste Basis der kuwaitischen Krankenversorgung.

Die planmäßige Besiedlung des Landes durch Urbanisierung der Wüste ließ nicht nur Wohnhäuser und Supermärkte entstehen, sondern auch ambulante medizinische Einrichtungen und in jeder Region einen Krankenhausbau, mit allen Möglichkeiten der modernen Medizin. Ein landesweites Netz garantiert den Patienten kurze Wege.

Zentralisiert und damit ebenfalls staatlich gelenkt, ist die Behandlung bösartiger Tumore, vor allem durch Chemo- und Strahlentherapie, die Organtransplantation und teilweise die Kinderchirurgie. Seit einiger Zeit sorgt auch ein zentrales Diabetesinstitut dafür, dass die wegen eklatanter Fehlernährung und Bewegungsarmut hohe Zahl an Stoffwechselpatienten optimaler therapiert werden können.

Vor diesem Hintergrund musste man Vorbereitung und Planung einer privaten deutschen urologischen Ambulanz, in Kuwait für uns irreführend „Klinik“ genannt, auf eine solide Grundlage stellen. Für Dr. Ali waren die wirtschaftlichen Erfahrungen seiner Familie, gepaart mit großem Fleiß, die Basis für so ein Unternehmen.

Obwohl mein Schüler aus einer Kaufmannsfamilie stammt, hatte er sich für das Medizinstudium entschieden, während seine beiden jüngeren Brüder in das väterliche Geschäft einstiegen und nach einer Hochschulausbildung in Handelsfächern, teils im angelsächsischen Ausland, die Firma jetzt erfolgreich weiterführen. Dr. Ali wäre aber kein echter Mehdizadeh, wenn er nicht das Projekt einer eigenen Klinik ähnlich effektiv geplant und dann realisiert hätte, wie der Vater das mit seinen Unternehmungen getan hatte.

Es gab bereits in Kuwait verschiedene private Gesundheitseinrichtungen, wobei man zwischen so genannten Hospitälern und Kliniken unterscheiden muss. Hospitäler entsprechen unseren Krankenhäusern, haben also Betten und meist eine Rettungsstelle, während die Kliniken, wie erwähnt, eher unseren Ambulanzbereichen, Polikliniken oder niedergelassenen Arztpraxen gleich zu setzen sind. Je nach Ausrichtung tragen die Einrichtungen unterschiedliche Namen, um zu zeigen, welches medizinische Know-how dahinter steht. So gibt es eine private Amerikanische, eine Skandinavische oder eine Internationale Klinik. Dr. Ali wählte, weil ihm der Name „German Clinic" verweigert wurde, die Bezeichnung: „Kuwaiti German Urology Unit", abgekürzt KGUU. Das Logo seiner Einrichtung spiegelt das medizinische Fach und die Herkunft aus Berlin wider. Neben Niere und Harnblase kann man das Brandenburger Tor sowie die drei Kuwaittürme erkennen, umrahmt von einem roten Halbmond.

الوحـــدة الكويتيـــة الألمانيـــة
لجراحة الكلى والمسالك البولية والتناسلية
KUWAITI GERMAN UROLOGY UNIT

Es war von vornherein klar, dass die urologische Abteilung nicht als isolierte Einrichtung gegründet werden, sondern sich in ein Ärztehaus eingliedern sollte. So kam zwischen Dr. Ali und der Boushahri-Clinic ein Vertrag zustande. Jawad Boushahri, eigentlich Architekt und ein sehr aktiver Geschäftsmann, hatte mehrere Firmen. Seine Idee, in Einrichtungen für die medizinische Versorgung zu investieren, kam dem in Deutschland ausgebildeten Urologen sehr gelegen. Vom ersten Tag an war der langjährige enge Freund Boushahris, Nabil Khazal, mit dem Management der Klinik betraut, unser Ansprechpartner.

Die Urologie zog in das oberste Stockwerk eines vierstöckigen Gebäudes ein, in dem außerdem ein Augenarzt, ein HNO-Arzt, ein Kinderarzt und ein Internist tätig waren. In dieser Boushahri-Clinic begann im Frühjahr 2001 die Geschichte einer deutschen Urologie in Kuwait. Es sollte eine Erfolgsgeschichte werden.

Dr. Mehdizadeh wollte nicht Angestellter der Boushahri-Clinic sein, sondern mit seiner KGUU eine eigenständige Einheit im Ärztehaus bilden. Nur so konnte er die medizinischen Vorstellungen, die er aus Deutschland mitgebracht hatte, verwirklichen und war keinem Rechenschaft schuldig, wie er seine Klinik aufbauen wolle. Betrat man die Abteilung, sollte sofort zu erkennen sein, hier sind Ärzte aus Deutschland, aus Berlin, tätig. Der Wartebereich, durch Glaswände abgetrennt, zeigte markante Gebäude der deutschen Hauptstadt, wie das Brandenburger Tor oder den Dom, an den Wänden Kupferstiche mit Berliner Motiven. Die Sitzmöbel und das Interieur waren betont europäisch gestaltet. Es gab einen separaten Wartebereich für Frauen, weil viele Kuwaiterinnen darauf Wert legen, nicht den Blicken fremder Männer ausgesetzt zu sein. Dr. Mehdizadeh hatte die Wände seines Sprechzimmers mit Fotos aus seiner ehemaligen Berliner Wirkungsstätte und seinen Zeugnissen drapiert. Jeden Nachmittag von 17 bis 21 Uhr hielt er dort Sprechstunden ab.

Es wurde rasch klar, dass wir weitere Ärzte für die KGUU benötigten, die möglichst aus Deutschland kommen oder zumindest in Deutschland ausgebildet sein sollten. Wir annoncierten in den gängigen Fachzeitschriften, suchten einen erfahrenen Urologen, an eine Frau dachten wir primär nicht. Bald meldeten sich mehrere Kandidaten, mit denen Dr. Ali Vorgespräche führte. Es fand sich ein aussichtsreicher Kandidat, der intensiv in die kuwaitischen Pläne eingeweiht wurde. Dr. S. hospitierte auch bei mir im Berliner Krankenhaus und schien gut ins Team zu passen. Leider war es unmöglich, seine Originalpapiere zu besorgen – er hatte seine Ausbildung in einem osteuropäischen Land absolviert – so dass er keine Arbeitserlaubnis von den kuwaitischen Behörden erhielt. Es fand sich bald darauf ein erfahrener Urologe aus Frankfurt am Main.

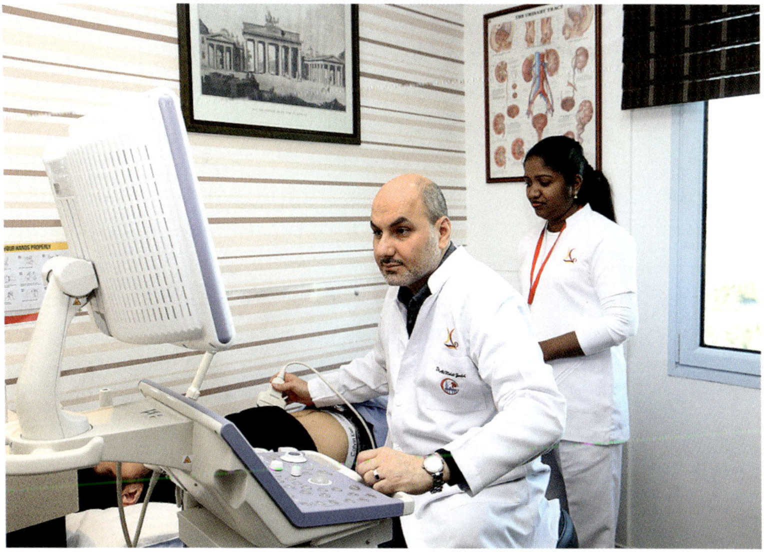

Dr. Ali Mehdizadeh bei einer Ultraschall-Untersuchung mit Schwester Liji Vagese

Auch er hospitierte bei mir, wir operierten gemeinsam. Dr. K. kannte zudem die Münchner Urologen-Schule. Ich war mit unserer Kooperation zufrieden. Die Papiere schienen in Ordnung und wurden in Kuwait eingereicht.

Im Gespräch berührten wir zufällig die jüdischen Traditionen meiner Berliner Einrichtung, des Krankenhauses Moabit, in der viele tüchtige Ärzte, die dort vor dem Zweiten Weltkrieg gewirkt hatten, nach dem 30. Januar 1933 ein schreckliches Schicksal erleiden mussten. Da sagte mir Dr. K., seine Mutter sei auch jüdischen Glaubens gewesen und er selbst fühle sich als Jude. Das war aus seinen Papieren nicht ersichtlich und schlug wie eine Bombe ein. Ein Jude als Arzt in Kuwait, wie sollte das gehen?

Meine Frage, ob er nicht Probleme habe, in einem arabischen Land zu arbeiten, verneinte er sofort. Die Konflikte in Israel hätten nichts mit seiner Einstellung gegenüber arabischen Menschen zu tun. Im Gegenteil, es wäre für ihn eine Herausforderung, eine urologische Abteilung im Mittleren Osten aufbauen zu helfen. Er erklärte sich auch bereit, zwei Jahren ohne Unterbrechung in Kuwait zu bleiben.

Ich besprach mit Dr. Mehdizadeh, der bereits vor Ort die Organisation der Klinik übernommen hatte, die neue Lage. Wenn Dr. K. seine Herkunft verschweigen würde, gäbe es eigentlich keinen Hinderungsgrund, mit ihm zu arbeiten, so der Manager der Boushahri-Clinic. Andere Golfstaaten hatten damals sogar indirekte Handelsbeziehungen mit Israel.

Dr. K. versprach hoch und heilig, alles zu vermeiden, was arabische Patienten provozieren könne. Auch den Davidsstern, den er an einem Kettchen unter dem Hemd trug, wolle er nicht mehr anlegen. Flöge er nach Israel, würde er einen anderen deutschen Pass benutzen, er hätte zwei. Darauf gingen wir ein und waren eigentlich froh, einen so tüchtigen Mitarbeiter gewonnen zu haben.

Nun war Dr. K. in Kuwait angekommen, hatte viele wertvolle Ideen bei der Konzeption der urologischen Ambulanz, leistete gute medizinische Arbeit und war allein schon deshalb ein wichtiger Partner. Dr. Mehdizadeh und Dr. K. bildeten sozusagen den Stamm der KGUU. Zusätzlich sollte ich als Operateur in größeren Abständen, anfangs alle drei Monate, später alle sechs Wochen, für wenige Tage an den Golf fliegen. Die Aktivitäten der KGUU wurden von Beginn an durch kluge Öffentlichkeitsarbeit begleitet, sobald ich nach Kuwait kam, Annoncen geschaltet und Berichte in die Zeitungen gesetzt. Wenn wir neue Operationsmethoden einführten, wurden diese in Interviews erläutert. Fernsehsender, die Gesundheitsmagazine ausstrahlten, luden Dr. Ali, Dr. K. und mich abwechselnd ein, über unsere Arbeit zu berichten. In Kuwait konnte nun ein zweites Sprechzimmer eingerichtet werden, genauso großzügig ausgestattet wie das von Dr. Mehdizadeh. Trotz des Altersunterschiedes, Dr. K. war etwa zehn Jahre älter als Dr. Ali, stand fest, wer nominell der Chef sein müsse. Nach außen trat die KGUU immer als Team auf, ein Team, das möglichst mit einer medizinischen Stimme sprach und es vermied, widersprüchliche Informationen weiter zu geben. Wer mit Gesundheitseinrichtungen zu tun hat, weiß, nicht selten vertreten zwei Ärzte drei Meinungen, was einen Kranken natürlich verunsichert.

Unsere Patienten sprachen arabisch und wurden in ihrer Muttersprache betreut. Nur selten konnte man erwarten, dass sie auch Englisch verstanden, obwohl das in Kuwait eine wichtige Verkehrssprache ist. Aber medizinische Sachverhalte sind nicht einfach zu formulieren und dazu reichten die Englischkenntnisse der meisten Patienten nicht aus. Dr. K., der hervorragend englisch sprach, benötigte also einen Dolmetscher. Dr. Ali holte eine Apothekerin ins Team, Wafa Abusharkh, eine Palästinenserin aus Jordanien, die sich als äußerst vielseitig erwies und auch mühelos die Übersetzungsarbeiten übernahm. Der einzige, der in Wafa Abusharkh eher eine Konkurrenz als eine Hilfe sah, war Dr. K. Mit seinem fast mimosenhaften Ego konnte er nicht vertragen, wenn jemand einen besseren Kontakt zu den Patienten entwickelte. Schließlich kam doch er aus Deutschland und er war der Arzt.

Wafa Abusharkh war in den Anfangsjahren eine unentbehrliche Mitarbeiterin, bei Patienten, Schwestern sowie Ärzten, bis auf Herrn K., gleichermaßen beliebt und bald die rechte Hand von Dr. Ali. Inzwischen ist sie mit ihrem Mann und zwei Kindern nach Kanada ausgewandert. Sie verstand es hervorragend, mit Patienten umzugehen. Intuitiv ahnte sie, was die Patienten erwarteten, war in der Lage, Ängste vor Operationen abzubauen, schreiende Kinder zu beruhigen und den richtigen Ton zu finden, wenn es ans Bezahlen ging. Ich habe unendlich viel von ihr über das Leben in Kuwait gelernt. Sie gab geduldig auf alle meine Fragen Auskunft, erklärte mir kulturelle Gebräuche der muslimischen Welt und scheute nicht mit Kritik, wo sie diese für angemessen hielt.

Gerade das Miteinander von Mann und Frau, die Rolle der Geschlechter in der Gesellschaft, waren für mich zunächst undurchschaubar. Wer sucht die Braut aus, wie hoch ist die Mitgift, was passiert bei einer Scheidung. Wafa Abusharkh wusste zu berichten, dass immer noch die Familien über die Ehekandidaten für ihre Kinder entscheiden und es in konservativen Kreisen durchaus üblich sein kann, dass Tochter oder Sohn bei der Heirat kein Mitspracherecht haben. Wie häufig das ist, habe ich nicht herausfinden können. Die Mitgift ist Verhandlungssache und wer kein Geld hat, kann eigentlich auch nicht heiraten. Die Heirat von Minderjährigen ist in Kuwait verboten, Polygamie bis maximal vier Ehefrauen gleichzeitig aber erlaubt. Der Ehemann muss allerdings dabei viele Regeln einhalten, so dass sich mehr und mehr eine Monogamie durchsetzt. So darf die zweite Ehefrau nicht schlechter gestellt sein als die erste, und die erste Ehefrau muss zustimmen, wenn der Mann noch eine weitere Frau heiraten will. Ich habe mehrfach erlebt, wie Männer vor einer weiteren Heirat zur urologischen Untersuchung gekommen sind, um zu erfahren, ob sie dafür gesund genug seien.

Ein Muslim kann eine Nichtmuslima heiraten, wenn diese seinen Glauben annimmt, ein Nichtmuslim eine Muslima, wenn er die Ehe nach muslimischen Recht egalisieren lässt, was aber in Europa selten praktiziert wird, weil das gleichbedeutend mit einem förmlichen Übertritt zum Islam anzusehen ist. In jedem Fall werden die Kinder muslimisch erzogen, die Jungen werden beschnitten, in Kuwait unmittelbar nach der Geburt im Krankenhaus unter sterilen Bedingungen in Lokalanästhesie. Bei einer Scheidung bleiben die Kinder bis zum zehnten Lebensjahr bei der Mutter, wenn der Mann nicht wieder heiratet. Ansonsten werden sie dem Vater zugesprochen. Die Bevorzugung des Mannes im arabischen Familienrecht kommt auch bei der Erbschaft zum Tragen. Männliche Nachkommen erhalten automatisch doppelt so viel wie die Frauen.

Beim weiteren Aufbau der KGUU kam plötzlich eine Schwierigkeit auf uns zu, die weder Dr. Mehdizadeh noch ich uns hatten träumen lassen. Dr. K. hatte lange in Südafrika gelebt, aber war in Deutschland sozialisiert worden. Ich konnte mir nicht vorstellen, dass er ein Anhänger der Apartheid-Ideologie geworden war. Die Op-Schwestern waren meistens Inderinnen und damit Farbige. So konnte er eine Schwester giftig anfauchen und von ihr die Röntgenschürze fordern, die sie gerade anzog, weil er noch keine hatte. „So eine wie die braucht doch keine Schürze", entblödete er sich nicht zu sagen, obwohl in wenigen Minuten beide gemeinsam in der Gefahrenzone der Strahlung stehen würden. Die Schutzkleidung ist nicht nur in Deutschland Pflicht, sondern auch in Kuwait und steht jedem zu, der an diesem Arbeitsplatz tätig ist. Das wusste Dr. K. zu genau.

Die Missachtung farbiger Menschen, nicht der Kuwaitis, konnte man ihm auf Schritt und Tritt ansehen, und er verpasste keine Gelegenheit, dies laut zu äußern. Es dauerte nicht lange, und die Schwestern bekamen Angst vor ihm, einige weigerten sich sogar, mit ihm zu arbeiten. Hier musste eine Lösung gefunden werden, damit die Arbeitsatmosphäre nicht Schaden nahm. Lange konnte man das Problem nicht vertagen. Doch zunächst ging der Aufbau der Klinik weiter.

Von den Kuwaitis wurde das medizinische Angebot der KGUU akzeptiert. Wir setzten auf unsere Leistung und taten alles, den Patienten eine optimale Versorgung anzubieten. Die Operationen fanden in verschiedenen Privatkliniken statt, die ambulante Vorbereitung für die Eingriffe in der KGUU. Der Patientenkreis war von Anfang an vielschichtig, da wir wegen der Ausstattung und der Möglichkeiten der Krankenhäuser die ganze Breite der Urologie anbieten konnten, Männer, Frauen und Kinder wurden versorgt.

Dennoch, Dr. Mehdizadeh wusste, wie schwer es sein würde, kuwaitische Patienten zu überzeugen, sich gegen Bezahlung ausländischen Ärzten anzuvertrauen, auch wenn man davon ausgehen konnte, dass die deutsche Medizin einen guten Ruf hatte.

Die neue Urologie war nämlich einer nicht unerheblichen Konkurrenz ausgesetzt. Wir waren ja eine private Einrichtung und jede Leistung musste bezahlt werden, ganz gleich, ob ambulant in der KGUU oder stationär in einem der Krankenhäuser erbracht. Da damals nur wenige Patienten versichert waren, belastete ein Besuch bei uns das jeweilige eigene Budget. Es wog also schwer, dass wir weder für Kuwaitis noch für Ausländer kostenfrei waren. Unser medizinisches Angebot musste also, im Vergleich zu staatlichen Einrichtungen, doppelt attraktiv sein.

Bei der ambulanten Behandlung wurde unmittelbar nach der Konsultation kassiert, bei einer stationären Therapie musste eine Vorauszahlung geleistet werden. Zunächst war mir unklar, wie so etwas überhaupt funktionieren konnte. Wenn man aber die Kostenbilanz der Patienten im Auge hat, ergibt sich ein anderes Bild. Ich wusste, dass sehr viele Kuwaitis ins Ausland gingen, um sich dort medizinisch behandeln zu lassen. Beliebt waren die Einrichtungen in London, aber auch in Paris und vor allem in den USA. Ich selbst kannte den Medizintourismus von München her. Dorthin waren schwerpunktmäßig die Patienten aus den Vereinigten Arabischen Emiraten gekommen. Rechnete man die Kosten für Flug und Hotel, nicht nur für den Patienten, sondern auch für seine Begleitpersonen zusammen, war es einleuchtend, dass ein Angebot deutscher Medizin vor Ort in Kuwait angenommen werden müsste.

Selbstverständlich versucht man als Arzt immer, einen Patienten optimal zu versorgen. Wird der Kranke aber für die Untersuchung sogleich zur Kasse gebeten, steht man besonders unter Druck, dafür auch die adäquate Leistung zu bieten. Das spiegelt der zeitliche Aufwand besonders gut. So nahmen die Aufklärungsgespräche breiten Raum ein, nicht selten dauerte allein die Erhebung der Anamnese über eine Stunde. Hinzu kamen die körperliche Untersuchung und die Sonographie aller wichtigen urologischen Organe. Im Anschluss daran wurden noch einmal die Befunde auf Englisch diskutiert und alles ins Arabische übersetzt, das dauerte.

Auch in Deutschland konnte es vorkommen, dass ein Gespräch mit einem Patienten über sein Krankheitsbild ausführlicher geriet. Auch aus Deutschland kannte man das Anspruchsdenken von Patienten, die eine private Versicherung abgeschlossen hatten und daraus eine besondere Zuwendung ableiteten. Dennoch waren diese Erfahrungen kein Vergleich zu dem, was ich jetzt in Kuwait erlebte.

Kleiner arabischer „Knigge“ für Ärzte

Wie sah meine Sprechstunde aus? Sind Patient oder Patientin älter, vor allem älter als ich, stehe ich selbstverständlich auf, wenn sie eintreten und setze mich erst wieder, wenn auch sie sitzen, da mache ich zwischen Mann und Frau keine Unterschiede. Diese in Kuwait übliche Höflichkeitsgeste ist leider in vielen Teilen Europas längst in Vergessenheit geraten. Den Willkommensgruß „Salam!“ oder „Salam Alaikum!“, versuche ich möglichst auch auf Arabisch mit „Alaikum Salam“ zu erwidern. Übersetzt heißt das schlicht: Friede sei mit Dir/Euch! Danach fragt man zunächst, wie es denn so geht und was die Familie macht. Mit „kif halek?“ ist dieses auf Arabisch eindeutig formuliert und wird immer gut verstanden. Kuwaitis fragen aber üblicherweise „esch lounek?“, was wörtlich übersetzt bedeutet, welche Farbe hast Du? Es wäre abwegig, dann mit „rot“, „grün“ oder „schwarz“ zu antworten. Die Erwiderung ist immer: „Hamdulillah!“, was so viel wie: „Gott sei Dank, alles ist in Ordnung!“, bedeutet.

Als Mann gibt man einer fremden Frau nie die Hand und auch sie wird einem nie die ihre entgegenstrecken. Tut sie es doch, schlage ich den Händedruck nicht ab. Ein streng gläubiger Muslim würde diese Geste, von einer Fremden freiwillig angeboten, ablehnen. Ich habe das mehrfach erlebt und gehört, wie der Mann seine Reaktion damit begründete, dass er beten würde. Die Reinigungsprozeduren nach einer solchen Berührung sind vermutlich sehr aufwendig. Ob eine Frau das als Affront empfindet, weiß ich nicht. Erstaunt war ich kürzlich, als eine Burka tragende Patientin aus Saudi-Arabien, mir zum Abschied ihre Hand reichte und sich nach mehreren Konsultationen beschwerdefrei und überglücklich verabschiedete. Das muss man wohl als eine große Auszeichnung werten.

Nach dieser immer betont höflichen Begrüßung beginnt der Patient zunächst arabisch, in epischer Breite, seine Leidensgeschichte zu erzählen. Da ich dem Gespräch nicht folgen kann, versuche ich, aus Mimik und Gestik herauszufinden, worum es geht. Es ist eindrucksvoll zu sehen, wie Menschen einer anderen Kultur sich im Dialog artikulieren. Im Orient ist neben einer sehr ausdrucksstarken Mimik die unterstützende Gestik der Hände interessant. Auch wir benutzen unsere Gliedmaßen, um unserer Sprache Nachdruck zu verleihen, doch eher mit sparsamer Motorik. Bei den Arabern funktioniert das Zusammenspiel von Sprache, Mimik und graziöser Armbewegung scheinbar wie von selbst. Ich kann mir nicht vorstellen, dass sie dafür ein spezielles Training benötigen. Schon Kinder beherrschen dieses Metier hervorragend. Vor allem harmonisiert die eindrucksvolle Virtuosität der verschiedenen Stellungen von Fingern und Händen, die die Worte unterstreichen sollen, mit der traditionellen Landestracht. Fast in 90 Prozent der Fälle ist das bei kuwaitischen Männern ein weißes, luftiges, knöchellanges, kleidähnliches Gewand aus Baumwolle, die Dischdascha, mit Kragen, weiten Ärmeln und Umschlagmanschetten. Die Kopfbedeckung, ein weißes Dreieckstuch, ebenfalls aus Baumwolle, die Ghutra, wird durch ein gehäkeltes, direkt auf den Haaren getragenes Käppi stabilisiert. Alles hält ein Agal zusammen, ein fest geflochtener schwarzer Ring. Wie das Dreieckstuch gelegt und über die Schultern geworfen wird, kann ganz unterschiedlich sein und lässt mitunter auf die Herkunft des Trägers schließen. Durch diese Kleidung sind die Araber gezwungen, aufrecht zu gehen, man könnte fast sagen zu schreiten und gerade zu sitzen. Das vermittelt einen gewissen Stolz und könnte leicht als Arroganz missverstanden werden. Da die Kuwaitis braun bis dunkelhäutig sind und meist schöne schwarze Augen haben, betont die weiße Farbe ihrer Tracht noch den Teint.

So gekleidet, erscheinen sie auch in der Sprechstunde. Ich habe noch nie erlebt, obwohl man das immer wieder lesen kann, dass unter dem Gewand keine Unterwäsche, das heißt, ein weißes Unterhemd und weite Shorts, getragen wird. Dazu gehören Sandalen ohne Strümpfe. Im Winter ist die Farbe der Dischdascha meist dunkelgrau oder schwarz, dann sind auch, wie in Europa, Strümpfe und Schuhe üblich.

Frauen erscheinen fast ausnahmslos mit Kopftuch, dem Hidschab, unterschiedlich angelegt, je nach Volkszughörigkeit. Daraus kann man ableiten, ob eine arabische oder persische Tradition gepflegt wird. Die zusätzliche Abaja, also der schwarze Umhang, bedeckt zugleich den Kopf. Viele Frauen tragen eine Form der Burka, meist als Niqab, also als Gesichtsschleier. Nur ehemalige Nomaden erwarten, dass zum Kopftuch zusätzlich das Gesicht bis auf den Augenschlitz bedeckt wird. Bei Außentemperaturen von über 50 Grad Celsius unangenehm, auch wenn die kuwaitische Frau sich in der Regel in klimatisierten Räumen aufhält.

Die muslimische Kleiderordnung wird meist so interpretiert, dass fremde Männer nur Gesicht, Hände und Füße sehen dürfen. Sinn dieser Vorschrift scheint, dass Frauen sich unauffällig zu kleiden haben, ihre Haarpracht verstecken, von ihrem Körper möglichst wenig zeigen sollen. Bei verheirateten Frauen vielleicht verständlich. Das wird Lügen gestraft, wenn eine Kopftuch tragende Kuwaiti mit Makeup gestylt, ihr schwarzes Gewand so trägt, dass die gesamte Figur besonders betont wird. Da traditionell die Familie am Golf den Ehemann aussucht und nicht die Frau aktiv werden soll, fragt man sich, was diese aufgeputzten Schönen eigentlich vorhaben, wenn sie durch die Malls flanieren.

Ich habe nicht nur Zeit, die Patienten eingehend zu mustern, sondern auch die unterschiedlichen Namen zu studieren. Männer heißen häufig Mohammed oder Mohammad, tragen Namen, zusammengesetzt mit „Abdul“. Es ist anfangs schwierig, eine gewisse Systematik zu entdecken. Wie auch bei uns, erhält jedes Kind bei der Geburt einen männlichen oder weiblichen Vornamen. Die Vorliebe für Mohammed oder Ali leitet sich von der Religion ab. Da es viele Namen für „Allah“ gibt, wohl neunundneunzig, bevorzugt man diese häufig für Jungen, setzt sie aber mit „Abdul“ zusammen, also Abdullah oder Abdulrahman. Im Anschluss an den Vornamen erhalten Jungen wie Mädchen den Namen des Vaters und des Großvaters. Vor diesen Namen wurde früher das Wörtchen „ibn“ (Sohn von) eingefügt oder noch heute an den Familiennamen „zadeh“ (Nachfolger von) angehängt. Am Schluss steht der eigentliche Familienname, der die Clanzugehörigkeit, die Gegend, wo die Familie herstammt oder auch die Stadt der Vorfahren signalisiert. Erst seit etwa fünfzig Jahren sind Familiennamen in Kuwait allgemein üblich geworden. Vorher benutzten sie nur wenige, wie zum Beispiel die Al-Sabah. Die Vorsilbe „Al“ oder „El“ soll betonen, dass dieser Name als einziger hervorsticht. Die Familie Boushahri stammt aus Boushar, die Familie Behbehani aus Behbehan, die Familie Al-Awadie aus Ahwaz, alles Städte im Iran. Auf diese Weise entsteht eine ganze Namenskette, die es zu entschlüsseln gilt.

Hat der Kranke seinen Monolog beendet, wird von meinem Assistenten alles in Englisch wiederholt. Wenige Sätze reichen oft aus zu vermitteln, was der Patient lang und breit erörtert hat. Das heißt nicht, dass es unwichtig war, was alles gesagt wurde, sondern macht deutlich, dass man als Arzt mit wenigen Begriffen genau das erfassen kann, wofür der Patient eine umfängliche Erklärung benötigte. Nach meiner Antwort schließt sich wieder eine lange und breite Diskussion an. So kann das hin und her gehen, bis schließlich am Schluss klar wird, wo das eigentliche Problem liegt und was der Kranke erhofft.

Es ist nicht nur in Deutschland, sondern auch in Kuwait wichtig, dass sich der Patient ernst genommen fühlt und man auf seine Leiden wirklich eingeht. Er registriert genau jede Zuwendung, zieht daraus seine Schlüsse. Neben der kompetenten Fachinformation muss der Tonfall stimmen. Dieser wird natürlich auch durch den Dolmetscher vorgegeben. Es fördert das Vertrauensverhältnis, wenn man sich bemüht, selbst ein paar arabische Worte zur Erläuterung beizusteuern. Ich bin nicht sehr sprachbegabt und habe deshalb nur wenig Arabisch gelernt. Aber wichtige Vokabeln sind mir geläufig und ich bringe sie immer wieder mit Erfolg an, denn die Patienten im Mittleren Osten begeben sich nur in die Hand eines Europäers, wenn sie wirklich überzeugt sind, dass er ihnen helfen kann und helfen will. Ich war in Kuwait ein Unbekannter und es war an mir, um Vertrauen zu werben.

Mein Dolmetscher in den ersten Jahren war Dr. Mehdizadeh, mit dem ich bereits in Berlin erfolgreich zusammengearbeitet habe. Wir stammen sozusagen aus einer gemeinsamen medizinischen Schule und er wusste immer sofort, was ich meinte. Für mich war es hoch interessant zu sehen, wie einfühlsam er auf die Patienten zuging und versuchte, sie von unseren Behandlungskonzepten zu überzeugen. So haben wir uns gegenseitig unterstützt, waren vom ersten Moment an auch in Kuwait ein gut abgestimmtes Team.

Wir legten großen Wert darauf, dass jeder Patient eingehend befragt und untersucht wurde, sicher eine Selbstverständlichkeit, aber nicht in allen Einrichtungen konsequent eingehalten. Es kam vor, dass kleine Jungen über Probleme bei der Blasenentleerung klagten, die Eltern bereits eine Odyssee an Arztbesuchen hinter sich hatten und niemandem als Ursache die viel zu enge Harnröhrenmündung aufgefallen war. Es genügte ein kurzer Blick auf das Genitale, um das herauszufinden. Dafür musste natürlich die Hose weit genug herunter gezogen werden. Wir haben diesen Befund in Kuwait im Vergleich zu Deutschland häufiger feststellen können und meinen, dass dies eventuell mit der sehr frühen Zirkumzisionspraxis zusammenhängt. In Kuwait ist es üblich, bereits kurz nach der Geburt eine Beschneidung vorzunehmen, in der Türkei wird damit meist bis zum sechsten Lebensjahr gewartet. Beide Varianten haben ihre Vor- und Nachteile.

Die Untersuchung von Männern und Kindern ist vergleichsweise unproblematisch, obwohl noch viel strenger als bei uns penibel die Privatsphäre geachtet wird. Selbstverständlich werden alle Körperteile abgedeckt, die man nicht unmittelbar exploriert. In München habe ich regelmäßig erlebt, dass der Dolmetscher sich hinter einem großen Tuch verbarg, um von dort aus zu übersetzten. Hat ein Urologe wechselweise mit europäischen und arabischen Patienten zu tun, fällt auf, dass der Genitalbereich bei letzteren ausnahmslos sauber ist, weil ein Muslim sich vor dem Beten waschen muss, und das mehrfach am Tag. Ich will damit nicht behaupten, dass Deutsche unreinlich seien, erlebe aber hin und wieder Patienten, bei denen die Körperhygiene zu wünschen übrig lässt, bei einem Muslim undenkbar. Geht man zum Zahnarzt, putzt man sich vorher die Zähne, wenn man den Urologen aufsucht, sollte die entsprechende Körperregion möglichst gewaschen sein. Diesen Punkt muss man mit einem Araber nicht besprechen. Die von klein auf anerzogene Gewohnheit, nur gewissenhaft körperlich rein sein Gebet verrichten zu dürfen, hat für einen Urologen nicht ganz unangenehme Nebeneffekte. Die Lebensqualität eines älteren Muslims ist hochgradig beeinträchtigt, wenn er nach dem Urinieren einen Tropfen in seine Unterwäsche verliert. Dieses Nachträufeln, ein kaum therapeutisch zu beeinflussendes Phänomen bei nachlassender Muskelkraft, wird von einem Nicht-Muslim viel leichter toleriert.

Für einen Europäer ist wichtig, bei der Behandlung von Frauen die kulturellen Besonderheiten der Golfstaaten zu kennen. Regelmäßig sind der Ehemann, eine weibliche Verwandte oder eine Freundin zugegen. Trägt die Patientin einen Gesichtsschleier, wäre es, vor allem wenn man sie im intimen Bereich untersucht, jetzt angezeigt, ihn abzulegen. Aber das machen längst nicht alle Patientinnen. Als Arzt achte ich beim Abtasten wichtiger Körperregionen sehr darauf, Blickkontakt zu behalten. Auch wenn Patient oder Patientin nicht sofort Schmerzen signalisieren, verrät die Mimik, wo das Problem stecken könnte. Hat eine Patientin aber ihr Gesicht verhüllt, ist das kaum möglich. Ich würde mich dennoch hüten, sie aufzufordern, ihren Schleier zu lüften. Zum Glück machen es die meisten von selbst.

Die Untersuchung von Frauen ist für strenggläubige muslimische Ärzte ein gewisses Problem. Ich habe in Teheran erlebt, wie ein mir sehr gut bekannter Professor in seinem Sprechzimmer in einen großen Spiegel sah, während er seine Patientinnen behandelte. Dadurch vermied er, die Frauen selbst ansehen zu müssen. Er konnte vor seinem religiösen Gewissen bekennen, keine von ihnen ungebührlich mit Blicken belästigt zu haben, wenn er sie untersuchen musste. In einem Teheraner Operationssaal wurde das ganze Personal bis auf den letzten Helfer auf das jeweilige Geschlecht des Kranken ausgerichtet. Nie war ein Mann im Saal, wenn ich eine Frau operierte, nie eine Frau, wenn ein Mann auf dem Plan stand. Alle wurden entsprechend ausgetauscht, das konnte auch mehrmals am Tag geschehen. Einer meiner ärztlichen Kollegen in Kuwait, der mir ein wertvoller Mitarbeiter ist, aber sich selbst strenge religiöse Regeln auferlegt, scheut sich ebenfalls, fremde Frauen zu untersuchen, möchte sie eigentlich nicht berühren. Als ich ihn scherzhaft fragte, was er mit seiner eigenen Frau mache, antwortete er sehr ernst: „Oh, with my wife, I do a lot of things!" Da war ich einigermaßen beruhigt.

Die große Zahl übergewichtiger Patienten fällt in Kuwait sofort auf und erinnert sehr an die USA, wo manchmal extrem Dickleibige das Straßenbild beherrschen können. Verdecken die weiten Gewänder zunächst die wahren Körperausmaße, wird das sofort anders, wenn sich der Patient entkleidet. Wir hatten originär nur urologische Leiden im Auge, hätten uns eigentlich nicht unbedingt um diese Problematik kümmern müssen. Aber Urologen sind ja auch Ärzte und als solche haben wir nie nur ein Organsystem, sondern immer den ganzen Menschen im Auge. Diese wichtige Philosophie musste jeder verinnerlichen, der in der KGUU arbeitete und ich hatte sie bei Beginn meiner ärztlichen Tätigkeit vor über vierzig Jahren als erstes gelernt.

Jeder Patient wurde deshalb, bevor wir ihn untersuchten, von den Schwestern in einen separaten Raum gebeten, damit die Körpergröße bestimmt sowie Gewicht, Blutdruck und Temperatur gemessen werden konnten. Auch eine grobe Befragung nach schweren Krankheiten, Operationen und Allergien gehörte dazu. Dann bestimmten die Schwestern den Body-Maß-Index (Körpergewicht in Kilogramm

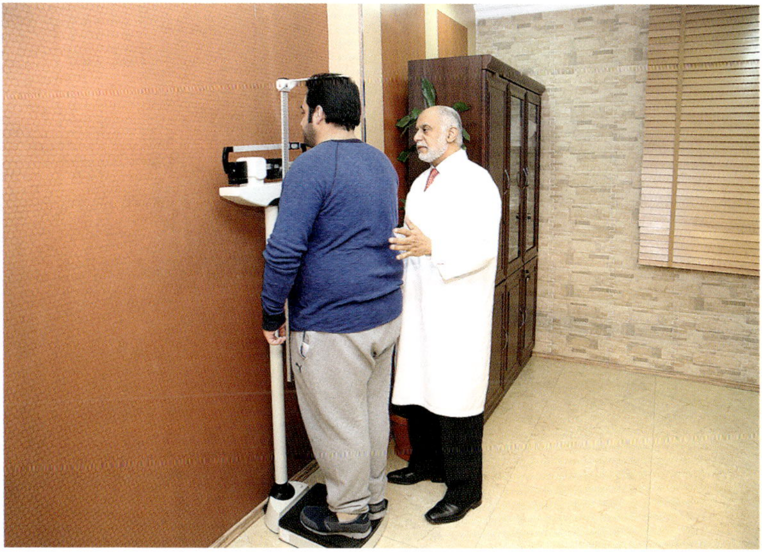

Dr. Mohamad Jarallah mit einem Adipositas-Patienten

dividiert durch das Quadrat der Körpergröße in Metern). Wenn der Patient später den Behandlungsraum betrat und in seiner Akte eine „40“ stand, war es nicht nötig zu rätseln, was sich wohl alles unter seiner weiten Kleidung verbergen mochte, 40 kg/m^2 BMI waren eindeutig zu viel, mit einem hohen Risiko für Diabetes mellitus, Hochdruck und Schlaganfall war zu rechnen. Liegt der BMI über 30, beginnt Übergewicht einen Krankheitswert anzunehmen und es besteht Handlungsbedarf. Wir sprechen dann von Adipositas. In Kuwait liegen die BMI-Werte in besorgniserregender Häufigkeit über 35!

Die Vorliebe für Fastfood und Cola hat in diesem Land um sich gegriffen, die Folgen sind jetzt schon absehbar. Die Zahl der Diabetiker ist exorbitant hoch und belastet den Gesundheitsetat des Landes erheblich. Gefördert wird die Entwicklung durch Bewegungsarmut. Man schwingt sich in sein Auto, rollt beim nächstbesten McDonald's vor, wo Pommes mit Mayo gleich durchs heruntergekurbelte Fenster serviert werden, man seine Luxuslimousine noch nicht einmal verlassen muss. Dann sucht man die nächste Mall auf und begibt sich auf Shopping-Tour. In den klimatisierten Gängen der weitläufigen Geschäftsmeilen könnte man sich ungehindert bewegen, ohne unter der wirklich großen Hitze zu leiden und erhebliche Wegstrecken pro Tag zurücklegen. Die „Avenue“, eine Mall, ist sogar sechs Kilometer lang. Aber das nutzen nur wenige. Der Durchschnittsbürger tut sich solche Torturen nicht an. Nach einigen Blicken in die Schaufenster, landet er schon wieder auf dem Stuhl eines Cafés und kann dort Unmengen Eis in sich hineinschaufeln oder man wechselt ins nächste Restaurant. Danach geht es per Auto nach Haus, und so von Kindesbeinen an.

Ich erinnere mich an den Patienten Faisal A., der es in seinen ersten zwanzig Lebensjahren zu einem Körpergewicht von sage und schreibe 195 kg brachte. Sicher, mit 1,85 m Körpergröße konnte er unter der weiten Dischdascha seine Leibesfülle verstecken. Das war geschickt, aber bei einem Body-Maß-Index von 55 kg/m^2 ist mit vielen Problemen des Stoffwechsels und einer frühzeitigen Abnutzung der Gelenke zu rechnen. Auf meine Frage, wie er denn so extrem hat zunehmen können, erfahre ich, er habe sich nach Schulschluss sofort zum exzessiven Spielen an den Computer gesetzt, dabei mindestens zwölf Hamburger mit drei Litern Cola verdrückt und nie Sport getrieben.

Mit zwanzig entschloss er sich zu einer Magenverkleinerung, nahm 105 kg ab, benötigte dann plastische Chirurgen, die seine überdehnten Hautpartien korrigierten. Bis auf eine Operation hat alles der kuwaitische Staat bezahlt. Faisal ist jetzt siebenundzwanzig, mit seinen 80 kg Körpergewicht schlank und rank und fühlt sich wie neu geboren. Wenn man ihn körperlich untersucht, fallen überall hässlichen Narben auf, die die Operateure hinterlassen haben.

So ist heute bei den meisten Kuwaitis nichts von den Mühsalen der Vorfahren, die damals als Nomaden, Fischer oder Perlentaucher ihr Brot verdienen mussten, geblieben. Das Gesundheitsministerium hat dieses Problem längst erkannt und versucht gegen zu steuern. Aber der Geist ist aus der Flasche. Der unbegrenzte Konsum und die ungestillte Esslust lassen sich nur schwer stoppen.

Wie man am Beispiel Faisals sieht, haben die Betroffenen einen Ausweg gefunden. Wird dreißig Jahre lang das Körpergewicht kritiklos nach oben getrieben, schrillen die Alarmglocken spätesten dann, wenn man über 170 kg auf die Waage bringt. Nach einem chirurgischen Eingriff am Magen nimmt ein Patient drastisch ab. Nun hat man aber viel zu viel Haut am Leibe. Jetzt hilft der plastische Operateur.

Mit fünfundvierzig Jahren ist dann wieder eine passable Figur erreicht. Bleiben die Gelenke, die die Gewichtsbelastungen der Vergangenheit nicht unbeschadet überstanden haben. Jetzt sind die Orthopäden gefragt. Das nenne ich Arbeitsbeschaffung für sehr unterschiedliche medizinische Bereiche. Theoretisch können Kuwaitis diesen Behandlungsmarathon kostenlos in den staatlich geführten Krankenhäusern absolvieren. Das ist bei uns schon anders. Nicht jeder Fettleibige bekommt seine Korrekturoperationen anstandslos bezahlt.

Zur Erstkonsultation in der KGUU gehört fast immer eine Sonographie. Im Unterschied zu Deutschland, muss man den Patienten dazu ausdrücklich um sein Einverständnis bitten. Nicht nur, weil er sich mit dieser Untersuchung belästigt fühlen könnte, nein, Ultraschall wird immer extra berechnet. Also muss sich der Patient überlegen, ob er sich diese Zusatzkosten leisten will oder nicht. Ist bei Frauen der Ehemann nicht zugegen und wird sie nur von Verwandten oder Freundinnen begleitet, ruft sie vielleicht ihren Ehemann an und fragt, ob sie diese Sonographie machen lassen darf. Auch alle Laboruntersuchungen, angefangen vom einfachen Urinsediment bis zur Blutabnahme, das Röntgen, oft das CT und das MRT, sind nicht in den Kosten für eine Konsultation enthalten. Häufig entscheidet sich der Patient, Laboruntersuchungen in einer staatlichen Gesundheitseinrichtung machen zu lassen, da es dort kostenlos ist, und beim nächsten Besuch die Ergebnisse mitzubringen.

Patienten, die am Nachmittag die Sprechstunde aufsuchen, werden nicht selten bereits am nächsten Morgen operiert. Operationen finden regulär zwischen 8 und 13 Uhr, selten darüber hinaus, statt. Danach ist bis 17 Uhr Mittagspause. Das entspricht auch den Öffnungszeiten der Geschäfte, die während der Hitze von 13 bis 17 Uhr geschlossen sind.

Für die stationäre Versorgung, vor allem für Operationen, hat Dr. Mehdizadeh mit verschiedenen privaten Hospitälern Verträge ausgehandelt. Wie auch in Deutschland, ist es in Kuwait nicht möglich, wenn man nur eine Praxis hat, ohne weiteres in einem Krankenhaus seine Patienten zu operieren. Viele Fragen sind vorher zu klären, auch versicherungsrechtliche Probleme spielen eine Rolle und der finanzielle Rahmen muss stimmen. Es ist nicht so einfach, Bedingungen zu erhalten, die für die Operateure wirklich wirtschaftlich sind. Oft geht es hin und her und man muss zwischen den Häusern vergleichen. Da

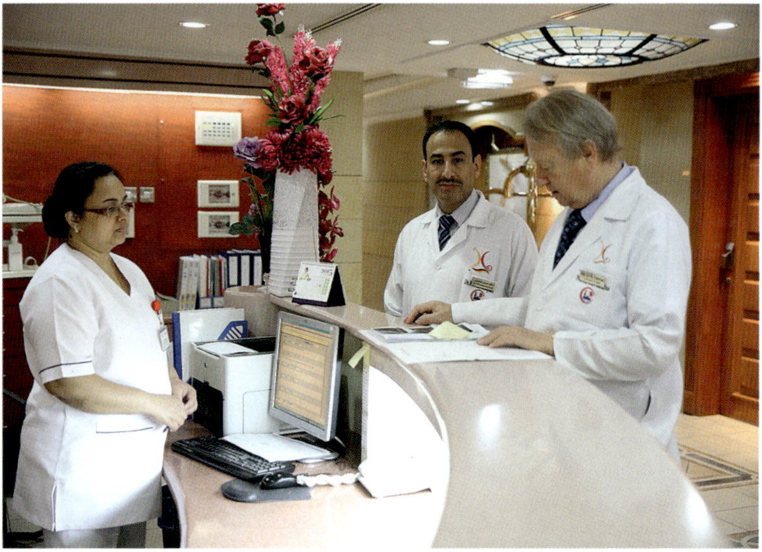

Stationsarbeit im Krankenhaus; v. l. n. r.: Schwester Meena Mary John, Dr. Fardin Khajehei, der Autor

war nun der Kaufmann gefragt und die Brüder von Dr. Ali wurden schrittweise ins Boot geholt.

Als Arzt hat man nur die medizinische Qualität im Auge. Aber was nützt die allein, wenn die Klinik auch Unternehmen ist, das positive Bilanzen erwirtschaften muss. Die Investitionen für Geräte, die Kosten für Mitarbeitergehälter, die Raummiete sollten irgendwo herkommen. Das konnten nicht allein ambulante Konsultationen erwirtschaften. Entscheidend waren die Operationen in den stationären Einrichtungen. Von dort musste das meiste Geld kommen.

Anfangs war das Al-Hadi-Krankenhaus unser wichtigster Partner. Kurz danach kamen das Dar-Al-Shifa und das New Mowasat-Hospital dazu. Später operierten wir auch in der Al-Seef-Klinik, sicher die prunkvollste Einrichtung, direkt am Golf, mit Meeresblick aus allen Krankenzimmern. Man war bereit, spezielle Instrumente für die urologischen Eingriffe anzuschaffen. Fehlte etwas, brachten wir es leihweise aus Berlin mit. Eine enge Absprache über das geplante Operationsprogramm war per Telefon oder per E-mail kein Problem.

Die Krankenhäuser in Kuwait rekrutieren ihre Operationsschwestern vorwiegend aus Indien, manchmal auch von den Philippinen. Ich war beeindruckt von der großen Fähigkeit dieser Mitarbeiter, die sofort bereit und motiviert waren, sich an unsere chirurgische Technik anzupassen. Wenn man ihre Arbeit zu würdigen wusste, konnte man gut mit ihnen auskommen. Einige kenne ich nun schon seit über fünfzehn Jahren. Das Pflegepersonal der Stationen ist ebenfalls umsichtig, äußerst höflich und hat eine sehr gute Ausbildung. Es kommt aus den gleichen Ländern wie die Op-Schwestern. Natürlich unterliegen sie einem strengen Management. Qualitätssicherung wird groß geschrieben. Als man in Berliner Krankenhäusern zu betonen anfing, dass es wichtig sei, die Hände konsequent wirkungsvoll zu desinfizieren, war das in Kuwait seit langem ein ständiges Thema.

Die Krankenzimmer der Hospitäler erinnern an ein Fünf-Sterne-Hotel. Neben Luxussuiten gibt es aber auch Betten für weniger begüterte Patienten. Dennoch ist alles vom Feinsten, sowohl Essen als auch Mobiliar. In jedem Zimmer hängt ein Fernsehapparat neuester Bauart, der leider ununterbrochen läuft. Das scheint für einen Kuwaiti die einzige Unterhaltungsmöglichkeit im Krankenhaus zu sein, wenn er nicht ständig an seinem Handy herumspielt oder gerade mit den zahlreichen Familienangehörigen konferiert, die um sein Bett sitzen. Es ist wohl Pflicht, dass die gesamte umfangreiche Verwandtschaft den Kranken besucht. Mindestens einer verbringt auch die Nacht bei ihm und schläft dann auf der Couch. Dieser äußerlich sichtbare Zusammenhalt der Familien ist in unseren Breiten weitgehend verloren gegangen. Eine Frau hat in Kuwait oft mehr als sechs Kinder, die dann alle brav erscheinen. Der große Stellenwert der Familie ist ein kostbares Gut und bewährt sich, wenn es einem Mitglied nicht gut geht. Alleinsein ist noch kein arabisches Problem. Prächtig sind die zahlreichen, meist künstlichen Blumenbouquets, die, arrangiert in kunstvollen Gefäßen, vor den Zimmern stehen, besonders dann, wenn eine Patientin entbunden hat, bei einem Jungen alles in Blau, bei einem Mädchen, wie bei uns, alles in Rosa.

Betritt man zur Visite ein Zimmer, reichen die Angehörigen arabischen Kaffee und Süßigkeiten, kunstvoll auf den Tischen zu Bergen angeordnete Schokoladentäfelchen. Allein wenn ich mir vorstelle, dass diese Mengen wirklich gegessen werden könnten, wird mir schlecht.

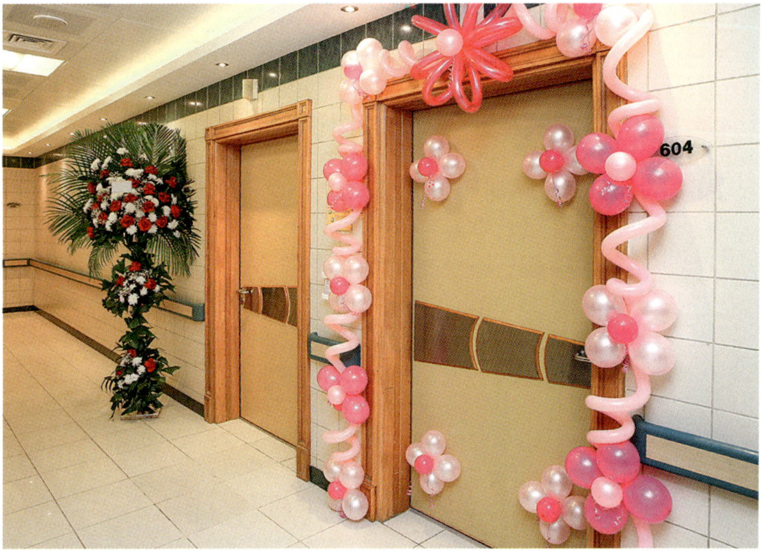

Nach einer Entbindung wird die Tür zum Krankenzimmer der jungen Mutter besonders geschmückt

Bei meinen Visiten in Deutschland habe ich neben der medizinischen Problematik nicht selten zusätzlichen Gesprächsstoff, weil viele Patienten interessante Bücher auf dem Nachtkasten liegen haben. Sind mir Buch oder Autor unbekannt, lasse ich mich aufklären und werde manchmal angeregt, bald zur gleichen Lektüre zu greifen. Sind sie mir bekannt, entspinnt sich erst recht ein interessanter Dialog. In Kuwait wäre das unmöglich. Auf dem Nachttisch liegt vielleicht die Tageszeitung, oft der Koran. Ich kann mich nicht erinnern, je einen Roman oder einen Gedichtband dort entdeckt zu haben. Dieses Phänomen passt gut zu dem Gerücht, auf der ganzen arabischen Halbinsel würden pro Jahr weniger Bücher erscheinen als im Saarland. Kuwaitis sind keine traditionellen Leser wie wir in Europa. Ich unterhielt mich mit einem Professor für islamische Geschichte der Universität Kairo über diese Problematik, der mir das bestätigte. Beim Besuch einer Schule in Hawally beklagten auch die Lehrer die fehlende Leselust ihrer Schüler. Es gibt aber eine Erzähltradition, weil Geschichten in erster Linie mündlich weiter gegeben wurden. Anfangs dachte ich sogar, in ganz

Kuwait gäbe es keine Buchhandlung. Aber als ich mit meinem Mitarbeiter gezielt suchte, fanden wir zwei und ich erstand Kartenmaterial der Region. In den Schaufenstern lagen ausnahmslos arabischsprachige Bücher. Der Stellenwert von Literatur hat in den letzten Jahren aber zugenommen. Diesen Eindruck bekam ich, als ich Jahre später die Bibliothek von Al-Babtain besuchte.

Kurzer Exkurs zur Lage

Sehr erfreulich ist die gute kooperative Zusammenarbeit mit den Anästhesisten in den verschiedenen Krankenhäusern. Sie sind unsere wichtigsten Partner im Op. Unter ihnen waren oft Ärzte, die ihre Ausbildung in Deutschland gemacht hatten, was die Verständigung erleichterte. Zu den anderen chirurgischen Fächern entwickelte sich ebenfalls bald ein freundschaftliches Verhältnis.

Man kam mit den Kollegen im Aufenthaltsraum zwischen den Eingriffen ins Gespräch, erörterte fachliche Fragen und die aktuelle politische Lage. Anfangs waren der 11. September 2001, aber auch der Irak, ein wichtiges Thema, schließlich hatte es drei Golfkriege gegeben: den zwischen Irak und Iran, den zwischen Irak und Kuwait, den zwischen der USA-Koalition und Saddam Hussein. Später spielte die Lage in Ägypten, in letzter Zeit vor allem die in Syrien, eine große Rolle. Als Deutscher wird man auch auf das Verhältnis zu Israel angesprochen.

Meine Ansichten waren selten konträr und alle Seiten vermieden Streit. Waren wir doch aufgeklärte Bürger unserer Länder, die Gesprächspartner oft regelmäßig in Europa, kannten also westliche Kulturen. Ich habe bei den Unterhaltungen immer etwas gelernt und meine Gegenüber ausfragen können. Eine bessere Informationsquelle über die muslimische Welt gab es für mich nicht. Als in Tunesien und später in anderen Ländern die arabischen Revolutionen begannen, wurde besonders heftig debattiert. Ich konnte mein Wissen aus deutschen Medien sinnvoll ergänzen. Hatte ich den Eindruck, dass sich bei heiklen Themen Probleme anbahnten, mied ich eine weitere Diskussion. So waren anfangs erstaunlicherweise einige ägyptische Ärzte heiße Verfechter der Muslimbrüder. Aber das hat sich bald wieder gelegt.

Einmal musste ich heftig protestieren, als ein ägyptischer Kollege sich mir gegenüber lobend über Adolf Hitler äußerte: Wir könnten doch stolz auf ihn sein. Dieser Kollege wusste einfach nicht, welche Verbrechen wir diesem Diktator zu verdanken hatten. Leider wird die Zeit des Nationalsozialismus in arabischen Ländern sehr positiv bewertet und ich habe einige Male erlebt, dass in Kuwait auf Autos rote Hakenkreuze prangten. Ob die Fahrzeugbesitzer die Tragweite dieser

Symbolik kannten, weiß ich nicht, man muss dies als Reaktion auf die politischen Ereignisse im Nahen Osten deuten.

Manchmal ist interessant, wenn man die deutsche Berichterstattung über Vorgänge auf der arabischen Halbinsel an Ort und Stelle auf ihre korrekte Bewertung hin überprüfen kann. So sah ich in Berlin eine ZDF-Reportage über Kuwait. Der Emir hatte das Parlament aufgelöst. Man zeigte eine Gruppe Demonstranten und der Kommentator erklärte, diese Menschen fühlten sich jetzt benachteiligt, weil sie um ihre Mehrheit in der Nationalversammlung gebracht worden wären, ein undemokratischer Vorgang. Der Zuschauer bekam den Eindruck, hier werden Bürger um ihre legitimen Rechte geprellt. Dass es sich um religiöse Fanatiker handelte, erfuhr man nicht. Auch ich konnte das nicht erkennen, weil ich die hochgehaltenen Plakate natürlich nicht verstand.

Am nächsten Tag flog ich zufällig nach Kuwait und hörte dort die Version der gleichen Geschichte vor Ort. Ja, der Emir hatte das Parlament aufgelöst, weil die wahhabitische Mehrheit die Regierungsarbeit blockierte, die Scharia für alle Bereiche des öffentlichen Rechts einführen wollte. Die Wahhabiten hatten ein Jahr zuvor von der Entwicklung in Ägypten kurzzeitig profitiert und viele Sitze im Parlament legal erobert. Nun war die Zeit über sie hinweggegangen. Der Emir als das weltliche und geistliche Oberhaupt hat das Recht, wenn die innenpolitische Situation es erfordert, das Parlament aufzulösen und Neuwahlen auszuschreiben. Das geschah, dabei fielen den Wahhabiten, entsprechend der Stimmung im Lande, nur wenige Sitze zu, die Regierung konnte wieder ungestört arbeiten.

Ich unterhielt mich sehr oft mit Dr. Mohamad Jarallah, ehemaliger kuwaitischer Gesundheitsminister und Mitglied der Nationalversammlung, über die Entwicklung in Kuwait. Schaut man sich in den Golfstaaten um, dann hat dieses Land schon sehr früh versucht, einen Prozess einzuleiten, in dem auch moderate Stimmen gehört werden können. Unsere europäischen Vorstellungen von Demokratie und Rechtsstaatlichkeit kann man aber nicht auf die Verhältnisse in Kuwait übertragen. Ich frage mich, ob wirklich die „westliche Demokratie", von der arabischen Welt eins zu eins übernommen, seinen Bürgern die Lebensqualität garantieren würde, die sie sich wünschten.

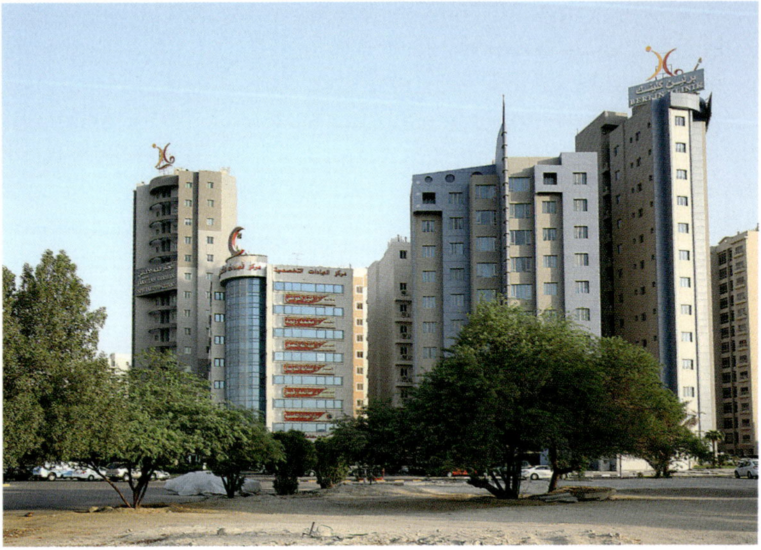

Klinik-Komplex in Kuwait

Dr. Jarallah berichtete mit gewissem Stolz, dass bereits in den Dreißigerjahren die einflussreichsten Familien mit dem Herrscher übereinkamen, ein Parlament zu wählen. Sie wollten mehr Einfluss auf die Geschicke des Landes nehmen und ihren Interessen Gehör verschaffen. Sicher, man hatte das Diskussionsforum der Diwaniya. Doch das war immer nur ein begrenzter Kreis, der da zusammen kam. Für mich stellt es sich dennoch so dar, dass Kuwait durch die tief verwurzelte Diwaniya-Tradition rascher den Weg zu einem Parlamentarismus finden konnte, als andere Staaten der Region. Verständlicherweise stimmte Scheich Al-Sabah erst nach langen Diskussionen zu, seine Machtfülle durch eine Nationalversammlung einschränken zu lassen. Bald kam es jedoch zu Konflikten und das Parlament wurde wieder aufgelöst. Wahrscheinlich war das Land noch nicht für so eine Entwicklung reif.

Als nach dem Zweiten Weltkrieg der Öl-Export das Staatsbudget in die Höhe schnellen ließ, wurde der Ruf nach einer parlamentarischen Vertretung wieder laut. Das Land war über Nacht reich geworden. Wie sollte man mit diesem Reichtum umgehen, welche Rolle

Großbritannien dabei zukommen? Das alles sollte möglichst einvernehmlich zwischen den Bewohnern und Herrscherfamilie geklärt werden.

Nach der Unabhängigkeit von Großbritannien 1961 wurde es offensichtlich, dass man ein System finden müsse, um das Land zusammenhalten zu können. Schließlich war man von drei mächtigen Staaten umgeben: Iran, Irak und Saudi-Arabien. Scheich Abdullah Al-Salem Al-Sabah, der damalige Emir und ein äußerst weitsichtiger Politiker, kündigte erneut Wahlen an und stattete das Parlament mit weitgehenden Vollmachten aus. Zunächst hatten nur Männer das Wahlrecht und je nach Einfluss, mehrere Stimmen pro Person. In den Neunzigerjahren galt dann das Einzelstimm-Wahlrecht und wenig später, 2005, erhielten auch Frauen Zugang zu den Urnen.

1963 nahm das erste Parlament des jungen Staates seine Arbeit auf und die Opposition konnte mit Einschränkung ihre Kritik äußern. Das hatte es vorher in der Golfregion nicht gegeben. Das gleiche galt für die Medien, die unabhängig wurden. Es gibt seitdem nicht nur Zeitungen in arabischer, sondern auch in englischer Sprache. Der konservative Teil der Herrscherfamilie hatte damit große Probleme, war es doch unvorstellbar, dass in Saudi-Arabien, Bahrain, Katar oder in den Vereinigten Emiraten Kritik am Emir und seiner Politik geübt werden konnte und auch noch die Zeitungen darüber berichteten.

Die Hardliner hatten scheinbar Recht. Als die Opposition zu radikale Ansichten vertrat, löste der Emir 1971 die Nationalversammlung auf und erst 1981 kam es wieder zu Neuwahlen. Anfangs konnten die Konflikte innerhalb des Parlaments, als auch mit konservativen politischen Interessengruppen außerhalb, auch zwischen Parlament und Regierung, im gegenseitigen Einvernehmen gelöst werden, bis 1986 erneut die Auseinandersetzungen, auch in Form gewalttätiger Demonstrationen, für das Establishment einen Grad erreichten, dass nur die Auflösung der Nationalversammlung bewaffnete Auseinandersetzungen verhinderte. Dennoch fand das Land nicht zur Stabilität zurück, was der große Nachbar im Norden, Saddam Hussein, mit seinen Truppen ausnutzte. Zunächst bedrohte er von Bagdad aus Kuwait durch Reden, um schließlich unter dem Vorwand, dem Volk gegen die Herrscherfamilie der Al-Sabahs helfen zu müssen, einzumarschieren.

Am 2. August 1990 überschritt die irakische Nationalgarde die Grenze und besetzte nach kurzen Gefechten das ganze Land. Vierhundert Kuwaitis fanden den Tod, darunter auch ein Mitglied der Regierung. Der Emir selbst konnte fliehen. Saddams Truppen wüteten unter der Bevölkerung, obwohl sie ja als „Befreier" gekommen waren, zerstörten viele Gebäude, plünderten und zogen sich den Hass von Einheimischen zu, aber auch den zahlreicher Ausländer. Eine internationale Koalition unter Führung der Amerikaner befreite schließlich Anfang 1991 das Land.

Das Ende dieses Krieges ermöglichte einen Neuanfang: Eine parlamentarische Regierungsform, gelenkt durch die konstitutionelle Erbmonarchie, garantiert seitdem die Stabilität des Landes. Es gibt kein Parteisystem nach unseren Vorstellungen. Das Parlament (Legislative) hat durch das Recht, die Regierung (Exekutive) zu befragen, Einfluss auf den Gang der Innen- und Außenpolitik. Ein Emir regiert weiter das Land, bestimmt den Premier, und alle übrigen Minister nach Bestätigung durch das Parlament. Doch gibt es Mitglieder der Nationalversammlung, die durch Bestechung versuchen, Einfluss auf die Entscheidungen der Abgeordneten zu nehmen. Diese Korruptionsversuche beeinflussen die Arbeit der Legislative und behindern das Fortkommen des Landes, das sich dank der Ölgeschäfte wieder erholt hat.

Die Suche nach Formen von Demokratie ist ein langer Weg und kein Selbstzweck. Er muss sich für die Menschen auszahlen. Man würde dem Emirat wünschen, faire Kompromisse zu finden, auch im Hinblick auf seine mächtigen Nachbarn.

Trotz der positiven Rolle des Westens bei der Befreiung Kuwaits, zieht sich die Kritik an der amerikanischen Administration wie ein roter Faden durch alle Gespräche. Die USA haben im Mittleren Osten, und erst recht mit ihrer Israelpolitik, kein Fettnäpfchen ausgelassen und inzwischen jede Sympathie dort verspielt. So ist der Okzident, zumindest für den Mittleren Osten, kein Vorbild mehr. Man duldet die Amerikaner nur, und die arabischen Politiker wissen das, weil man sie noch dringend braucht. Daraus ist eine wirkliche Hassliebe entstanden.

In Kuwait machen viele Verschwörungstheorien die Runde, vor allem nach dem 11. September 2001. Man erzählte mir, vor dem

Zweiten Weltkrieg seien die Briten für alle Probleme und Konflikte verantwortlich gemacht worden. Diese Rolle hätten jetzt die Amerikaner übernommen beziehungsweise der Staat Israel. So sind viele Kuwaitis überzeugt, der Überfall Saddam Husseins 1990 sei von den USA, wegen eines missverständlichen Gesprächs zwischen der amerikanischen Botschafterin und dem Diktator, inszeniert worden, die Überfälle auf das World Trade Center vom 11. September 2001 habe selbstverständlich Israel angezettelt, warum, so die überzeugte Meinung, seien an diesem Tag angeblich kaum Juden im Gebäude gewesen. Man könnte den Eindruck gewinnen, für das aktuelle Debakel unter den Muslimen seien alle anderen, nur nicht die Araber selbst, verantwortlich.

Nach über fünfzehn Jahren regelmäßiger Reisen in den Mittleren Osten, nicht nur nach Kuwait, sondern auch nach Bahrain, Katar, die VAE, Iran, Israel, Libyen, Tunesien, Marokko und Palästina, habe ich unzählige Gespräche mit vielen Einheimischen geführt und mir ihre sehr unterschiedlichen Meinungen über die gesellschaftlichen Verhältnisse in der arabischen Welt mit großem Interesse angehört. Als Arzt kommt man naturgemäß mit vielen Berufsgruppen zusammen und wenn man nicht nur medizinische Probleme abfragt, sondern auch am Umfeld seiner Patienten interessiert ist, erfährt man oft viel mehr, als mancher Journalist in Interviews herausfinden könnte. Daraus entsteht ein persönliches Bild von den gesellschaftlichen Spannungen dieser Region, von den Ursachen der Gewalt und des Hasses, die sich inzwischen zügellos austoben.

Selbstverständlich ist nicht ganz von der Hand zu weisen, dass die Grenzziehungen auf der arabischen Halbinsel und im Nahen Osten nach dem Zweiten Weltkrieg so willkürlich erfolgten, dass allein daraus schon ein Konfliktpotential abzuleiten wäre. Außerdem war die Rücksiedlung der jüdisch-stämmigen Bevölkerung in den Nahen Osten, ohne gleichzeitig eine befriedigende Lösung für die dort zahlreich lebenden Menschen präsent zu haben, ein Pulverfass, das sofort 1948 explodierte. So wichtig es gerade aus deutscher Sicht war und ist, dass es zur Gründung des Staates Israel kam, wäre es dringend notwendig gewesen, die arabischen Interessen diplomatisch geschickter zu berücksichtigen. Danach sind sowohl von israelischer als auch von palästinensischer Seite so viele Fehler gemacht worden, dass jetzt der

Konflikt für die Mächtigen und für die Ohnmächtigen dieser Welt unlösbar erscheint.

Die Ursache für die Radikalisierung von Muslimen könnte also auch bei diesen historischen Fehlern gesucht werden. Die Terroristen mit islamischem Hintergrund breiten sich im arabischen Raum wie ein Krebsgeschwür aus. Der kuwaitische Staat versucht, sich von diesem Terrorismus genauso zu distanzieren, wie es auch anderswo geschieht. Man liest immer wieder mal in der Zeitung, dass ein Kuwaiti ausgebürgert wurde, weil er in terroristische Machenschaften der Taliban verwickelt war oder sich im Islamischen Staat engagierte.

Die Frage, warum dieser ausufernde Terrorismus, stellt man sich gerade in Kuwait besonders häufig. Man konnte die Entwicklung im Nachbarland Irak hautnah verfolgen. Die Zerschlagung des Regimes von Saddam Hussein ist ohne Zweifel begrüßt worden, weil sich Kuwait nach dem Zweiten Golfkrieg unverändert von ihm bedroht fühlte. Aber in Saddam Husseins Reich wurden die Religionskonflikte zwischen Sunniten und Schiiten nie so offen ausgetragen, wie es jetzt geschieht. Hat damals ein einziger Diktator gereicht, um das Land einigermaßen zu befrieden, müsste man heute, und das ist die einhellige Ansicht vieler Einheimischer, unzählige Saddams installieren, um das Land wieder regierbar zu machen. In den Irak mit einer fadenscheinigen Begründung einzufallen, ohne eine praktikable Lösung für die Zeit nach dem Sieg zu haben, ist der schwerste Vorwurf, den man Amerikanern heute macht. Nach den Augenzeugenberichten aus dem Irak in deutschen Medien fragt man sich, wie konnten amerikanische Soldaten so unsensibel in diesem Land auftreten. Aber erzählen einem darüber die Menschen vor Ort in Kuwait mit blumenreicher Ausschmückung, weil sie viele Beispiele kennen, ist man nur noch sprachlos. Die Untaten von Soldaten werden verallgemeinert und der gesamten westlichen Zivilisation untergeschoben. Persönlich sehe ich die Ursachen für den zunehmenden Terrorismus in:

1. fehlender Bildung
2. bitterer Armut
3. geringen Zukunftschancen der Jugend
4. verletztem Stolz
5. Minderwertigkeitskomplexen gegenüber westlicher Kultur

6. unverantwortlichen radikalen Interpretationen des Islam
7. skrupellosen Waffen- und Geldgeschäften
8. politischem Missmanagement der Großmächte.

Und dennoch wird nicht jeder, der arm ist, gewalttätig, nicht jeder Terrorist ist wirklich bildungsfern. Es müssen viele Faktoren zusammenkommen, um sich schließlich radikalisieren zu lassen.

Einmal im Leben „Om-Ali“

Wie verbringt man als Besuchsarzt aus Europa in Kuwait seine Freizeit? Meist ist es viel zu heiß, um am Golf zu flanieren. Doch im zeitigen Frühjahr oder späten Herbst laufe ich gern am Wasser entlang und genieße die frische Meeresluft, begegne zahlreichen Joggern oder anderen Spaziergängern. Leider bleibt es nicht aus, dass auch Motorräder ungeniert die Strandpromenade entlang brausen. Dann ist das Naturerlebnis mehr als begrenzt.

Shoppen ist nicht meine Leidenschaft. So versuche ich wenigstens, wenn ich nicht zu träge bin, den Swimmingpool oder andere Sportanlagen zu nutzen. Theater oder Opernveranstaltungen gibt es nicht. Manchmal laden europäische Botschaften zu Kammerkonzerten ein. Die wenigen Kinos bieten ein begrenztes Programm, oft Folklore, aber dafür habe ich mich nie begeistert. Die Zahl der Museen ist überschaubar, Besuche durchaus lohnenswert.

Lässt es die Jahreszeit zu, dann ist ein Ausflug in die Wüste reizvoll, obwohl man die goldgelben Dünen der Sahara oder des Saudischen Berglandes in Kuwait vergeblich sucht. Natürlich liegt es nahe, ein Auto für etwa zehn KD pro Tag zu mieten (entspricht etwa 27 Euro), um das Land zu erkunden, in den Wintermonaten ein lohnendes Ziel, weil die Temperaturen für Europäer angenehm sind. Nicht alle Teile sind zugänglich, vor allem die Erdölfelder und die Sicherheitszonen an den Grenzen. Auf gut ausgebauten Teerstraßen, die nach Sandstürmen zugeweht sind, kommt man rasch voran, kann die fast ausnahmslos flache Einöde bewundern, die absolute Stille genießen und nachts am klaren Sternhimmel astronomische Studien treiben. Ab und zu trifft man auf Zelte, die den Kuwaitis meist als Wochenendunterkünfte dienen, wo sie mit ihren Familien und Freunden die Freizeit verbringen. Echte Nomaden gibt es faktisch nicht mehr. Auch fährt man an Kamel- oder Schafherden vorbei, die von Beduinen oder Hobbyfarmern gehalten werden. Auf der arabischen Halbinsel sind faktisch nur Dromedare zu Hause, also die einhöckrigen Vertreter der Wüstentiere.

Interessanter ist es, wenn man auf eine Kamelfarm eingeladen wird. Ich besuchte auf Veranlassung meines Schülers, Dr. Sauad Al-Zofairi, jetzt Urologe im Al-Sabah-Krankenhaus, die Region Khabari

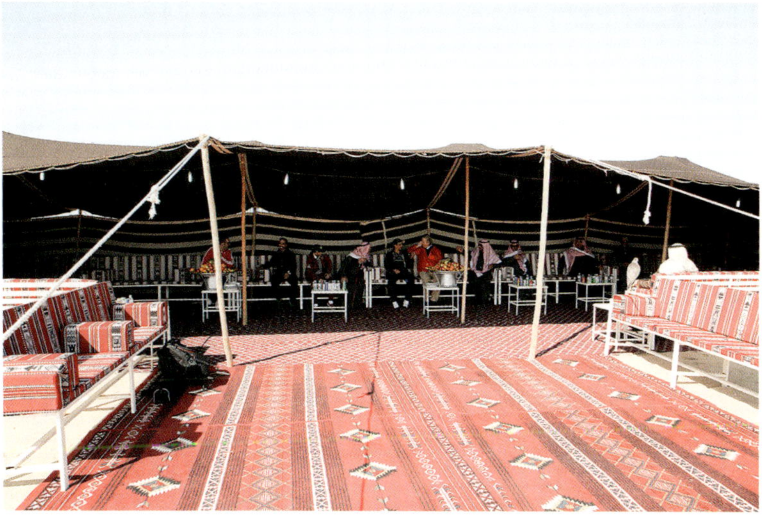

Empfangszelt auf Dr. Awad Al-Jowasiris Kamelfarm

Al-Awazem, hundert Kilometer nordöstlich von Kuwait-City, direkt an der Grenze zum Irak. Wir machten uns mit zwei Jeeps auf den Weg, nahmen zunächst die Autobahn Nr. 80 nach Norden, die über Basra nach Bagdad führt, vorbei an den Grenzzäunen der Erdölfelder, die Saddam Husseins Nationalgarden 1991 erobert hatten und die er auf dem Rückzug anzünden ließ, wandten uns dann nach Westen in Richtung Shiqqat al-Huwaymiliyah. Schließlich mussten wir die befestigte Straße verlassen und in die monotone Wüstenlandschaft hineinfahren, wo es nun keinen Weg und keine Markierungen mehr gab, nur noch eine sandige Piste. Da wir kein GPS hatten, ließen wir uns vom Gastgeber abholen, damit wir, was Unkundigen leicht passieren kann, nicht in der Irre oder gar auf irakischem Hoheitsgebiet landeten. Aus der Ferne, scheinbar aus dem Nichts, tauchte ein Geländefahrzeug auf, das uns sicher zum Ziel lotste. Unser Gastgeber, ein promovierter Historiker der Universität von Kuwait, betreibt die Kamelzucht als Hobby. Dr. Awad Al-Jowasiri setzt damit die Tradition seiner Vorfahren fort, die als Beduinen in dieser Gegend, zwischen Kuwait, Saudi-Arabien und Irak, lebten. Noch heute gehört dieses Gebiet zu seinem Clan, mit fast 100 000 Mitgliedern der größte des Emirates.

Man empfing uns in einem prachtvollen Zelt, das Platz für wenigstens fünfzig Personen bot, ausgelegt mit wunderschönen Teppichen, gepolsterten Sitzbänken an den Wänden und niedrigen Tischchen, die mit übervollen Obstschalen einladend aussahen. In anderen, kleineren Zelten, gab es Sitzkissen mit Armstützen, die an Kamelsättel erinnerten. Man reichte uns zur Begrüßung arabischen Kaffee in typisch kleinen Schälchen, die tunlichst in der rechten Hand zu halten sind, da die linke Hand, die unreine, zum Beispiel bei Toilettengängen und auch beim Essen ohne Besteck, nie benutzt wird. Kaffee zu servieren vergleiche ich immer mit unserem Brauch, Gästen zur Begrüßung ein Glas Sekt anzubieten. Danach gab es Tee, Obst und vor allem Datteln. Wir hatten uns nach der relativ langen Anfahrt eine Stärkung verdient. Dr. Awad stellte die Männer seiner Familie vor. Frauen sind selten auf einer Farm anzutreffen.

Die Herde wurde gerade mit frischem Gras gefüttert. Man konnte an die Tiere herantreten, ihr wunderschönes weiches Fell bewundern und sich von einzelnen Besonderheiten überzeugen, wie die gespaltene Oberlippe, die extrem langen Augenwimpern, die paarigen Zehen. Fletschen Kamele ihre grauen Zähne, sehen die majestätischen

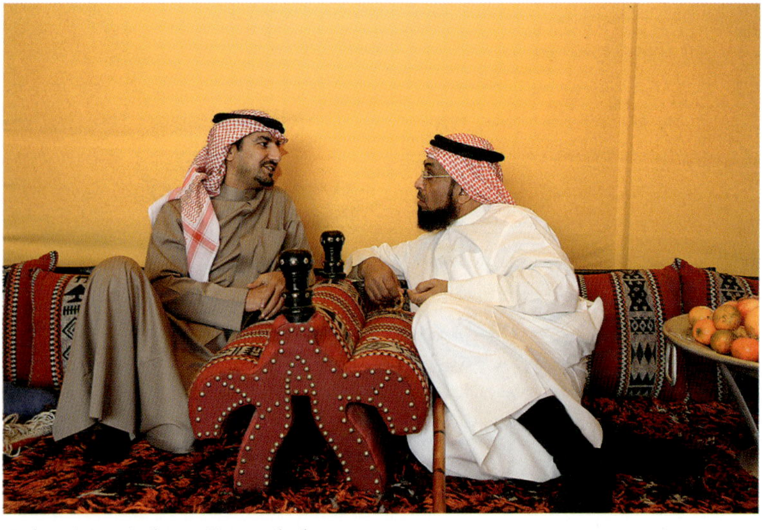

Zelt mit typischem Sitzmöbel

Tiere fast etwas „blöd" aus. Das Schimpfwort: „Du Kamel!", scheinen Europäer vielleicht deshalb erfunden zu haben. Für Araber sind Dromedare dagegen von hohem Wert und niemand würde dieses Tier mit negativen Attributen belegen, waren sie doch früher mit ihrer großen Ausdauer, mit ihrem phänomenalen Gedächtnis und ihrer Anhänglichkeit lebensnotwendige Kameraden. Heute noch gibt es Länder wie etwa Somalia, wo das Kamel als Milch- Fleisch- und Woll-Lieferant unentbehrlich ist.

„Wo kommt das frische Grünfutter her?", fragte ich erstaunt. „Von meiner Farm in Jahrah, etwa zwanzig Kilometer von hier, es wächst dort in großen Hallen. Pro Tag erhalten die Tiere zweimal Futter, Wasser brauchen sie nur alle ein bis zwei Wochen, im Sommer häufiger. Von April bis September wird die Herde in Tierställen gehalten, etwa sechzig Kilometer von hier im nächsten Ort." Da erinnerte ich mich, dass in solchen Anlagen, groß wie Flugzeughangars, auch Kühe gezüchtet werden.

Die Dromedare machten alle einen sehr gepflegten Eindruck, teilweise wird das Fell sogar mit Shampoo gereinigt und wenigstens einmal pro Woche schaut ein Tierarzt vorbei. Die Kamele danken es durch große Zuneigung. Selten entschließt man sich, eines zu verkaufen, was dann einen Marktwert von über 30 000 Euro hat. In erster Linie hat unser Gastgeber Freude an den Tieren, züchtet sie für sich und seine Familie, so wie man zum Beispiel in Brandenburg Pferde hält. Das älteste Tier der Herde war zweiunddreißig Jahre alt. Kamele können sogar ein Alter bis Fünfzig erreichen.

Etwa sechs Wärter versorgten die ungefähr 130 Tiere rund um die Uhr. Bis auf wenige Ausnahmen waren alle Dromedare weiß, was als besonders edel und teuer gilt. Die meisten Kamele liefen frei herum. Nur Leittier und Zuchthengste waren angepflockt oder standen in einem separaten Gatter.

Der Zufall wollte es, dass gerade eine Kamelkuh kalbte und wir die Geburt miterlebten. Ich wurde an meine Kindheit erinnert, wo wir in unserer unmittelbaren Nachbarschaft eine Landwirtschaft hatten und man uns als Vierzehnjährige wie selbstverständlich zur Hilfe rief, wenn eine Kuh ihr Kälbchen nicht allein zur Welt bringen konnte. Wir mussten dann am Strick, gebunden um das Bein des Neugeborenen, kräftig ziehen, bis die Geburt beendet war. Damals war das prak-

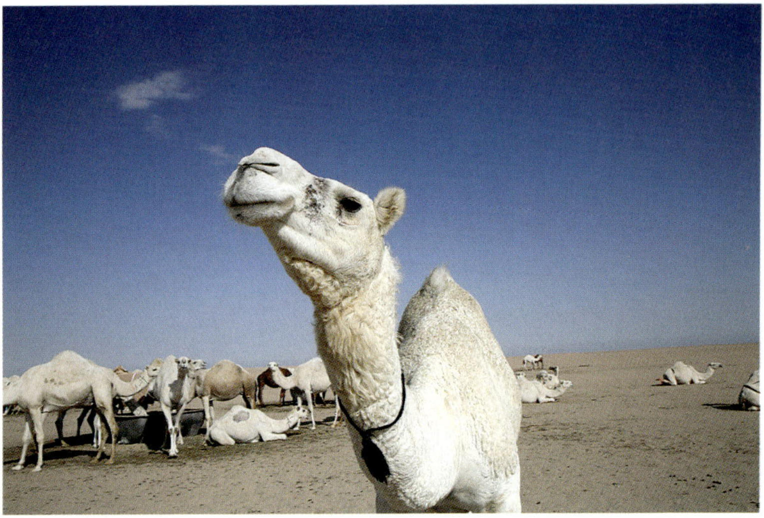

Weiße Dromedare

tische Sexualaufklärung, denn erläutert wurde uns nichts. Wie sich das wohl beim Menschen abspielen könnte, war unserer Fantasie überlassen. Auch bei diesem Kamelkalb zog man kräftig am Bein. Kurz darauf beschnupperte das Muttertier vorsichtig sein Junges. Gleichzeitig beäugte es argwöhnisch uns Umstehende. Wehe man näherte sich jetzt der Dromedarkuh, das könnte gefährlich werden. Ein Bullenkalb war zur Welt gekommen. Da sich nur wenige davon zur Zucht eignen, werden die meisten nach sechs Wochen bis maximal anderthalb Jahren geschlachtet und das Fleisch verarbeitet. Ältere Tiere sind zäh und kaum genießbar.

Kamele geben nach dem Kalben etwa ein Jahr lang Milch, drei bis vier Liter täglich. Soviel braucht ein Junges nicht, die Beduinen decken damit den Eigenbedarf oder verkaufen die Kamelmilch, die wie Kuhmilch schmeckt, scheinbar fettiger und süßer, etwa wie flüssige Sahne. Aber im Gegenteil, Kamelmilch soll weniger Fett und Zucker enthalten und nachweislich fünfmal mehr Vitamin C. Ob es bei Laktoseintoleranz zu empfehlen ist, auf Kamelmilch umzusteigen oder auch Kamel-Schokolade und -Speiseeis zu essen, wie es in den Vereinigten Emiraten hergestellt wird, ist nicht erwiesen. Unsere Gastgeber sind aber davon überzeugt, die Milch ihrer Tiere sei besonders gesund und trinken täglich eine große Tasse. Ich habe gekostet, zumindest ist diese Milch äußerst schmackhaft. Ob man Butter oder Käse daraus machen könne, wusste mir niemand zu sagen.

Die Kamelhüter wohnen in großen, bis zu einundzwanzig Meter langen Campingwagen, die mit allem Komfort ausgestattet sind. Elektroenergie gewinnt man mittels Solartechnik, TV-Sender können mit Satelliten-Schüsseln empfangen werden, Handy-Anrufe sind, der vielen Sendemasten wegen, überall möglich. Jeder Zeit können die Behausungen, von Schwerlastern gezogen, umgesetzt werden. Denn alle vier Wochen muss die ganze Farm den Standplatz wechseln, der Boden ist von Tierexkrementen so verunreinigt, dass er sich erst wieder erholen muss. „Misthaufen", wie auf unseren Bauernhöfen einst üblich, kennt man in der Wüste nicht. Noch vor Dunkelheit traten wir den Heimweg an. Solche Ausflüge waren aber in den letzten fünfzehn Jahren eher selten.

Für viele Kuwaitis gibt es nichts Schöneres, als in dieser Einöde im Zelt zu übernachten, am offenen Feuer zu sitzen, mit dem Buggy wie wild herumzufahren oder gar Feuerwerkskörper zu zünden, die man an den Zufahrtsstraßen in großen Mengen ganzjährig kaufen kann. Ich habe einmal so ein „Wochenendfeuerwerk" miterlebt. Die Raketen stehen denen, die man bei uns in der Silvesternacht abfackelt, in Nichts nach.

Lohnend sind die Märkte von Kuwait-City. Dort findet man noch, was man orientalisches Fluidum nennen könnte, obwohl keine Bauten aus osmanischer Zeit mehr erhalten sind. Dafür verlocken die Waren umso mehr. Auf dem Fischmarkt sind die frisch im Golf gefangenen Fische zu bewundern, ein äußerst exotischer Eindruck. Der Goldmarkt bietet jede Art von Schmuck. Die Gemüse- und Gewürzstände sind ein Lehrstück für jeden, der die orientalische Küche erkunden will. Ich habe mir langsam ein paar Kenntnisse auf diesem Gebiet angeeignet.

Manchmal ergeben sich Besuche in einem der zahlreichen Restaurants, die eine hervorragende Küche bieten. Bei Libanesen findet man eine mediterrane Kost, die französisch beeinflusst ist. Echte Italiener gibt es nicht, aber italienisch infizierte Köche aus dem Mittelmeerraum, so dass man auf eine gute Pasta nicht verzichten muss. Hervorragend wird Fisch zubereitet. Persische Restaurants servieren ebenfalls schmackhafte Speisen. Man könnte jeden Tag woanders essen und sitzt meist luxuriös mit Blick aufs Meer. Manchmal fehlt mir der Rotwein zum Lammbraten, aber das kann man verschmerzen. Die Preise in diesen Gaststätten können sich allerdings sehen lassen, sie reichen nicht selten an die von Berliner Gourmettempeln heran.

Ein typisch kuwaitisches Dessert sollte man sich nicht entgehen lassen, wenn man das Land besucht. Es wird warm serviert, schmeckt hervorragend und hat nur einen Nachteil – es ist kalorienreich. Bei einer Normalportion kann man etwa 800 Kilokalorien veranschlagen, also vergleichbar mit einem Mousse au chocolat. Aber wenn man immer nur an die Wirkungen auf seinen Hüftspeck denkt, müsste man viele Speisen konsequenterweise links liegen lassen. Eine einmalige Diätsünde sollte nicht schaden. Die Rede ist von „Om-Ali", zu Deutsch, das „Gericht der Mutter von Imam Ali". Ich habe die Köchin eines Restaurants, wo die Leckerei besonders gut angerichtet wird, nach dem Rezept gefragt: Ein spezielles, blätterteigähnliches Brot, man kann auch Croissants verwenden, wird mit Butter dreißig Minuten erhitzt, danach mit Milch in einem Topf gekocht. Dem heißen Brei werden Rosinen und Kokosraspeln zugegeben, dann das Ganze mit wenig Zucker und Vanille abgeschmeckt. Hinzu kommt etwas Stärke. Nun wird das fast fertige Gericht in eine Auflaufform gegossen, mit Sahne überschichtet und im Backofen karamellisiert. Na dann, Guten Appetit!

Bereichert wurde meine Freizeit in Kuwait, als ich zunehmend die ganze Familie Mehdizadeh kennen lernte. Alle Kinder leben mit den Eltern in einem großzügig angelegten Haus, einer Stadtvilla orientalischer Architektur in Mishref, einer vornehmen Wohngegend südlich von Salmiya. Bis 1999 hatte nur Dr. Ali Kinder, inzwischen sind Mädchen und Jungen bei seinen Geschwistern hinzugekommen, so dass Cousins und Cousinen gemeinsam aufwachsen. Ein Phänomen für mich, dass dieses enge Zusammenleben so friedlich ist, man sich gegenseitig achtet und vor allem sich privat und beruflich hilft. So kann ein Familienunternehmen gedeihen, das unterschiedliche Sparten umfasst: Zum Lebensmittelgroßhandel kamen Kosmetik und Medizin dazu.

Betritt man in Mishref das Erdgeschoss des Hauses, gelangt man zuerst in die Räumlichkeiten der Eltern, dahinter in die der ältesten

Tochter. Mit einem Fahrstuhl geht es in die oberen Stockwerke, in die Wohnungen der anderen Familien. Ich habe fast ein schlechtes Gewissen, denn ich gehe dort öfter ein und aus als bei meinen eigenen Kindern in Ulm und in München.

Häufig werde ich als Gast zu opulenten Menus geladen und darf an vielen Familienfeiern teilnehmen. Alle Töchter und Schwiegertöchter sind hervorragende Köchinnen und überraschen jedes Mal mit neuen Ideen. Zunächst nimmt man in einem Raum mit Polstermöbeln Platz und die Hausfrau serviert eine Erfrischung. Das kann Wasser oder Juice sein. Beim „small talk“ schaut man auf den Fernseher, der allgegenwärtig in Kuwait ist. Die Umgangssprachen sind Farsi und Arabisch, natürlich Englisch und bei vielen bereits Deutsch, weil alle häufig ihren Urlaub in Berlin verbringen. Inzwischen werden die Speisen aufgetragen. Die Nase kann bereits erahnen, welche Köstlichkeiten einen erwarten. Jede Familie hat auch Helfershelfer in der Küche. Anders wären wohl die regelmäßigen Einladungen von Gästen aus aller Welt, meist aber aus Europa oder dem Iran, kaum zu bewältigen.

Schließlich bittet man zu Tisch. Ich werde neben dem Senior der Familie, den Vater, Abou Ali, platziert und setze mich erst, wenn auch er sitzt. Schließlich bin ich zehn Jahre jünger. Das respektvolle Miteinander ist ein Geheimnis der Harmonie in dieser Familie, der Umgang der Generationen untereinander Teil der Kultur des Mittleren Ostens. Kultur wird nicht ererbt, sondern muss mühevoll immer neu vermittelt werden. So wie sich die Erwachsenen verhalten, werden es eines Tages Kinder, Enkel und Urenkel tun, die hier alle unter einem Dach wohnen.

Schließlich sitzen wir um einen schönen, großen runden Tisch. Ich überschlage die Zahl der vorhandenen Stühle und stelle fest, wir werden gar nicht alle Platz haben. Also ziehen sich die Jüngeren klaglos in die Küche zurück und essen dort. Diese Rücksichtnahme auf Gäste oder gegenüber der älteren Generation kenne ich auch aus meiner Kindheit. Wenn aber der enge Kontakt in einer Großfamilie fehlt, verlieren sich diese Sitten. So bietet in der Berliner U-Bahn kaum noch jemand einem Älteren seinen Platz an, auch ist es in Deutschland aus der Mode gekommen, dass man sich erhebt, wenn ein Älterer den Raum betritt.

Aber ich bin jetzt in Kuwait und gleich wird das gemeinsame Mittagessen beginnen. Auf dem Tisch entdecke ich verschiedene grüne

Salate, neben meinem Teller ein Glas mit Wasser und ein weiteres mit Ayran, einem joghurtartigen Getränk, wohl aus dem Kaukasus stammend und im Iran sehr beliebt. Außerdem stehen ein kleines Schälchen mit Datteln und eines mit Sesamöl da, in das man die Datteln taucht und sie als Appetizer verzehrt. Was man vergeblich suchen wird, sind alkoholische Getränke. In Kuwait sind sie strikt verboten, obwohl es einzelne Kuwaitis gibt, die sich nicht daran halten und alle Sorten Wein, Bier und hochprozentige Alkoholika ins Land schmuggeln. Ich habe das selbst bei einer Abendgesellschaft erlebt. Im Hause Mehdizadeh hält man sich streng an dieses Verbot. Ebenso wird man in ganz Kuwait kein Schweinefleisch finden, auch bei meinen Gastgebern nicht.

Nun wird eine Suppe von tiefgrüner Farbe serviert, etwas sämig, angenehm gewürzt, ohne Mehl oder Sahne angerührt, die fantastisch schmeckt. Adarih, Ehefrau von Mehrdad, Dr. Alis Bruder, erklärt mir das Rezept. Die Basis ist eine Hühnerbrühe, die unter anderem mit Safran, schwarzem Pfeffer, Knoblauch und Koriandersamen gewürzt und mit zerstampften Molokhia-Blättern gekocht wird. Das gibt dem Gericht diese charakteristische Farbe. Molokhia, eine langkapselige Jute-Pflanze, in vielen, vor allem ägyptischen Gerichten verarbeitet, kann auch Saucen zugesetzt werden. Inzwischen tragen die Küchenmädchen Teller mit Bergen verschiedener Reissorten herein, Safranreis, Reis mit Rosinen und Nüssen verziert, daneben auch „normalen" Reis. Ein Essen ohne Reis ist kaum denkbar. Begehrt ist die Kruste der Reistöpfe, die braun und knusprig sehr einladend wirkt. Najmeh, Ehefrau von Dr. Ali, erklärt mir, dass sie den Boden der Reiskochtöpfe mit Brot auslegt und so vermeidet, dass der Reis anbrennt. Nebenbei entsteht diese schmackhafte Kruste.

In weiteren Schüsseln sind Lammragout und Hähnchen Makbous, auch als Kabsa bekannt, letzteres ein typisches Gericht auf der arabischen Halbinsel. Es schmeckt ausgezeichnet und ich werde neugierig. Najmeh Mehdizadeh erklärt mir die Zubereitung:

- 1 kg Hähnchen
- 3 Tassen Basmatireis
- Zwiebeln, Kardamom, Nelken, Zimtstangen, Curry, Rosenwasser
- eine halbe Tasse Rosinen
- zwei große Esslöffel Pinienkerne,

den angebratenen Zwiebeln einen Liter Wasser zufügen, erhitzen, mit Kardamom, Nelken, Zimtstangen, Curry und Salz versetzen, dass eine schmackhafte Brühe entsteht, darin das vorher gesalzte Hähnchen eine Stunde garen. Parallel dazu den Reis vorbereiten, der zuvor eine halbe Stunde im lauwarmen Wasser gequollen ist. Wieder Zwiebeln in Öl anbraten und die Hähnchenbrühe darin zum Kochen bringen, den gequollenen Reis hinzufügen und weitere zehn Minuten kochen. Er soll drei Zentimeter mit Brühe bedeckt sein. Kardamompulver und Safran mit Rosenwasser zehn Minuten ziehen lassen und auf den Reis geben. Wieder alles zehn Minuten kochen. Am Schluss Rosinen, Zwiebeln und Pinienkerne verarbeiten und gemeinsam mit dem Hähnchen warm stellen. Den Reis auf einem großen Teller verteilen, darüber die Pinienkernmischung anrichten. Die vielen komplizierten Arbeitsgänge sieht man dem Essen nicht an.

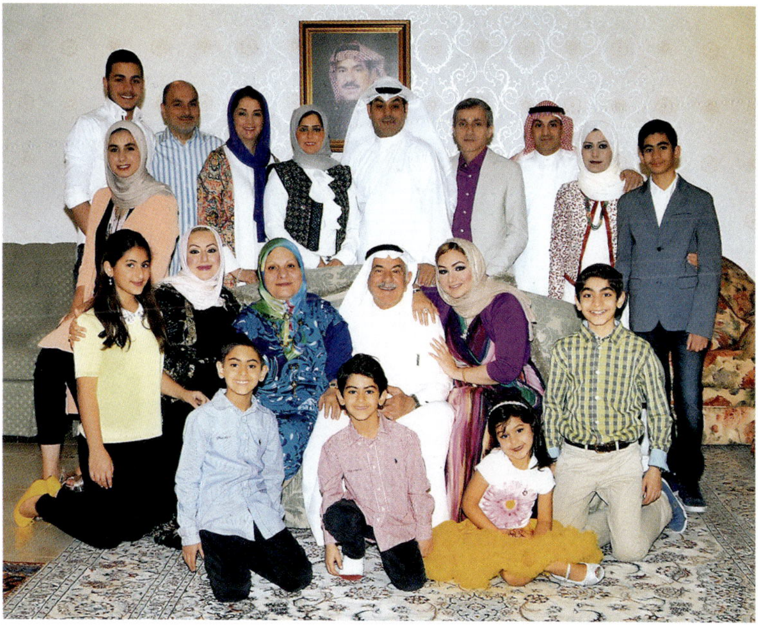

Drei Generationen der Großfamilie Mehdizadeh wohnen in einem Haus; hinten, 2. v. l. Dr. Ali Mehdizadeh

Zu einem kuwaitischen Festmahl gehört immer auch ein Fischgericht. Eigentlich ist man längst satt, dennoch sollte man für diese Köstlichkeit ein kleines Plätzchen im Magen reservieren und vorausschauend essen. Najmeh Mehdizadeh hat heute einen Zubaidi, auch Butterfisch genannt, mit Tamarindensauce vorbereitet. Er wurde am Morgen im Golf gefangen und kommt direkt vom Fischmarkt, Vorteile, wenn man am Meer wohnt. Für die Zubereitung benötigt man viele Zutaten, um den für die arabische Fischküche typischen Geschmack zu erzielen:

- Tomaten und Zwiebeln
- Tamarinde, Knoblauchzehen und frischen Ingwer
- Chili und Kurkumapulver
- Zimt und Curry
- Koriander und schwarzen Pfeffer,

die Zwiebeln in Öl anbraten, inzwischen kann die Tamarinde mit Salz, Kurkuma, Zimt und Curry dreißig Minuten im Wasser ziehen, den filetierten Fisch in dieser Beize eine Stunde marinieren. Danach die Filetstücke in heißem Öl drei Minuten auf beiden Seiten braten. Parallel dazu den Sud für den Fisch vorbereiten. Knoblauch, Ingwer und Chili vermischen und mit schwarzem Pfeffer kurz in heißem Öl wenden. Gemeinsam mit der angebratenen Zwiebel, etwas Salz, Kurkuma, Zimt und Curry diese Mischung erneut etwa zwei Minuten garen, dabei mit gewürfelten Tomaten und Tomatenmark versetzen, und wieder für weitere fünf Minuten kochen. Die gequollene Tamarinde über ein Sieb abgießen und mit etwas Wasser und Koriander fünf Minuten kochen, ergibt den Sud für den Fisch. Er kommt in den Topf, wo man ihn bei geschlossenem Deckel fünfzehn Minuten köcheln lässt. Dann wird das Gericht serviert.

Wirklich, der Fisch schmeckt köstlich. Trotz der vielen Gewürze ist es der Hausfrau gelungen, den originären Geschmack nicht zu verdrängen. Alles ist in sich abgestimmt wie es bei einem gut zubereiteten Gericht zu erwarten ist.

Nun wechseln alle wieder in die Sitzgruppe hinüber. Es werden Obst und Süßigkeiten gereicht. Jetzt streikt mein Magen und ich nippe lediglich am Teeglas. Das gemeinsame Essen dauerte reichliche zwei Stunden und es wird Zeit aufzubrechen.

Dr. Ali hat mich auch mehrfach zu Hochzeitsfeiern mitgenommen, einmal sogar in der eigenen Familie. Die Zahl der Gäste geht meist in die Tausende. Es wird vor allem opulent gespeist. Die eigentliche Zeremonie findet vorher im Haus der Braut statt. Dort feiert das Paar zunächst in getrennten Räumen. Zuerst kommt der Imam zum Bräutigam und legt ihm die Heiratspapiere vor. Er kann die Unterschrift verweigern, was ich nie erlebt habe. Dabei werden im Chor laut Sprüche gerufen, wohl Wünsche für das Brautpaar, aber auch Koranverse. Einer macht den Vorsänger, alle anderen fallen ein. Immer wieder werden von den weiblichen Gästen laute Trällersalven gestartet. Ich habe nicht genau herausgefunden, wie sie das machen. Man bewegt wohl ganz schnell die Zunge dabei. Das üben schon die kleinen Mädchen und als Jugendliche sind sie dann perfekt.

Danach zieht der Imam weiter und begibt sich in die Räume der Braut, die ihn mit ihren Freundinnen bereits erwartet. Sie prüft ebenfalls alle Papiere, unterschreibt ihrerseits, kann das auch verweigern. Da alle Bedingungen vorher minutiös von Rechtsanwälten ausgehandelt wurden, kommt die Ablehnung eines Ehevertrages so gut wie nie vor. Nun dürfen die näheren männlichen Angehörigen auch zur Braut, die Hochzeitsgesellschaft mischt sich. (Im Iran allerdings bleiben Männer und Frauen während der gesamten Feier getrennt).

Alle Frauen haben sich mit viel Fantasie geschmückt und geschminkt. Die Braut trägt einen Schleier, so wie auch hier üblich, die Männer sind alle in ihre weiße Dischdascha gehüllt. Bei über tausend Hochzeitsgästen, die quasi alle gleich aussehen, hat man Schwierigkeiten, Personen, mit denen man sich gerade unterhalten hat, im Gedränge wieder zu finden. Mir ging es wenigstens so. Ich war froh, Dr. Ali bei mir zu haben, der stets europäisch gekleidet ist und sich in dem Meer weißer Gewänder abhob. Bei solchen Festlichkeiten dröhnt ununterbrochen Musik aus allen Recordern, bei der man sein eigenes Wort nicht mehr versteht.

Aber Hochzeiten besuche ich nur selten und so verbringe ich die meiste Freizeit bei haufenweiser Lektüre, mit der ich immer schon im Flugzeug beginne. Ich wüsste nicht, ob ich die vielen Tage am Golf ohne Bücher aushalten würde. Im Vordergrund stehen Biographien, aber auch Reiseberichte oder Abhandlungen zur Geschichte des Orients, zu denen ich in Berlin viel zu selten komme. Die vielen Besuche historischer Stätten in Israel und Palästina, aber auch im Iran oder in Nordafrika, regen mich an, hoch spannende Aufsätze zur Entstehungsgeschichte unserer Zivilisation zu lesen, die mir Erklärungen liefern, warum einzelne Regionen entwickelter sind als andere. Populationsgenetisch ist das nicht zu begründen, wie es heute manchmal von Autoren aus der rechten Ecke getan wird.

In der Hand eines Beduinen-Clans

Es gehört zu den Pflichten eines Arztes, nach einer Operation den Kranken regelmäßig zu besuchen, um sich sowohl vom Fortschritt der Heilung zu überzeugen als auch bei möglichen Komplikationen rechtzeitig zur Stelle zu sein. Als Visiting Doctor ist es im Rahmen weniger Tage leider unmöglich, den postoperativen Verlauf bis zur Entlassung zu begleiten. Aus diesem Grunde muss das Management mit den Ärzten vor Ort professionell abgestimmt sein. Nach der Abreise ist es selbstverständlich, sich per E-Mail oder per Telefon über die Krankheitsverläufe zu informieren. Es machte sich bezahlt, dass alle Ärzte der KGUU die gleiche urologische Schule akzeptierten, umständliche Diskussionen über Therapieoptionen unnötig wurden. Jeder wusste, was zu tun sei.

Auch die Patienten hatten das Gefühl, die Ärzte ziehen am gleichen Strang und stehen hinter den Behandlungskonzepten. Für mich war es beruhigend, die Kranken auch in meiner Abwesenheit in guter Obhut zu wissen.

Außerdem besaß ich ein Residenzvisum für Kuwait, konnte also notfalls jederzeit bei Komplikationen problemlos einreisen, um Hilfe zu leisten. So erinnere ich mich an einen dreijährigen Knaben, der einen so genannten vesikorenalen Reflux rechts hatte. Das ist eine angeborene Störung, die nicht selten nur dann besser wird, wenn man sie durch eine Operation korrigiert. Ließ er Wasser, wurde der Urin nicht nur entleert, sondern gleichzeitig über den rechten Harnleiter in die Niere zurückgedrückt. Der fehlende Reflux-Schutz im Bereich der Harnblasenwand führte zunehmend zu einer Organfunktionsstörung.

Ich hatte bei dem kleinen Jungen eine Antirefluxplastik durchgeführt, die wegen vorausgegangener Eingriffe nicht ganz einfach war. Bei dieser Operation wird klassischer Weise die Strecke des Harnleiters im Bereich der Blasenwand verlängert, damit er sich bei Füllung genügend verengt. Im vorliegenden Fall war aber wahrscheinlich diese Strecke zu lang geraten, so dass es jetzt für die Niere schwierig war, den Urin mühelos in die Blase abzugeben. Mit anderen Worten, es kam zu einer Harnstauung, die dem kleinen Patienten erhebliche Schmerzen bereitete.

Dr. Mehdizadeh telefonierte mit mir in Berlin und berichtete davon. Mir war sofort klar, dass die Harnstauung durch einen zu großen Widerstand im unteren Harnleiter entstanden sein musste. Ich schlug deshalb vor, die Operationswunde noch einmal zu öffnen und einen Faden zu lösen. Mit dem nächsten Flugzeug landete ich abends in Kuwait und führte am nächsten Morgen den Eingriff durch. Das Kind war sofort beschwerdefrei, ohne dass der Reflux-Schutz sich verschlechterte und erholte sich rasch. Noch heute werde ich von den Eltern gemeinsam mit dem Jungen besucht. Inzwischen geht er zur Schule, seine Niere hat sich normal entwickelt. Die Eltern kritisierten nicht diese zusätzliche Operation, im Gegenteil, sie waren für die schnelle Abhilfe dankbar.

Komplikationen können allerdings auch dazu führen, dass die Angehörigen gegen einen mit Gewalt vorgehen oder ungerechtfertigt gleich den Kadi anrufen. Dann wären drastische Maßnahmen zu befürchten. Nicht alle juristischen Schritte sind in einem arabischen Land kalkulierbar.

Ein Vorfall von ganz besonderer Art liegt einige Jahre zurück. Ich war spät abends in Kuwait gelandet, als mich Dr. Ali bereits auf dem Flughafen darauf aufmerksam machte, dass wir am nächsten Morgen einen älteren Patienten operieren sollten, der in einem Zustand sei, wo er nicht recht wüsste, ob man ihm einen Eingriff überhaupt zumuten könne. Wir fuhren also, es war bereits nach Mitternacht, gleich in das Krankenhaus, uns den Patienten anzusehen. Als ich ins Zimmer kam, hatte der Mann gerade die Toilette aufgesucht und schlürfte langsamen Schrittes zurück. Gewiss, er war vorgealtert und in einem nicht so guten Zustand, konnte aber selbständig laufen und sich ohne Hilfe in das Bett legen.

Woran litt der Herr eigentlich? Wir sprechen im Volksmund immer noch von einer „Altmännerkrankheit“, eigentlich eine höchst diskriminierende Bezeichnung, da Patienten mit diesem Problem zwar häufig über siebzig Jahre sind, aber weit davon entfernt, sich wirklich alt zu fühlen. Zu Beginn des zwanzigsten Jahrhunderts, als Urologen anfingen, diese Krankheit effektiv zu therapieren, waren natürlich Kranke über siebzig bereits „alt“. Damals lag die durchschnittliche Lebenserwartung noch deutlich darunter. Heute, bei einer Lebenserwartung von über vierundachtzig Jahren in Europa und einer ähnlichen in Kuwait, sollte man sich von solchen Krankheitsbezeichnungen verabschieden.

Der Patient hatte also eine vergrößerte Prostata und konnte nicht mehr selbständig die Harnblase entleeren. Die Drüse, die am Blasenausgang liegt, behinderte den Urinabfluss. Aus diesem Grunde hatte man dem Patienten einen Harnblasenkatheter gelegt, der ihn sehr störte und erhebliche Schmerzen verursachte. Er versicherte mir mehrmals, dass er unbedingt diesen Schlauch loswerden wolle. Wie in Kuwait gar nicht selten, sprach der Patient Farsi, stammte also ursprünglich aus dem Iran. Da Dr. Mehdizadeh fließend Farsi spricht, konnte er mir die Wünsche des Patienten entsprechend detailliert übersetzen. Auch die Angehörigen, vor allem seine zwei Söhne, baten um einen Eingriff und hatten Dr. Ali bereits ihre Zustimmung gegeben. Dieser Konsens mit der Familie, entscheidend ist das männliche Oberhaupt, war sehr wichtig, wir achten bei jeder Operationsaufklärung peinlich darauf, dass die Zuständigkeiten eingehalten werden. Ich meinte daraufhin, wir sollten die Operation durchführen. Schließlich sei der Kranke vom Anästhesisten für narkosefähig erklärt worden. Eine eingeschränkte Lebensqualität wiegt schwer und der Leidensdruck des Patienten war erheblich.

Am nächsten Morgen fand die transurethrale Prostataresektion statt. Bei diesem Eingriff wird ein Endoskop über die Harnröhre in die Blase eingeführt und mittels elektrischer Energie oder Laserstrahlung schrittweise die Prostata so verkleinert, dass der Patient danach spontan wieder Wasser lassen kann. Der Eingriff konnte mühelos ausgeführt werden. Es kam zu keiner wesentlichen Blutung, am Schluss erhielt der Kranke noch einmal einen Katheter, aber dieses Mal nur für wenige Tage, um die Wundheilung abzuwarten und die Blase sicher zu drainieren. Herr A. wurde kreislaufstabil in den Aufwachraum gebracht und sollte dann auf die Station verlegt werden.

Wir verließen zufrieden das Krankenhaus, um im nahe gelegenen Restaurant etwas zu essen. Nach einer Weile informierte man uns per Mobiltelefon, dass es dem Patienten extrem schlecht ginge, wir sollten sofort kommen. Nach wenigen Minuten untersuchten wir den Kranken, der noch im Aufwachraum lag. Leider mussten wir feststellen, dass es ihm wirklich nicht gut ging. Zum Glück lief der Blasenkatheter gut und die Blutung war gering. Vor allem hatte er sehr starke Unterbauch-

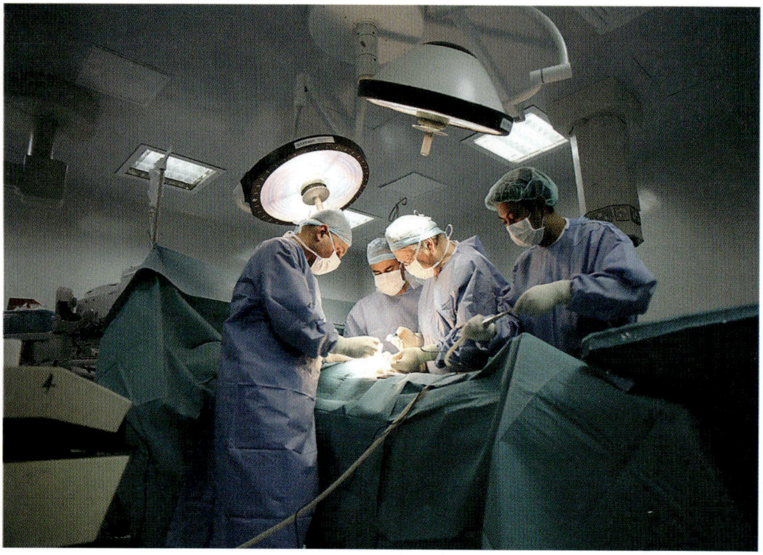

Op-Team; v. l. n. r.: Dr. Ali Mehdizadeh, Dr. Fardin Khajehei, der Autor, Rafael Hidalgo, Op-Pfleger

schmerzen, wie sie immer dann beobachtet werden, wenn im Bereich der Prostatawunde etwas unklar ist, zum Beispiel dort Flüssigkeit, vor allem Urin, in die Umgebung der Blase oder gar in den Bauchraum ausgetreten ist. Sein Leib war extrem angespannt und gebläht. Man konnte den Unterbauchbereich kaum untersuchen, so schmerzhaft war er.

Ich veranlasste sofort eine Röntgenuntersuchung und spritzte Kontrastmittel in Harnblase und Prostataloge. Nirgends war ein Leck zu finden. Die Wahrscheinlichkeit, dass größere Mengen Flüssigkeit in die Umgebung der Harnblase geflossen waren, konnte zumindest mit dieser Röntgenaufnahme nicht nachgewiesen werden. Nicht auszuschließen war, dass eine so genannte Diffusion geringer Flüssigkeitsmengen stattgefunden hatte, wie sie an Wundflächen der Prostatakapsel manchmal beobachtet wird. Da der Patient aber weiter über erhebliche, kaum durch Medikamente zu lindernde Schmerzen klagte, zog ich einen chirurgischen Kollegen zurate. In solchen Fällen ist es meist notwendig, in offener Operation das Becken und seine Umgebung zu inspizieren, notfalls mit einem Drain zu sichern.

Der Patient hatte noch seinen Wurmfortsatz, so lag vielleicht eine akute Blinddarmentzündung vor und das Krankheitsbild war gar nicht durch unsere Operation zu erklären. Auch der Chirurg empfahl mir, sofort eine offene Operation zu machen und das Wundgebiet zu drainieren. Sollte alles unauffällig sein, würde er nach dem Wurmfortsatz schauen. Eine qualifizierte Ultraschalluntersuchung, wie sie heute mit modernen Geräten zur genaueren Klärung dieser Problematik möglich ist, stand nicht zur Verfügung. So blieb nur eine Notoperation, die man aber diesem alten Herrn leichten Herzens nicht zumuten wollte.

Wie bei der Erstoperation, musste dafür wieder die Zustimmung der Familie eingeholt werden. Die Söhne warteten bereits außerhalb des Aufwachraums. Wir teilten ihnen unsere Untersuchungsergebnisse und Therapieempfehlung mit. Ich betonte, dass diese offene Operation wirklich ein Noteingriff sei, weil man sonst um das Leben des Patienten fürchten müsse. Die Söhne sagten, sie würden sich nach einer Beratung wieder melden.

Was ich nicht wusste, war, dass die Familie einen hohen Imam in Qom, im Nordiran, per Telefon konsultierte. Diese „Istikharah" ist in der muslimischen Gesellschaft sehr verbreitet und wird in vielen Lebenssituationen genutzt. Manche Schiiten schlagen auch einfach einen Gedichtband mit Hafis-Versen auf und schauen nach, ob sie aus den Texten Entscheidungshilfen ableiten können. Ist das so abwegig und in Europa völlig undenkbar? Aber nein! Hin und wieder richten sich bei uns Patienten nach den Vorgaben ihres Sternzeichens und wägen ab, ob sie zum Operationstermin erscheinen sollen oder nicht.

Nach kurzer Zeit kamen die Söhne zurück und teilten uns mit, der Imam habe in religiösen Schriften nachgelesen und rate dringend von einer Operation ab. Deshalb könnten sie einem weiteren Eingriff nicht zustimmen und müssten ihn uns verbieten. Einer Betreuung auf der Intensivstation stimmten sie allerdings zu. Dorthin wurde der Kranke jetzt verlegt, erhielt die wirksamsten Medikamente, vor allem gegen seine immer noch starken Schmerzen, und teure Antibiotika. Wir warteten ab. Nach schulmedizinischer Überzeugung wäre ein sofortiger Eingriff dringend, aber uns waren die Hände gebunden.

Ich sagte zu meinem Schüler, diese Entscheidung müsse schriftlich fixiert werden und machte in der Krankenakte einen entsprechenden Vermerk. Die Söhne zeichneten bereitwillig gegen. Danach beriet ich mich mit Dr. Ali, ob ich nicht lieber mit dem nächsten Flugzeug das Land verlassen solle, denn wenn diese Sache hier einen schlimmen Ausgang nähme, wüssten wir nicht, was die Angehörigen veranlassen würden. Wir diskutierten das Für und Wider und kamen überein, wenigstens die kommende Nacht vorüber gehen zu lassen.

Am nächsten Morgen kamen wir auf die Intensivstation, fanden den Patienten seelenruhig im Bett liegend, mit schief sitzender Brille Zeitung lesend und völlig schmerzfrei. Er fühlte sich wohl und konnte sich an die Ereignisse des Vortages kaum erinnern. Die Spüllösung der Harnblase war fast klar, der Leib des Patienten nicht mehr gebläht, auch nicht mehr druckschmerzhaft. Ohne Zweifel hatte sich die scheinbar lebensbedrohliche Komplikation des Vortages in Luft aufgelöst.

Jetzt waren wir heilfroh, den Patienten nicht noch einmal offen operiert zu haben, denn dieser zweite Eingriff hätte ihn extrem belastet, vielleicht den Allgemeinzustand erst recht verschlimmert. Die Söhne des Patienten hatten bereits registriert, dass es dem Vater wieder gut ging und fühlten sich in ihrer Entscheidung vom Vortag bestätigt. Ja, nichts geht über die Weisheit eines Imams! Wer hätte das gedacht!

Ich erbat mir scherzhaft die ominöse Telefonnummer. Wer weiß, vielleicht sollte ich auch in anderen Fällen den Imam konsultieren und mich nicht auf meine Schulmedizin verlassen. Den Söhnen war es damit bitter ernst, sie rückten gleich mit der Nummer raus. Ich aber habe sie mir nicht notiert.

Ein anderer Fall, wo es für mich ebenfalls zu einer erstaunlichen Wende gekommen war, ist berichtenswert. Ein relativ prominenter Patient hatte eine bösartige Prostataerkrankung und wollte von mir in Kuwait radikal operiert werden. Eine Prostatakrebsoperation ist relativ anspruchsvoll und im Emirat, zumindest im privaten Sektor, vorher nie durchgeführt worden. Für mich war das in Berlin Routine, unter den Bedingungen in Kuwait nicht unbedingt selbstverständlich. Dennoch entschloss ich mich, den Eingriff dort zu wagen und die Operation verlief ohne Komplikationen. Es kam zu keiner wesentlichen Blutung, was für diesen Eingriff ein gutes Omen ist. Wir konnten die bösartige Prostata vollständig entfernen und eine gute Verbindung zwischen Harnblase und Harnröhre wieder herstellen. Der Patient fühlte sich, als wir ihn abends auf der Intensivstation besuchten, wohl. Er war froh, alles gut überstanden zu haben.

Am nächsten Morgen, ich war bereits bei einer weiteren Operation, kam ein Anruf, der Patient sei auf der Intensivstation das erste Mal aufgestanden und im gleichen Augenblick umgefallen und verstorben. Vermutlich hatte er eine Lungenembolie erlitten. Noch vor vierzig bis fünfzig Jahren waren Embolien nach Operationen gefürchtet, weil sie nicht selten tödlich verliefen. Durch eine konsequente Thromboseprophylaxe sind diese Komplikationen aber extrem selten geworden. Selbstverständlich hatten wir auch im vorliegenden Fall alles getan, um eine Blutgerinnselbildung zu vermeiden. Warum dennoch diese Embolie? Die folgenden Untersuchungen deckten einen Herd im Sprunggelenk des Patienten auf. Er hatte dort sechs Wochen zuvor ein Trauma, das in Vergessenheit geraten, nun aber zur todbringenden Falle geworden war.

Ich war erschüttert und wusste gar nicht, wie ich den Angehörigen gegenübertreten sollte. Sie machten es mir aber erstaunlich leicht, kamen auf mich zu, bedankten sich für die Operation und meinten, Allah habe eben nicht gewollt, dass der Vater wieder gesund würde. Ich war dankbar für diese Einschätzung. Zur Familie des verstorbenen Patienten habe ich bis heute freundlichen Kontakt und behandle auch hin und wieder Angehörige. Wir haben über das Ereignis, das viele Jahre zurückliegt, nie mehr gesprochen.

Uns Europäern fällt es viel schwerer, zu einer solchen Haltung zu finden, obwohl auch wir oft mit Situationen konfrontiert werden, die wir schicksalhaft nennen müssen. Die Reaktion der Familie war aber für Sunniten nicht untypisch.

Ich wurde ausdrücklich gebeten, an den Trauerfeierlichkeiten teilzunehmen, die in arabischen Ländern innerhalb von vierundzwanzig Stunden stattfinden müssen. Es hat mich sehr berührt zu erleben, wie gelassen man den Tod als gegeben akzeptieren konnte, seine Emotionen in kontrollierte Bahnen lenkte, gefasst den unwiederbringlichen Verlust eines lieben Familienangehörigen verarbeitete, zumindest äußerlich. Man lud in die Diwaniya ein. Die männlichen Familienangehörigen, Freunde und Weggefährten des Verstorbenen waren versammelt, alle mit ihren weißen Dischdaschas gekleidet, nicht schwarz, wie bei uns üblich. Schweigend verharrte man, in einem großen Rechteck stehend, und das Familienoberhaupt nahm die Kondolenzwünsche entgegen. Dabei umarmt man sich und küsst dreimal angedeutet die

Wange, erst rechts, dann links und wieder rechts. Von Jüngeren bekommt die Respektsperson einen Kuss mitten auf die Stirn, eine symbolische Geste der Ehrerbietung. Bevor es in die Moschee geht, werden Koranverse gelesen. Nur Männer dürfen unmittelbar bei der Bestattung dabei sein, Frauen vermeiden entweder ganz den Gang zum Friedhof oder warten, entfernt vom Grab, an einem schattigen Platz.

Die riesige Begräbnisstätte, die ich in Kuwait kennen lernte, hatte weder Grabsteine noch Namensschilder. Der Weg zum Grab ist schwer zu finden, es gibt im Sand keine Markierungen, kein Baum, kein Strauch, wohl aber überall Gräber, nur hin und wieder ein kleiner unbehauener Stein mit arabischen Schriftzügen, vielleicht eine Nummer oder ein Name. Alles erscheint vom Sand verweht.

Ein Verstorbener wird, meist unter fachgerechter Anleitung, rituell gewaschen. Dabei werden Koranverse rezitiert. Da im Islam nur Erdbestattungen erlaubt sind (für Hindi ist die Leichenverbrennung in Kuwait möglich), wird der Leichnam in ein weißes Tuch gehüllt und auf einer Trage zum Friedhof, in der Wüste außerhalb der Stadt gelegen, gebracht. Die Leichenfahrzeuge sind gelb, nicht etwa dunkel oder grün, die heilige arabische Farbe. Auch die Friedhofsarbeiter sind gelb gekleidet.

Mehrere Männer tragen den Verstorbenen dann auf seinem letzten Weg. Man lässt den Leichnam langsam hinab, wie wir es auch kennen, nur dass es keinen Sarg gibt, bettet den Verstorbenen, lediglich mit dem Leinentuch umhüllt, zur letzten Ruhe, wobei immer wieder Gebete aus dem Koran die Zeremonie begleiten. In der Grube wird das Gesicht entblößt, mit dem Blick nach Mekka gedreht und berührt so die Erde. Das zugeschaufelte Grab ist nur noch wenige Tage zu erkennen. Kein Gedenkstein oder Namenszug auf einem Schild erinnert an den, der hier begraben liegt.

Anders in Nordafrika. Sowohl in Ägypten als auch in Tunesien werden die Gräber mit Steinen umfasst und eine Art Sarkophag aus Beton gegossen. Auch in Ramallah habe ich Friedhöfe gesehen, die denen im Maghreb gleichen.

Ich könnte mir vorstellen, dass es schwer sein muss, nicht mehr zu der Stelle zu finden, wo der Angehörige ruht, um vielleicht noch einmal stille Zwiesprache zu halten, Trauerarbeit zu leisten. Mir wurde versichert, man kenne es nicht anders und dennoch könne man den

Verlust eines lieben Mitmenschen verkraften. Das sagten mir Kuwaitis, die über jeden Verdacht erhaben waren, Wahhabiten zu sein.

Die Trauerzeit der Sunniten beträgt genau drei Tage. Danach wird über den Verstorbenen nicht mehr gesprochen und es ist einem Sunniten gegenüber, zumindest auf der arabischen Halbinsel, unangenehm, wenn man das nicht respektiert. Ein Patient erzählte mir, dass er zwei Wochen nach dem tödlichen Unfall eines fünfzehnjährigen Jungen dessen Vater aufgesucht habe, um zu kondolieren. Der wäre sogar unwirsch geworden und hätte geantwortet, warum redest du noch über diesen armen Burschen. Er wollte seine Trauer nicht zeigen oder gar in Gegenwart des anderen weinen! Man könnte fast sagen, Sunniten schämen sich ihrer Trauer, Schiiten können und dürfen sie zeigen. Letztere besuchen auch in Kuwait regelmäßig die Gräber, vor allem in der Nacht vom Donnerstag zum Freitag. Die Trauerzeit beträgt eine Woche. Nach vierzig Tagen und genau nach einem Jahr wird des Toten erneut gedacht. Die Familien besuchen sich und sprechen über den Verlust.

Bei der Betreuung eines anderen Patienten lernte ich die Macht von Beduinen-Familien in Kuwait kennen. Ich operierte einen jungen Mann, der einen dringenden Kinderwunsch hatte und wahrscheinlich aufgrund einer Venenerweiterung im Bereich seiner Hoden eine Verschlechterung des Spermiogramms entwickelt hatte. Der Patient gehörte einem einflussreichen Beduinen-Clan an. Es ist üblich, diese so genannten Krampfadern durch eine laparoskopische Durchtrennung der erweiterten Samenstrangvene zu behandeln. Man hofft, dass sich das Spermiogramm dann wieder erholt. Ich hatte solche Eingriffe mehr als tausendmal ausgeführt.

Leider kam es bei der Operation zu einer für mich noch heute unerklärlichen Blutung im Bereich der Beckengefäße, die sehr dramatisch verlief und schließlich gemeinsam mit einem gefäßchirurgischen Kollegen sicher versorgt wurde. Der Patient musste nach diesem Eingriff sogar für einige Tage auf der Intensivstation betreut werden. Normalerweise wird man bei einem komplikationslosen Verlauf nach solchen Varikozelen-Operationen bereits am nächsten Tag wieder entlassen. Als es dem Patienten besser ging, wollte ich nach Hause fliegen und verabschiedete mich bei den Angehörigen mit der Zuversicht, der junge Mann sei ganz sicher auf dem Weg der Genesung.

Es dauerte nicht lange, da wurde ich auf das nahe gelegene Polizeirevier bestellt. Man teilte mir mit, ich dürfe das Land erst verlassen, wenn der Kranke vollständig geheilt sei. Eine dramatische Wendung! Kollegen der Klinikadministration begleiteten mich und versuchten, den Polizisten diese Maßnahme auszureden. Der leitende Beamte sollte gerufen werden. Man ließ uns zunächst warten, unklar, wie lange. Ich setzte mich und schlug die Beine lax übereinander. „Professor", sagte einer meiner Begleiter, „die Beine möglichst nicht übereinander schlagen. Wenn Sie dem Beamten unbeabsichtigt die Schuhsohle zeigen, geht gar nichts mehr, dann fühlt er sich beleidigt." Ich erklärte ihm, es gäbe Gegenden in unserer Welt, wo es nicht unüblich ist, die Beine schräg über den Schreibtisch zu legen. Das konnte er nun gar nicht verstehen. Der Schuh sei doch etwas Schmutziges, den tragen wir unter unserer Kleidung, die Füße würden wir nicht einmal ohne Schuhe auf den Tisch legen. Mit Schuhen könne man seine Verachtung ausdrücken, wenn man sie mit der Sohle nach vorn hochhielte, sogar bewerfen könne man andere damit. Da fiel mir ein, das war in Bagdad einmal dem amerikanischen Präsidenten Bush junior passiert.

Endlich kam der erwartete Polizeioffizier. Er konnte uns nur mitteilen, dass bereits die Computer mit meinen Daten gefüttert seien und die Beamten auf dem Internationalen Flughafen die Order hätten, mich erst ausreisen zu lassen, wenn die Beduinen-Familie grünes Licht gäbe. Diese Anweisung, stünde sie einmal im Netz, könne man so leicht nicht wieder löschen. Da saß ich also fest! Wir versuchten, die Familie zu überzeugen, dass der junge Mann außer Gefahr sei, solche Blutungskomplikationen, wenn auch selten, immer mal auftreten könnten.

Die Familie blieb freundlich, aber bestand darauf, ich müsse im Lande bleiben. Weitere Familienmitglieder reisten aus Saudi-Arabien an und unterstützen die Bemühungen des kuwaitischen Clans. Wir und die Behörden waren zunächst machtlos. Man meinte sogar, rein formell hätten die Angehörigen Recht. Ich wäre der Spezialist und keiner könne mich ersetzen. Das Argumente, dies träfe so nicht zu und in Berlin warte Arbeit auf mich, zählte nicht.

Die Beduinen luden mich sogar zum gemeinsamen Essen ein, um mir zu versichern, dass sie es auf keinen Fall bös mit mir meinten.

Einer meiner ehemaligen Schüler, Dr. Sauad Al-Zofairi, der die Beduinen gut kannte, fuhr mich nach der Sprechstunde zum Haus der Familie, das endlos weit draußen am Stadtrand, fast schon mitten in der Wüste lag. Es war stockdunkel, die Strassen unbefestigt, Schlagloch an Schlagloch. Wir kamen nur langsam voran. Mir war schleierhaft, ob wir die Adresse überhaupt finden können.

Man begrüßte meinen Autofahrer mit Hallo und Nasereiben, eine typische Geste unter Nomaden und mir fiel ein, dass mein Schüler ja ursprünglich aus einer Beduinenfamilie stammte. Dr. Sauad verschwand wieder, weil man ihm versicherte, ich würde heil zurückgebracht werden. Nun war ich mit etwa zwanzig Arabern allein, die mich neugierig musterten. Es sollte Lamm mit Reis geben, man habe ein besonders großes Tier geschlachtet. Wir saßen in einem völlig unmöblierten Raum in einem Doppel-Kreis auf dem Boden, nur der Teppich machte einen vornehmen Eindruck. An der Wand hing ein großer Fernseher, aus dem pausenlos Musik plärrte, wohl Musikvideos, die sich bei den Anwesenden großer Beliebtheit erfreuten. Mir fiel auf, dass meine Gastgeber vorwiegend junge Männer waren. Ich

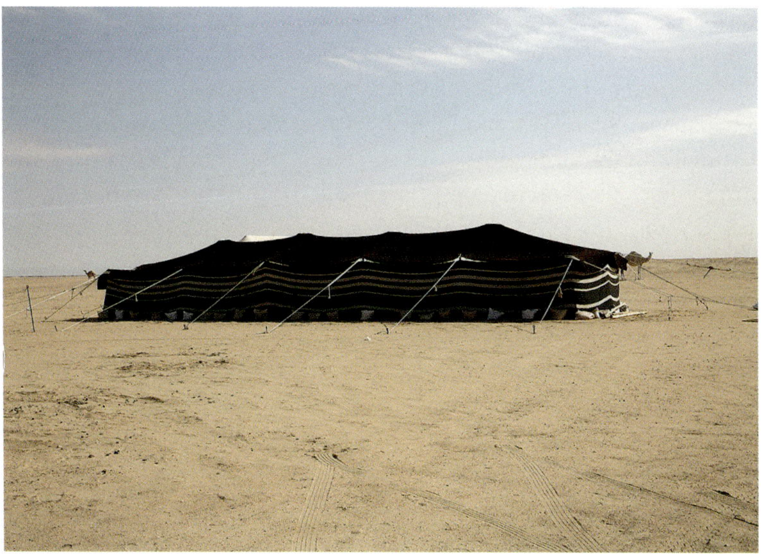

Beduinenzelt in der Wüste

fragte, wo denn die älteren wären. Darauf antwortete einer, der Wortführer, wohl der einzige, der leidlich englisch sprach, die wären bei den Kamelen, die müssten ja versorgt werden.

Ich sah weder Besteck noch Teller oder Becher. Dann wurde das Essen von vier Leuten herein getragen und in die Mitte des Raumes auf den Boden gestellt. Auf einem runden Blech, anderthalb Meter oder mehr im Durchmesser, war nur ein großer Berg Reis zu sehen. Ohne Aufforderung machte sich die vordere Reihe des Sitzkreises, die hintere wartete noch, daran, mit den Händen im Reis zu wühlen. Ich gehörte zu den Privilegierten und tat es den anderen nach. Richtig, da fanden sich Fleischstücke, die man verspeisen konnte. Mein Nachbar quetschte mit der rechten Hand den Reis aus und hatte somit gleich noch Soße. Servietten gab es nicht und ich war bei diesem Essgelage etwas hilflos. Man reichte mir eine Plastikflasche mit Wasser, das ich bereitwillig trank, denn das Essen war relativ scharf, was ich nicht so mag, aber es war schmackhaft, das konnte man nicht bestreiten, und das Fleisch butterweich. Als die Ersten gesättigt waren, machten sie den hinter ihnen Sitzenden Platz, die nun zu den Lammkeulen vorgelassen wurden. In kurzer Zeit war von dem Berg Reis kaum noch etwas zu sehen, das Blech glich einem Schlachtfeld, übersät mit abgenagten Knochen. Jetzt trug man die Platte weg und bedeutete mir, das wäre nun für die Frauen.

Naja, dachte ich, die werden sich sicher bedanken!

Nach so viel Gastfreundlichkeit brachte ich das Gespräch wieder auf den Streitpunkt und hoffte auf Einsicht. „Wann kann ich denn mit meiner Ausreise rechnen?", fragte ich den Wortführer. Jetzt beschwor man mich, ich müsse noch bleiben, es könnte ja sein, mein Patient müsse noch einmal operiert werden. Dann wäre niemand da, der das machen könne. Immer wieder versicherte ich, dass von einer weiteren Operation keine Rede sei und es im Übrigen genügend hervorragende Ärzte in der Klinik gäbe, die eine sachverständige Versorgung garantieren würden. Aber die Beduinen bestanden darauf, mich so lange in Geiselhaft zu halten, bis der junge Mann entlassen und wieder bei ihnen zu Hause wäre. So verbrachte ich ganze zwei Wochen in Kuwait und konnte erst wieder zurückfliegen, als der Patient gesund bei den Seinen angekommen war. Kein Gericht und auch keine Polizeigewalt konnten diesem Ansinnen der Bedu-

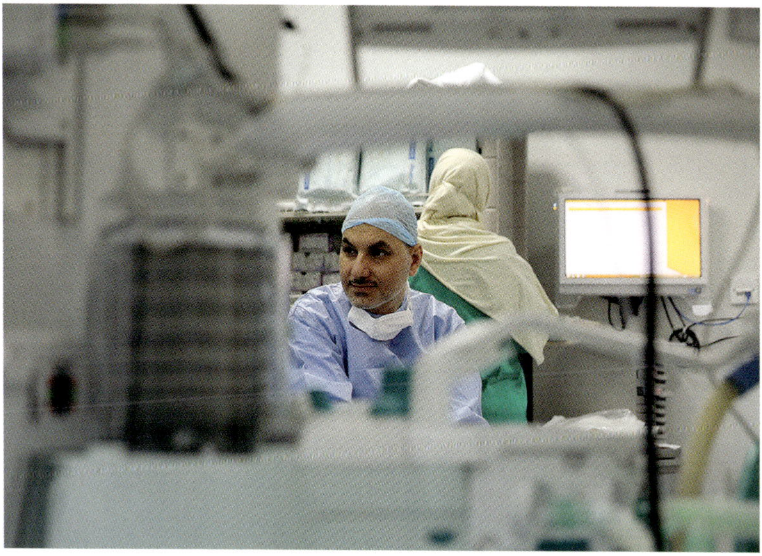

Dr. Ali Mehdizadeh im Operationssaal

inen etwas entgegensetzen. Auch die Intervention der Deutschen Botschaft richtete nichts aus.

Solche Ereignisse waren natürlich nicht der Normalfall, sondern Ausnahmen. Die ambulante Betreuung und stationäre Versorgung erfolgte eigentlich immer reibungslos, weil alle Mitarbeiter fachlich gut ausgebildet waren, um die Patienten nach bestem Wissen und Gewissen zu behandeln. Dr. Ali hatte mit Bedacht seine Mannschaft gewählt.

Manchmal muss ich mich als Arzt überwinden, um auf schwerverständliche Wünsche von Patienten ernsthaft einzugehen. Wenn zum Beispiel in Kuwait ein Mann, weit über Achtzig, darum bittet, man möge seine Manneskraft stärken, damit er seine kürzlich geheiratete zwanzigjährige Frau noch schwängern könne, bekomme ich Probleme. Wie kam es überhaupt zu dieser Ehe? Wurde das junge Ding zur Heirat gezwungen? Natürlich darf man da keine Fragen stellen. Aber mein Assistent erklärte mir, dass häufig wirtschaftliches Kalkül hinter so einer Verbindung stecke. Das leuchtet ein, ist in Europa ebenfalls nicht selten und beschäftigt oft kurze Zeit später die Erbschaftsgerichte.

Zunächst meint man, die Frau sei ja nun verheiratet und werde kein Interesse haben, diesem Methusalem noch ein Kind zu gebären. Weit gefehlt. Aufgrund des Erbrechtes ist eine Schwangerschaft quasi eine Versicherung für die zu erwartende Zeit der Witwenschaft. Die Braut möchte also ebenfalls unbedingt ein Kind. Dann trifft sich so ein Paar im gemeinsamen Wunsch. Nur ein Kind würde reichen, die Großfamilie zu verpflichten, nach dem Ableben des Mannes für die junge Mutter weiter zu sorgen. Aber die Möglichkeiten der modernen Medizin sind in diesen Fällen immer noch begrenzt. Die Erektionsfähigkeit zu erneuern, ist vergleichsweise eine leichte Übung. Anders ist das schon mit der Verbesserung der Samenqualität. Wunder kann man nicht bewirken, selbst wenn man das von einem aus Deutschland kommenden Arzt erwartet. Und so bleiben solche Ehen dann meistens doch kinderlos.

Vor dem Symposium Koranverse

Wenn ich als Besuchsarzt nach Kuwait kam, wurde das jedes Mal in den Regionalzeitungen annonciert. Damit wussten potentielle Patienten, wann und wo sie sich für eine Behandlung anmelden konnten. Darüber hinaus war es wichtig, unter den kuwaitischen Ärzten bekannt zu werden und unsere Behandlungskonzepte publik zu machen. So organisierte Dr. Mehdizadeh Fortbildungsveranstaltungen für Urologen, Gynäkologen und Allgemeinmediziner. Ähnlich wie in Deutschland üblich, wurde zu Abendveranstaltungen in verschiedene Hotels eingeladen. So berichtete ich zum Beispiel über unsere Berliner Erfahrung bei der Behandlung von Blasenkrebspatienten. Es war uns gelungen, nicht bloß bei Männern, sondern auch bei Frauen mittels Dünndarm eine kontinente Harnableitung zu realisieren. Ich hatte dafür auf dem Europäischen Urologen-Kongress 1996 in Paris sogar einen Preis erhalten. Bei einer anderen Veranstaltung berichteten wir über unsere Erfahrungen mit der fotodynamischen Diagnostik bei Blasentumorerkrankungen. Sowohl das Anlegen einer Neoblase bei Frauen, als auch die fluoreszenzgesteuerte Untersuchungstechnik bei oberflächlichen Karzinomen, war in Kuwait neu und gehörte bisher nicht zum Diagnostik- beziehungsweise Therapiekonzept der Ärzte dort. Weitere Veranstaltungen beschäftigten sich mit dem Prostatakarzinom und der Harninkontinenz.

Schnell entwickelte sich ein freundschaftliches Verhältnis zu den Mitgliedern der Urologischen Gesellschaft des Landes, so dass wir gemeinsam mit dem sehr umtriebigen und freundlichen damaligen Präsidenten, Dr. Khalil Al-Awadi, wissenschaftliche Veranstaltungen planten. Ich lud als Präsident der Berliner Urologischen Gesellschaft zusätzliche Referenten aus Deutschland ein, wie zum Beispiel Prof. Kurt Miller aus der Charité, die kuwaitische Seite Referenten aus den eigenen Reihen sowie aus Nachbarländern, vor allem aus Ägypten. Dieses Erste Kuwaitisch-Deutsche Symposium wurde vom Gesundheitsminister Dr. Mohamad Jarallah eröffnet. Es folgten weitere Kongresse, später nicht mehr unbedingt mit deutschen Referenten, sondern als eigenständige Sitzungen der kuwaitischen Urologen. Die KGUU kann aber für sich in Anspruch nehmen, diese Tradition angeschoben zu haben.

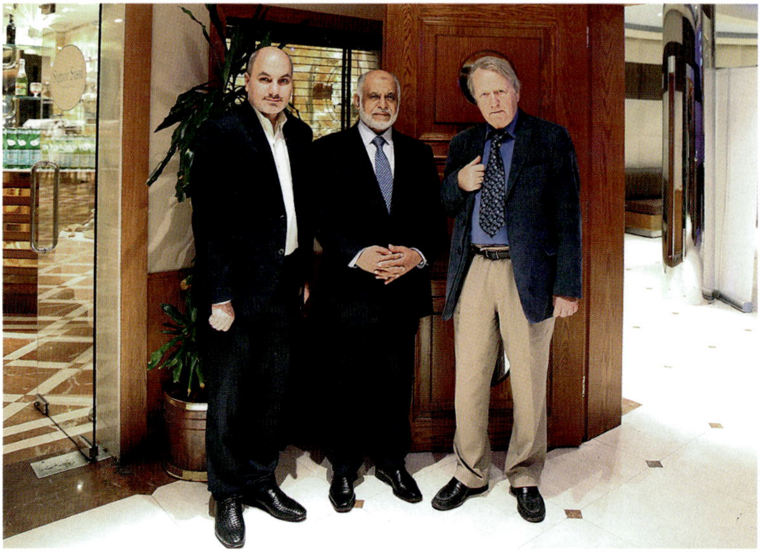

Nach einem Meeting; Dr. Mohamad Jarallah mit Dr. Ali Mehdizadeh und dem Autor

Völlig neu für mich war, dass zu Beginn solcher Tagungen Koran-Verse rezitiert wurden, für die arabischen Teilnehmer selbstverständlich und ein Muss. Ein Imam der nahe gelegenen Moschee wurde gebeten, die Zeremonie vorzunehmen. Die Texte wurden auswendig vorgetragen, in einem interessant klingenden Sprechgesang. Undenkbar, in Deutschland vor einem Symposium einen Theologen zu bitten, ein Gebet zu sprechen oder gar aus der Bibel zu lesen. In Kuwait ist dagegen die Religion im gesellschaftlichen Leben fest verankert, was man immer wieder spürt.

Weiterbildungsveranstaltungen sind ein Geben und Nehmen. Für mich war es besonders wichtig zu zeigen, dass wir in Deutschland von den Erfahrungen der kuwaitischen Ärzte viel lernen können. Hoffentlich ist es uns gelungen, bei diesen Tagungen keine europäische Arroganz aufkommen zu lassen, sondern die kollegiale Zusammenarbeit zu betonen.

Bei diesen wissenschaftlichen Symposien lernte ich den bereits erwähnten damaligen kuwaitischen Gesundheitsminister, Dr. Mohamad Jarallah, kennen. Damals hatte ich keine Ahnung, dass mit

Dr. Jarallah, ein ausgewiesener und bekannter Chirurg des Landes, später eine engere Zusammenarbeit zustande kommen würde. Er war immer freundlich, aber etwas reserviert. Er gehörte zur angelsächsischen Ärztefraktion von Kuwait und hatte unter anderem in Schottland, an einer sehr renommierten medizinischen Universitätsklinik mit langer Tradition, seine Weiterbildung gemacht.

Andere Fortbildungsveranstaltungen wurden unabhängig von der KGUU organisiert, vor allem von den kuwaitischen Urologen, Chirurgen, Gynäkologen oder Traumatologen. Sie regelmäßig zu besuchen, war für uns Pflicht. So gehörte das Ärzteteam von Dr. Ali langsam aber stetig wie selbstverständlich überall dazu. Vergessen waren die anfänglichen Berührungsängste. Ich wurde mehrfach eingeladen, in staatlichen Krankenhäusern zu operieren. So habe ich zum Beispiel laparoskopische Nephrektomien in Kuwait nicht nur in privaten Einrichtungen, sondern auch im staatlichen Sektor erstmalig ausgeführt.

Eine weitere Besonderheit der Symposien war ihr zeitlicher Ablauf. Auch wenn Redezeiten vorgegeben waren, spielte die Länge eines Referats keine Rolle. Grundsätzlich ließ man den Vortragenden ausreden, auch wenn dieser seine Zeit weit überzog. In Deutschland ist es üblich, einen Referenten notfalls zu mahnen, mit seinen Ausführungen zu Ende zu kommen.

Besonders erinnere ich mich an ein Symposium über Harnstein-Therapie, wo mir die Erfahrungen der indischen Kollegen sehr imponierten. In Deutschland findet man nur noch selten Patienten mit einem ausgedehnten Steinbefall der Nieren. In Indien scheint das völlig anders zu sein. Entsprechend aufwendig waren die endoskopischen Prozeduren. Große und zahlreiche kleine Steine wurden, handwerklich äußerst geschickt, mit minimaler Traumatisierung des Patienten zertrümmert und entfernt. Wenn man selbst solche Eingriffe praktiziert hatte, konnte man die enorme Leistung abschätzen, die hinter diesen Operationen steckte.

Dr. Mehdizadeh pflegte einen engen Kontakt zu den Urologen im Iran, die häufig Gäste bei den Symposien waren, einige hatten auch als Gastoperateure Berlin besucht. So kam man sofort ins Gespräch. Natürlich besuchten Vertreter der KGUU die Kongresse in Teheran, wurden zu Gastoperationen dorthin oder auch nach Schiras eingeladen. Auf diese Weise bekam ich Einblick in iranische Krankenhäuser mit allen einschneidenden Folgen des Wirtschaftsembargos.

Ein wichtiger Höhepunkt war der Asiatische Urologen-Kongress auf Kish Island. Diese Tagung wurde, wie konnte es anders sein, von Urologen aus China und Japan dominiert.

Es blieb nicht aus, dass wir durch die zahlreichen Symposien und Fortbildungsveranstaltungen auch angeregt wurden, unser eigenes, immer größer werdendes Krankengut, auszuwerten, um uns zu vergewissern, wie erfolgreich denn unsere Arbeit sei. Nur durch ständiges kritisches Hinterfragen von Therapiekonzepten sind in der Medizin neue Behandlungswege gefunden worden. Eine interessante Untersuchung möchte ich als Beispiel herausstellen.

Uns war bei mehreren kuwaitischen Patientinnen, die über Beschwerden beim Wasserlassen klagten, aufgefallen, dass man keine pathologischen Urinbefunde erheben konnte. Das kannten wir zwar auch aus Deutschland, aber in dieser Häufung war es ungewöhnlich. Die Symptome sprachen für einen Harnwegsinfekt, aber die Harnuntersuchung war regelmäßig steril. Die meisten Frauen hatten bereits von anderen Ärzten eine ganze Reihe Antibiotika erhalten, aber immer ohne Erfolg. Das überraschte uns jetzt nicht, wo keine Bakterien sind, können diese Medikamente auch nichts ausrichten. Nach einiger Zeit fiel uns auf, diese Patientinnen hatten mit großer Regelmäßigkeit eine ungewöhnliche Schleimhautschwellung im Bereich ihrer Harnröhre entwickelt. Das war letztendlich der einzige pathologische Befund, den man erheben konnte. Was sollte man tun? Wir begannen mit einer Kortison-Therapie, bei nicht infektiösen Schwellungen in anderen Organsystemen eine gut eingeführte Maßnahme. Und sieh an, die Patientinnen wurden nach kurzer Zeit beschwerdefrei. Die lokale Schwellung bildete sich etwa nach drei Monaten zurück, die Probleme beim Wasserlassen verschwanden und die Patientinnen verließen zufrieden unsere Klinik. Dr. Mehdizadeh stellte diese Untersuchungen und deren Ergebnisse mehrfach auf Tagungen vor. Die Kortison-Therapie ist für solche Patientinnen inzwischen für die KGUU Standard geworden.

Die klinischen Erfahrungen aus Kuwait befruchteten auch sehr die Arbeit in Berlin. Operationen, die in Deutschland nur selten durchgeführt werden, waren plötzlich bei meinen Besuchen im Ausland tägliches Brot. Medizin ist eine Erfahrungswissenschaft und jede Gelegenheit, seine Fertigkeiten zu verbessern, nimmt man dankbar wahr. Obwohl die Reisen nach Kuwait mir auch aus diesem Grund zum Bedürfnis geworden waren, der Spagat zwischen Berlin und dem Mittleren Osten blieb eine organisatorische Herausforderung. Das Krankenhaus Moabit, damals noch meine Wirkungsstätte, hatte sich langsam an meine Doppelbelastung gewöhnt. Man kannte noch meinen ehemaligen Funktionsoberarzt Dr. Ali Mehdizadeh gut und profitierte von Patienten, die nicht in Kuwait, sondern dann in Berlin versorgt werden mussten. Ich hatte, inzwischen Ärztlicher Direktor der Gesamteinrichtung geworden, die Möglichkeit, weitere Abteilungen des Hauses für eine Zusammenarbeit mit der KGUU zu gewinnen. Dr. Mehdizadeh drehte schließlich gemeinsam mit seinem Bruder Mehrdad für kuwaitische Patienten einen Aufklärungsfilm über unsere Arbeit in Berlin. Der Film sollte zeigen, dass Moabit über ein weit gefächertes medizinisches Angebot verfügte und ihnen bei zu Hause nicht behandelbaren Leiden helfen könne.

Als ich nach Schließung des Krankenhauses 2001 ins Vivantes-Klinikum-Neukölln wechselte, habe ich die Zusammenarbeit mit der KGUU nicht aufgegeben. Aber es war in dem neuen Klinikverbund, weil organisatorisch unübersichtlicher, ungleich schwerer, die bereits gut eingefahrene Spagat-Lösung fortzusetzen. Seit ich in der MIC-Klinik arbeite, ist meine Tätigkeit in Kuwait vergleichsweise einfach zu organisieren. Ich kann sogar häufiger reisen und pendele seit nunmehr fast fünf Jahren monatlich zwischen Berlin-Zehlendorf und dem Mittleren Osten.

Auf dem Diwan

Viele kuwaitische Vertreter des öffentlichen Lebens laden einmal pro Woche zu einer so genannten Diwaniya ein. Die Diwaniya-Tradition geht auf die Zeit zurück, da Kuwait eine lose Beduinensiedlung war. Diwaniya bedeutet nach kuwaitischem Verständnis einfach „Versammlung der Männer“. Man traf sich in einem Zelt, saß beieinander und besprach die wichtigen Dinge des Zusammenlebens. Dieser Brauch hat sich in den heutigen Staat hinübergerettet. Nur, die Diwaniya findet nicht mehr in Zelten, sondern in relativ vornehmen Häusern, teilweise sogar in richtigen Palästen statt.

In der ganzen arabischen Welt waren und sind Treffen der männlichen Vertreter der Familien, auch „Mejlis“ genannt, sehr wichtig, um Tagesereignisse zu erörtern. Im Orient wird viel miteinander geredet und debattiert, für unsere Begriffe manchmal zu viel. Für die Menschen dort scheint es fast wie ein Sport zu sein, jede Kleinigkeit lang und breit in allen Varianten, oft ziemlich lautstark und hitzig, vor allem aber sehr ausführlich zu besprechen.

Der Begriff Diwaniya ist über Kuwait hinaus weit verbreitet, obwohl die typische Diwaniya sonst nirgendwo mehr zu finden ist. Die ungewöhnliche Schreibweise verschleiert, dass uns bei „Diwaniya“ in Deutschland ähnliche Worte einfallen. Wir verstehen unter Diwan ein gepolstertes Liegesofa, es erinnert uns an die Biedermeierzeit, an Zusammenkünfte, bei denen man durchaus auch bequem beieinander gesessen hat.

Die eigentliche Bedeutung des Begriffes, vermutlich dem Persischen entlehnt, meinte aber „sammeln“ beziehungsweise „registrieren“. Hafis nannte seine Gedichtsammlung deshalb auch Diwan und Goethe, in Anlehnung an ihn, seine Sammlung *West-Östlicher Diwan*. Ursprünglich sammelte man aber keine Gedichte, sondern, wen wundert's, Geld oder Soldaten für den Krieg. So benutzten die Herrscher der islamischen Reiche vor 1 300 Jahren diesen Begriff für ihr Steuerregister beziehungsweise für die Zolleinnahmen. Auf diese Weise gelangte das Wort „Diwan“ in europäische Sprachen und findet sich, zum Beispiel im Französischen, als „douane“ (Zoll) wieder.

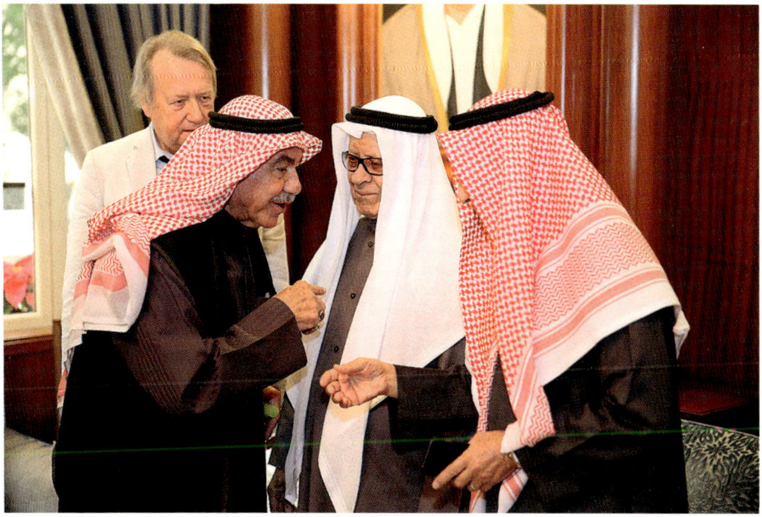

Nach einer Diwaniya-Sitzung; vorn links Abou Ali, 2. v. r. der Gastgeber Fahad A. R. Al-Majil

Die Treffen sind nicht nur Abendveranstaltungen, sondern einige wenige laden auch morgens ein. So besuchte ich Fahad Al-Majil, dessen prachtvolle Diwaniya seit 1927 täglich von 6 Uhr früh bis 10 Uhr vormittags öffnet. Der bereits ältere Herr ist ein einflussreicher Geschäftsmann, ein äußerst interessanter Gesprächspartner und handelt unter anderem mit Baby-Nahrung.

Zur Diwaniya am Golf dürfen auch heute noch nur Männer erscheinen, und sie ist allen Kuwaitis und den Gästen, die sie mitbringen, unbeschränkt zugänglich. Man muss sich vorher nie anmelden. Das hat den Vorteil, wichtige Persönlichkeiten, Minister und Angehörige der Familie des Emirs Al-Sabah treffen zu können, ohne die Hürde eines Vorzimmers oder eines Terminkalenders nehmen zu müssen. Wenn man Probleme hat oder eine Bitte vorbringen möchte, ist der Besuch der Diwaniya eine gute Idee. Dort wird allerdings nur geredet, es gibt keine Gesprächsaufzeichnungen oder schriftliche Abmachungen. Man muss also der Wirkung seiner Worte trauen, überzeugend sein und darauf hoffen, dass die Botschaft nicht ungehört verhallt.

Betritt man den Raum, begrüßt man zuerst den Gastgeber und, ist man unbekannt, folgt die Vorstellung. Das ist bei uns nicht anders. Auch alle anderen Anwesenden werden danach persönlich angesprochen. Die Hand an die Brust gelegt, verbeugt man sich leicht, oder man tauscht, wenn man denjenigen bereits kennt, die üblichen Wangenküsse aus. Betritt ein Älterer den Raum oder gar ein Würdenträger, erheben sich alle Anwesenden und setzen sich erst wieder, wenn auch dieser Platz genommen hat.

Die Besucher einer Diwaniya verhalten sich im Gegensatz zu Besuchern einer „Mejlis" meist sehr zurückhaltend, zumindest habe ich es nie anders erlebt. Sie sprechen nur verhalten mit ihrem Nachbarn. Hat man ein Anliegen an jemanden, bittet man, neben ihm Platz nehmen zu dürfen. Es ist nicht unhöflich, einen bereits dort Sitzenden zu ersuchen, seinen Platz zu wechseln.

Eine Diwaniya ist auch für Ausländer offen, deshalb drängte Dr. Mehdizadeh darauf, ihn häufig zu begleiten, um mich in Kuwait bekannt zu machen. Da wir abends Sprechstunde abhielten, gleichzeitig aber oft der Besuch einer Diwaniya anstand, war das nicht selten ein großes Gehetze, um noch einigermaßen pünktlich zu erscheinen. Manchmal mussten wir umkehren, die Diwaniya war bereits geschlossen.

Oft wurde mir ein Ehrenplatz neben dem Gastgeber zugewiesen und ich lernte auf diese Art und Weise Kuwaitis systematisch kennen. Die Gespräche meiner Nachbarn konnte ich leider selten mitverfolgen, da sie fast ausschließlich auf Arabisch geführt wurden.

Wie lange man an einer Diwaniya-Sitzung teilnimmt, bleibt einem selbst überlassen. Es gab Gäste, die bereits nach wenigen Minuten wieder gingen, weil vielleicht die Person, die man treffen wollte, nicht anwesend war, und so versuchte man sein Glück in einer anderen Diwaniya, denn es finden mehrere an einem Abend statt. Andere blieben länger, wobei das Ende nach oben offen war. Die Höflichkeit erforderte selbstverständlich, nicht bis weit über Mitternacht sitzen zu bleiben.

Normalerweise werden keine Mahlzeiten gereicht, was auch gar nicht zu bewerkstelligen wäre. Die Sitzmöbel, ein Polsterstuhl am andern, oft ziemlich niedrig, aufgereiht entlang der Wand, besitzen nur eine kleine Ablage. Es gibt zur Begrüßung arabischen Kaffee, danach unterschiedliche Sorten Tee mit Zucker, Wasser, verschiedene Säfte, auch Cola, natürlich nie Alkohol. Der arabische Kaffee, ein helles, fast milchiges, mit Kardamom versetztes, wohlschmeckendes Gebräu, das lange gekocht wird, ist der Ersatz für unseren europäischen Aperitif und wird kunstvoll in kleine Schalen eingeschenkt. Nach kurzer Zeit kommt die Bedienung, um nachzugießen. Reicht man ihnen das Tässchen mit einer Wackelbewegung, ist klar, man hat genug. Reicht man die Tasse aber nur so zurück, wird wortlos nachgeschenkt. Mit der schüttelnden Geste signalisiert man Kenntnis der Landessitte. Zu den Getränken gibt es Nüsse, meist Pistazien aus dem Iran oder leichtes Gebäck. Erscheint man, ohne zu Abend gegessen zu haben, würde man sicher nicht satt werden.

Die Rolle der Diwaniya in Kuwait sollte man nicht unterschätzen. Hier werden immer wieder wichtige Probleme des Landes diskutiert und Entscheidungen beeinflusst. Sie sind nicht als Konkurrenz zum Parlament zu verstehen, denn selbstverständlich werden auch dort Diskussionen über Wohl und Wehe des Landes geführt. Aber sie sind ein Instrument, den Zusammenhalt der Kommune zu stärken. Der

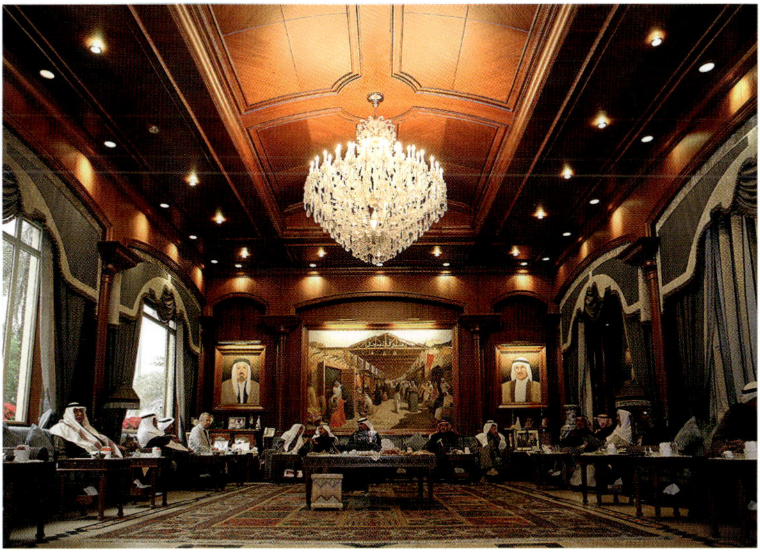

Im Diwaniya-Saal von Fahad A. R. Al-Majil

gegenseitige Besuch der Diwaniya ist auch eine besondere Form der Gastlichkeit und eine Geste, dem anderen seine Achtung zu zollen. Theoretisch könnte es passieren, dass der Gastgeber allein in seiner Diwaniya sitzt und niemand ihn besucht. Aber das kommt nie vor, im Gegenteil, die meisten Diwaniyas sind relativ gut besucht und schließen die Verpflichtung ein, Gegenbesuche zu machen.

Eine wichtige Voraussetzung für eine Diwaniya ist ihre Regelmäßigkeit, also der Gastgeber oder sein Vertreter haben wöchentlich anwesend zu sein. Das ist nicht einfach zu leisten und eine organisatorische Herausforderung! Wer sich also entscheidet, mit einer Diwaniya zu beginnen, und das könnte theoretisch jeder Kuwaiti, übernimmt auch eine große Verantwortung.

Frauen können sich in Kuwait ohne ihre Männer treffen. Sie versammeln sich in einer der Diwaniya ähnlichen Räumlichkeit. Dort geht es aber meist nicht um Geschäfte, dort stehen andere Interessen im Mittelpunkt. Manche sollen sogar zum Kartenspiel auffordern, aber das könnte ein Gerücht sein. Zu den Frauentreffen wird separat eingeladen und sie finden auch nur unregelmäßig statt.

Ich habe mehrfach die Diwaniya eines der einflussreichsten Männer Kuwaits, Abdulaziz Saud Al-Babtains, besucht. Der Hausherr berichtete stolz, nach der irakischen Okkupation die kuwaitische Regierung in seinen Räumen beherbergt zu haben, weil deren Amtsgebäude beschädigt war. Diese interessante Persönlichkeit habe ich auch auf seinem Landsitz besuchen dürfen. Landsitz meint in Kuwait ein Wohnensemble inmitten der Wüste. Er hatte dort riesige Hallen, an einen Tennisklub bei uns erinnernd, bauen lassen. Darin hielt er Kühe. In den vollklimatisierten Hangars wuchs sogar Gras, die Tiere schienen sich wohl zu fühlen und es roch wie auf einem bayrischen Bauernhof. Kurioser Weise saßen wir auf seiner vornehmen Terrasse auf Plastikstühlen, wie man sie nur im billigsten Supermarkt findet. Die Diskrepanz zwischen unvorstellbarem Reichtum und diesen unbequemen Sitzmöbeln stach ins Auge und war unerklärbar.

Abdulaziz Saud Al-Babtain, ursprünglich aus dem Irak stammend, spielt im gesellschaftlichen Leben des Landes eine wichtige Rolle. Ohne sein Mäzenatentum könnte mancher Student nicht studieren, würde manches Buch nicht veröffentlicht und manche Kulturveranstaltung nicht stattfinden. Er hat ein offenes Ohr für Probleme und

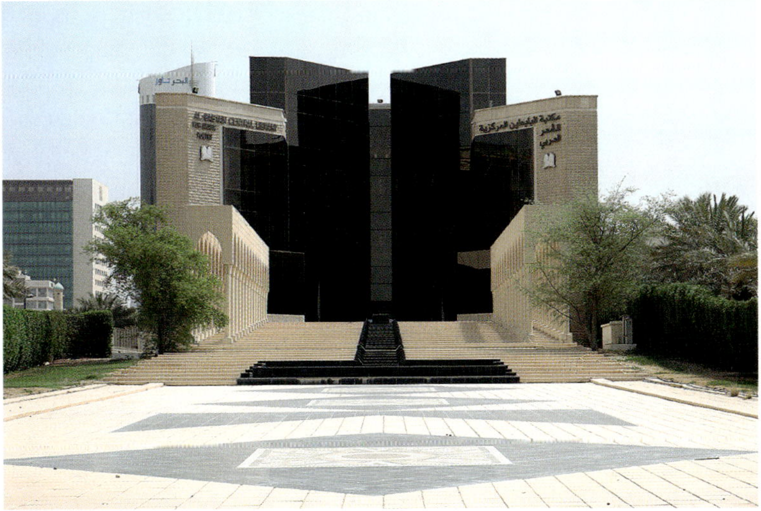

Bibliotheksgebäude, gestiftet von Abdulaziz Saud Al-Babtain

wenn er von etwas überzeugt werden kann, dann spart er nicht mit finanzieller Unterstützung. Allerdings ist er kritisch und nicht jede Bitte, die man an ihn heranträgt, wird erfüllt.

Al-Babtain ist auch Dichter. Mit großem Interesse habe ich zwei seiner Lyrikbände in englischer Übersetzung gelesen: *Spurensuche in der Wüste* und *Wüstenreisende*. Ihn fasziniert vorwiegend die arabische Wüstenlandschaft, das dortige Leben, die Weite des Horizonts, die sternklaren Nächte. Natürlich spielt auch die Liebe eine Rolle. Dennoch, seine Lyrik wird vom Leben in der Golfregion bestimmt, der spärlichen Vegetation, der kargen Landschaft, der Härte des Lebens bei Hitze und Trockenheit. Sicher wirken die Verse in der Originalsprache ganz anders als in Englisch, dennoch rühren sei einen an und man spürt, was den Dichter bewegt. Al-Babtain wird im nächsten Jahr achtzig und überblickt eine wichtige Epoche seines Landes.

Eine besondere Ehre war es für mich, seine Bibliothek für arabische Lyrik besuchen zu dürfen. Sie hat sich als weltweit erste auf diese Gattung spezialisiert, es findet sich daneben auch Dramatik und Belletristik. Es ist ein imposanter Bau, direkt neben der größten Moschee des Landes und in unmittelbarer Nähe zum Palast des Emirs gelegen. Von außen erinnert die Architektur an ein aufgeschlagenes Buch, die hufeisenförmige Bogenkonstruktion am Eingang sicher an den maurischen Stil, der mir bereits bei seinem Diwaniyapalast aufgefallen war. Das Innere des dreistöckigen Gebäudes ist großzügig gestaltet, die Leseräume hell und vom Licht durchflutet. Trotz zahlreicher Glasfenster ist es angenehm kühl. Ich werde vom Chefbibliothekar herumgeführt. Er zeigt mir alte arabische Handschriften, Gedichtbände aus der Region von vormuslimischer Zeit bis zur Gegenwart und Übersetzungen von Dichtern aus aller Welt. Heines Gedichte auf Arabisch oder Shakespeares Dramen in den Händen zu halten, ist eigenartig. Nur durch Übersetzung meiner Begleitung wusste ich überhaupt, was ich da vor mir hatte. Wenige Bände sind auch in Englisch – so die Geschichte Kuwaits, die Familiengeschichten des Emirs und weiterer wichtiger Vertreter des Landes.

Es wurde auch an sehbehinderte Menschen gedacht. Computer fungieren als Lesegeräte, die Schriften beliebig vergrößern können. Außerdem besitzt die Bibliothek ein nicht geringes Sortiment von Drucken in Blindenschrift. In jedem Leseraum sind mehrere Ange-

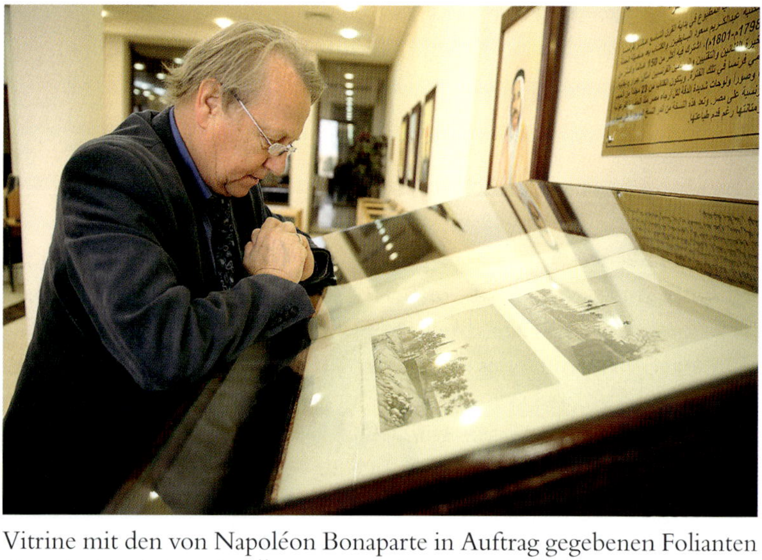

Vitrine mit den von Napoléon Bonaparte in Auftrag gegebenen Folianten über die Ergebnisse der Ägyptenexpedition um 1800

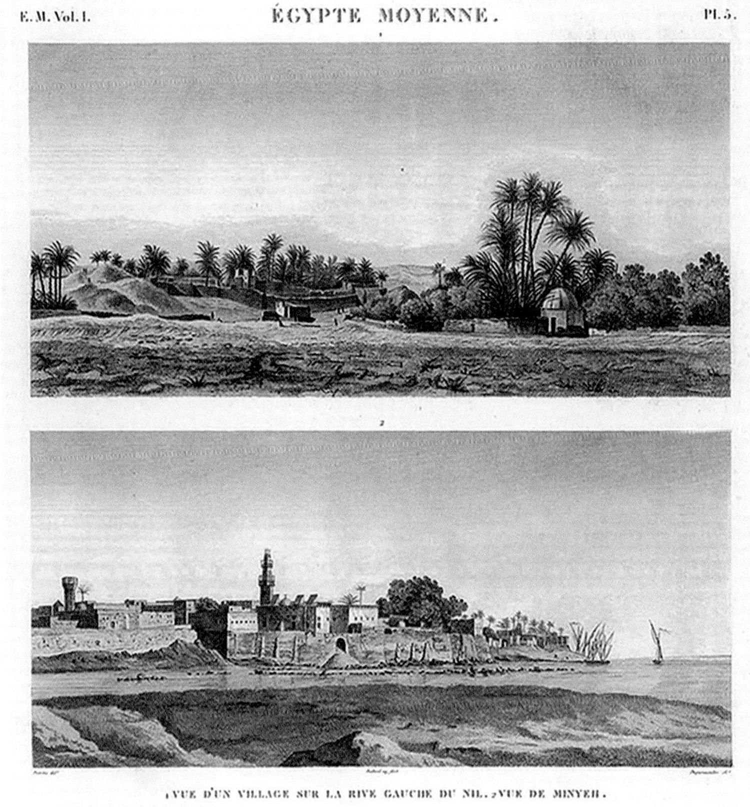
E. M. Vol. I.
ÉGYPTE MOYENNE.
Pl. 5.
1 VUE D'UN VILLAGE SUR LA RIVE GAUCHE DU NIL. 2 VUE DE MINYEH.

Kupferstiche aus *Description de l'Égypte*

stellte, die bei der Suche nach dem gewünschten Werk behilflich sind. Alles ist elektronisch katalogisiert, kein Buch darf, da eine Präsenzbibliothek, mit nach Haus genommen werden. Ein Höhepunkt des Rundganges war für mich zweifellos der Blick auf große Folianten, die Napoléon nach seinem Ägyptenfeldzug von 1798 bis 1801 in Auftrag gegeben hatte. Vierhundert Künstler fertigten innerhalb von zwanzig Jahren über dreitausend Kupferstiche an, die in neun Quartbänden und dreizehn Bildbänden in übergroßem Format eine Momentaufnahme damaliger Landschaft, Flora und Fauna, der Altertümer und des täglichen Lebens in Ägypten vor reichlich zweihundert Jahren wiedergeben, sowie einen Band mit Karten des Landes am Nil. Dieses dreiundzwanzigbändige Werk hat gemeinsam mit dem Auffinden des dreisprachigen Rosettensteines die Ägyptologie begründet. Es war für mich beeindruckend, wie genau die Künstler das damalige Leben festgehalten haben. Eine Fotografie hätte es nicht besser gekonnt. Nur noch drei Ausgaben dieser Monumentalwerkes gibt es weltweit im Original, je eine in Paris, in London und in Kuwait. Eine vierte wurde vor zwei Jahren während der arabischen Revolution bei einem Bibliotheksbrand in Kairo Opfer der Flammen.

Ein kuwaitischer Kolibri

Für Dr. Ali Mehdizadeh war es nach seiner Rückkehr aus Deutschland wichtig, engen Kontakt zur Deutschen Botschaft in Kuwait zu pflegen. Er fühlte sich inzwischen mit Deutschland sehr verbunden, hatte über siebzehn Jahre dort gelebt, diese Zeit intensiv genutzt und kehrt bis heute regelmäßig dahin zurück. Der Aufenthalt in Deutschland prägte sein Leben.

Als Student der Ostberliner Humboldt-Universität 1984 spielte er als Kuwaiti eine besondere Rolle. Er konnte regelmäßig in den Westteil der Stadt fahren, vermittelte den DDR-Kommilitonen einen Hauch von „weiter Welt" und brachte regelmäßig von seinen Ausflugen Artikel mit, die für Mitstudenten kaum erreichbar waren. Keiner hatte bereits so viel von fernen Ländern gesehen wie er, keiner konnte mit westlicher Währung einkaufen, keiner hatte ein eigenes Auto, dennoch haben ihn die ostdeutschen Kommilitonen vorbehaltlos akzeptiert und angenommen. Er wohnte mit ihnen im Studentenwohnheim Berlin-Hohenschönhausen, teilte mit anderen ein Zimmer. Er war ganz einer der ihren.

Dem Lehrkörper fiel der Student aus Kuwait natürlich auf. Er war ein Kolibri. Wann verirrte sich schon jemand aus den Golfstaaten an eine Ostberliner Universität? Das erstaunte auch mich, als ich davon erfuhr und Dr. Ali erzählte mir bereitwillig die ganze Geschichte: Nach dem Abitur in Kuwait wollte er unbedingt Medizin studieren und zwar in Deutschland. Nicht etwa in Großbritannien, wie sein Vater meinte, in Frankreich oder den USA, nein, Deutschland sollte es sein. Aber warum dann nicht in München oder Heidelberg, sondern ausgerechnet in der ehemaligen DDR? Das versteht man nur, wenn man weiß, dass sein Vater durch und durch Kaufmann ist. Er verglich die Studienkosten verschiedener deutscher Universitäten. Wen wundert's, dass die DDR das günstigste Angebot machte? Aus dem Blickwinkel eines Kuwaitis war die wissenschaftliche Ausbildung im Ost- und Westteil des damaligen Deutschlands nicht so verschieden, dass das den weit höheren Preis für ein Medizinstudium im Westteil gerechtfertigt hätte. Und Recht hatte er. Ich kenne ja aus eigener Anschauung die Universitätsausbildung der DDR und kann sie mit der

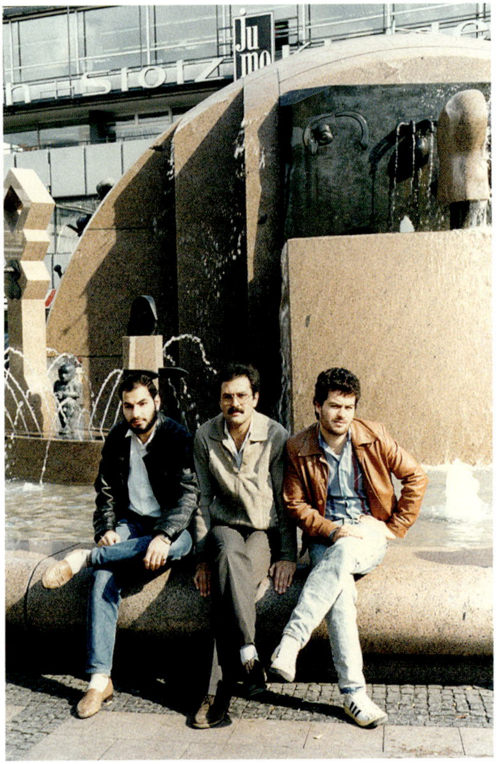

Ali Mehdizadeh (links) und Tarek Al-Shurbaji (Mitte), als Studenten am Breitscheidplatz-Brunnen im damaligen West-Berlin

von München vergleichen. Die Ausbildung in der klassischen Medizin der Charité konnte sich in der Tat sehen lassen.

Also reisten Vater und Sohn 1983 nach Leipzig, wo damals die zentrale Anlaufstelle für alle ausländischen Studenten war. Bei der Anmeldung im Herder-Institut, dort erlernten alle Neuankömmlinge Deutsch, war Alis Vater wieder sehr umtriebig. Er musste ja bald abreisen, wer sollte dann auf seinen Sohn aufpassen, obwohl der keinen Aufpasser nötig hatte? Abou Ali schaute sich um. Sofort fiel sein Blick auf einen sympathischen jungen Mann, der ihm sehr einsam erschien. Sicher auch einer aus dem Mittleren Osten, dachte er. Und richtig, als er ihn auf Arabisch ansprach, bestätigte sich seine Vermutung. Tarek Al-Shurbaji aus Jordanien antwortete in gleicher Sprache und machte auf den Vater einen Vertrauen erweckenden Eindruck. Er brauchte nicht lange zu überlegen! Sein Sohn sollte sich mit Tarek zusammentun. Zu zweit werden sie es schon in dieser Fremde schaffen! Er zog seinen Sohn am Arm und sagte, so Ali, das ist Tarek und ihr beide werdet euch jetzt gegenseitig helfen. Wie es aussah, sollten sich in wenigen Minuten zwei Freunde finden. Ali war nicht gewohnt, seinem Vater zu widersprechen und Tarek überrumpelt. Nun ja, schaden konnte es nicht.

Was Tarek damals nicht ahnte, war, dass er jemandem gegenüber stand, der einer seiner vertrautesten Menschen werden sollte, und bis heute ist das so geblieben. Aber wie ging die Geschichte damals weiter? Ali und Tarek meldeten sich gemeinsam am Herder-Institut an, lernten dort Deutsch und begannen zu studieren. Die DDR-Behörden sahen es nicht gern, wenn man nach Ostberlin ging. Die Auslandsstudenten sollten lieber nach Leipzig, Jena oder Greifswald vermittelt werden, um nicht so einfach Westberlin besuchen zu können. Aber da hatten sie die Hartnäckigkeit eines Mehdizadeh unterschätzt! Ali setzte durch, dass man ihn an der Humboldt-Universität immatrikulierte und er an der Charité sein Medizinstudium beginnen konnte. Tarek musste leider nach Greifswald gehen, er hat seinen Freund, so oft es ging, in Berlin besucht.

Es gab noch einen weiteren entscheidenden Grund für Berlin! Mir gestand Ali Mehdizadeh, er sei sehr gespannt auf den Sozialismus gewesen, von dem er nur wenig Positives in den ihm zugänglichen Zeitungen gelesen hatte. Wenn er in einer Stadt lebte, wo beiderseits der Grenze die gleichen Menschen wohnten, müsste es interessant sein zu sehen, was die Kommunisten mit der einen und die Kapitalisten mit der anderen Gruppe erreichten, wie sie diese vielleicht auch im Laufe der Jahre veränderten. Diesen direkten Vergleich gab es nirgends auf der Welt. Prof. Fischer, verantwortlicher Mentor für die westlichen Studenten der Charité, war erstaunt, dass der Gast aus den Golfstaaten auch die Seminare für Marxismus-Leninismus, Pflichtfach für alle DDR-Studenten, besuchte und auf Teilnahme bestand.

Ali lernte diese Stadt lieben und damit die deutsche Sprache und Kultur. Neben Persisch (Farsi), Arabisch und Englisch war Deutsch nun die vierte Sprache, die er jetzt in Wort und Schrift beherrschte. Als er dann am 9. November 1989 miterlebte, wie die Mauer fiel, war er überwältigt. Mitten in dieser geschichtsträchtigen Nacht lud er einige Kommilitonen ins Auto und zeigte ihnen Westberlin, den Kurfürstendamm, wo er ja regelmäßig einkaufen ging, das Brandenburger Tor von der anderen Seite und vieles mehr. In dieser Nacht hat keiner der Studenten geschlafen. Zurück von ihrer Spritztour ging es direkt in die Anatomie-Vorlesung.

Einige Jahre später gründete Dr. Ali in Berlin eine eigene Familie. Seine Frau holte er sich allerdings nicht aus Deutschland, sondern aus der Gegend von Schiras. Es sollte doch eine Perserin sein! Und diese Wahl hat er nicht bereut. Najmeh ist nicht nur die Mutter seiner Kinder, sondern eine unverzichtbare Begleiterin geworden, die ihn vorbehaltlos unterstützt, bei der er sich jeder Zeit Rat holen kann und die für ihn einen Ruhepol darstellt, jetzt mehr als damals vor fünfundzwanzig Jahren.

In Berlin wurde 1993 sein Sohn geboren. Hier erlernte seine Frau hervorragend Deutsch, sogar eher als dann später Arabisch. Auch die erste Sprache des Sohnes war neben Farsi Deutsch. Nur die Tochter kam in den USA zur Welt, ist aber inzwischen eine halbe Berlinerin geworden. Die Verbundenheit mit Deutschland zementierte sich, als Ali schließlich für sich und die Seinen einen deutschen Pass erhielt. Seitdem ist die Deutsche Botschaft in Kuwait auch seine Botschaft und der enge Kontakt dorthin vertiefte sich, als diese ihn zu ihrem Vertragsarzt machte.

So war es fast selbstverständlich, dass er nach Rückkehr in sein Heimatland die Zusammenarbeit zwischen Kuwait und Deutschland fördern wollte. Er sah da so manche Defizite. Oft war er unglücklich, wenn er den Eindruck hatte, dass die deutsche Präsenz gefühlt hinter der von Frankreich oder Großbritannien weit zurückblieb. Besuche von Ministern oder gar Staatspräsidenten beziehungsweise Mitgliedern der königlichen Familie aus Großbritannien waren vergleichsweise häufiger als Visiten von Amtsträgern aus Deutschland. Der erste Bundeskanzler, der Kuwait besucht hat, war 2005 Gerhard Schröder, der kuwaitische Staat bestand da bereits seit über vierzig Jahren.

Kuwait ist zwar ein kleines Land, dafür aber an großen Investitionen in Deutschland beteiligt, so seit vierzig Jahren bei Mercedes.

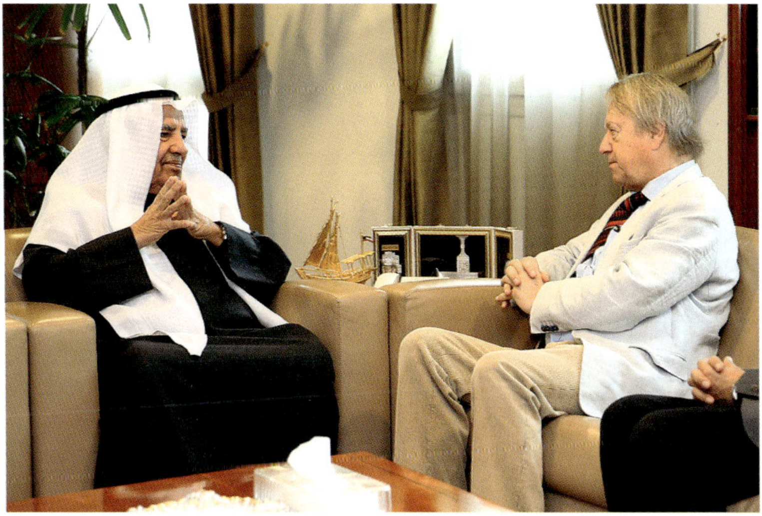

In der kuwaitischen Industrie- und Handelskammer; der Autor im Gespräch mit dem Direktor Ali M. Thunaian Al-Ghanim

Das wurde mir bewusst, als ich Ali M. Thunaian Al-Ghanim, Präsident der Industrie- und Handelskammer Kuwaits, kennen lernte, der sich in einem fast akzentfreien Deutsch über die wirtschaftliche Rolle Deutschlands in seinem Land äußerte, das meist auf Platz zwei nach den USA rangiert, manchmal schiebt sich Japan davor. Das private Investitionsvolumen der Kuwaitis in Deutschland läge bei fünfzehn und das des Staates bei achtzehn Billionen Dollar. So gesehen wäre das Emirat auch wirtschaftlich für uns interessant und man wünscht sich da wirklich mehr politische Aktivität. Als der Emir 2006 starb, schickte Deutschland nur seinen Botschafter, während aus Großbritannien Prinz Charles und der Außenminister anreisten.

Die Kontakte Dr. Alis zur Botschaft dienten auch der Intensivierung des Medizintourismus. Noch immer neigen Kuwaitis, wenn sie sich im Ausland behandeln lassen wollen, eher dazu, nach Großbritannien oder Amerika zu gehen. Das hat unterschiedliche Gründe. In Kuwait ist Englisch eine Verkehrssprache; auch wenn die meisten Kuwaitis es nur sehr unvollkommen beherrschen, können sie sich in Großbritannien besser behelfen als in Deutschland. Im Straßenbild von London fällt die arabische Tracht weniger auf, selten dreht sich jemand nach einer Abaya um, nicht so in Berlin.

Leider ist der Medizintourismus auch eine Frage der richtigen Werbung. Aber der britische Einfluss in Kuwait ist historisch begründet. Kuwaitis haben nach der Staatsgründung oft ihr Geld in Großbritannien angelegt, dort Immobilien gekauft und das Land häufig besucht. So bestehen lange zurück reichende Bindungen. Sitzt man im Besucherraum der Deutschen Botschaft in Kuwait, kann man notfalls ein Heftchen über die medizinischen Einrichtungen von Wiesbaden lesen, aber nicht eine einzige Broschüre über das große medizinische Angebot von Berlin. In den letzten zehn Jahren hat sich da kaum etwas geändert.

Wir haben häufig über einen Austausch von Ärzten gesprochen und die Möglichkeiten einer Facharztspezialisierung aus kuwaitischer Sicht diskutiert. Nach einem Medizinstudium an der Fakultät ihres Landes beantragt eine ganze Reihe Kuwaitis, die Facharztausbildung im Ausland fortsetzen zu dürfen. Auch hier ist Deutschland, der Sprache wegen, nicht die erste Wahl, sondern der angelsächsische Raum. Wer dort seine Ausbildung gemacht hat, bevorzugt naturgemäß auch Geräte und Medikamente dieser Länder. Würde sich Deutschland vermehrt anbieten, Kuwaitis zu Fachärzten auszubilden, wären langfristig deutsche Medizintechnik und Pharmaindustrie im Lande stärker vertreten als es zurzeit der Fall ist. Unsere Vorschläge wurden immer wieder erörtert, sowohl mit den jeweiligen Botschaftern in Kuwait und Berlin, die turnusmäßig wechselten, als auch mit den Behörden. Aber wirklich passiert ist nichts. Kuwait ist ein kleiner Markt und deshalb nicht so interessant. Außerdem ist das System der Facharztausbildung in Deutschland für ausländische Bewerber weniger attraktiv, da es kein Departmentsystem gibt. Ein deutscher Chefarzt muss sich immer um viele Assistenten kümmern und ist nicht auf die Ausbildung eines einzelnen fixiert. Das führt dazu, wie ich es erlebt habe, dass ein Weiterbildungsassistent aus Kuwait in einer Berliner Neurochirurgischen Abteilung über drei Jahre lang kaum operieren durfte, weil der Professor nicht persönlich über die Einteilung zum Operationsprogramm wachte. Mit welchen Fertigkeiten wird der wohl in sein Heimatland zurückkehren? Ist er dann ein schlechter Operateur, heißt es, die deutsche Medizin sei nicht gut, was natürlich nicht stimmt.

Anders in einer amerikanischen Klinik. Ein Consultant hat einen Resident, dem er möglichst rasch alles beibringen möchte, damit dieser eine effektive Stütze für ihn wird. Außerdem erhält das Krankenhaus ein Honorar dafür, dass es diesen Resident weiterbildet. Kehrt dann der Arzt nach seiner Spezialisierung in sein Heimatland zurück, verfügt er natürlich über mehr handwerkliche Fertigkeiten als der, der den Operationssaal selten von innen gesehen hat.

In diesem Punkt ist das Ausbildungssystem an deutschen Krankhäusern dem angelsächsischen System eindeutig unterlegen. Sicher werden auch in Deutschland tüchtige Ärzte ausgebildet, aber der einzelne ist viel mehr auf sich gestellt und von der Gunst seiner Vorgesetzten abhängig. Da kann es passieren, dass ein Assistenzarzt aus einem arabischen Land, noch dazu, wenn er wenig hinterher ist, seine fünfjährige Ausbildung glatt verschläft. Der amerikanische Kollege würde seinen Assistenten, wenn er nicht spurt, zurückschicken – ein Horrorszenario, das jeder Kandidat unbedingt vermeiden will.

Es gab und gibt immer wieder Kuwaitis, die sich in Deutschland ausbilden lassen. Ich persönlich hatte in den letzten fünfzehn Jahren drei Ärzte in meiner Klinik, die Urologen geworden sind. Aber eine optimale Lösung existiert bisher nicht.

Ganz abgesehen von der Sprachbarriere, standen auch immer wieder rein organisatorische Probleme im Wege. Es ist fast unmöglich, dass eine kuwaitische Familie mit Kindern das Kindermädchen nach Deutschland mitbringen darf. Nein, es soll jetzt ein deutsches Kindermädchen beschäftigt werden, natürlich zu deutschen Bedingungen bezüglich Gehalt und Arbeitszeit. Letzteres kann man noch nachvollziehen, aber die Kinder kennen die deutsche Erzieherin nicht und waren an ihre philippinische Maid seit Jahren gewöhnt. Die Ausländerbehörden Berlins sind wenig flexibel und halten sich streng an ihre Vorgaben. Das Interesse, Akademiker nach Deutschland zu holen, die eines Tages quasi als Botschafter in ihr Heimatland zurückkehren würden, vielleicht dort wichtige Multiplikatoren sind und deutsche Interessen besser verstehen könnten, geht nach meinen persönlichen Erfahrungen gegen Null.

Beethoven – geht das?

Eines Tages entstand die Idee, eine Kuwaitisch-Deutsche Kulturwoche zu organisieren. Das hatte es in Kuwait noch nie gegeben, dieser Plan reifte Schritt für Schritt.

Als ich Präsident der Berliner Urologischen Gesellschaft war und 2004 deren Kongress vom Hochschul-Orchester der Freien Universität und der Tecchnischen Universität Berlin eröffnet wurde, sagte Dr. Ali zu mir, wie wäre es, wenn wir zu unserem nächsten wissenschaftlichen Symposium diese Musiker einladen würden. Dann gäbe es in Kuwait zum ersten Mal ein von Deutschland organisiertes Sinfoniekonzert. Das hätten Briten oder Amerikaner noch nie geschafft!

Beim Besuch in der deutschen Vertretung trugen wir unsere Idee seiner Exzellenz Botschafter Klaus Achenbach vor, denn die Einreise von über fünfundachtzig Studenten aus Berlin wäre eine Herausforderung für das dortige Konsulat. Der Diplomat war begeistert. Sofort sagte er uns jede ideelle Unterstützung zu und meinte, vielleicht könne man sogar eine richtige Kuwaitisch-Deutsche Kulturwoche veranstalten, nicht nur mit Musik, sondern auch mit einer Vernissage, Diskussionsforen für Studenten, einer Schriftstellerlesung, einem Übersetzer, der arabische Literatur ins Deutsche überträgt.

Das „Aber" ließ leider nicht lange auf sich warten. Dafür würde es natürlich keinen Pfennig Geld geben. Das Budget der Botschaft sei knapp, eine Anfrage in Berlin aussichtslos. Von dort würde man nur zum Sparen aufgefordert. Sogar der Unterhalt der weltweiten Goetheinstitute sei problematisch.

Dennoch, der Plan nahm Konturen an. Wie aber so etwas finanzieren? Zum Glück mussten wir dem Orchester kein Honorar zahlen, neben den Reisekosten „nur noch" an Unterbringung und Beköstigung denken. Würden denn die Berliner bereit sein, sich auf so eine weite Reise zu machen? Noch bevor die Kostenfrage geklärt war, fragten wir bei den Hochschulmusikern an. Das Orchester wurde damals von meinem Bruder, Prof. Manfred Fabricius, geleitet. Alle Akteure waren Laien, die ihre Instrumente exzellent beherrschten, regelmäßige Konzerte in der Philharmonie am Semesterende zeugten davon. Der Orchestervorstand und der Manager

Bernhard Wyszynski fanden unsere Einladung eine tolle Idee und sagten zu.

In Kuwait gibt es keine Sinfonieorchester und deshalb auch keine Konzertsäle. In der muslimischen Welt hat man von Musik eine völlig andere Auffassung als wir in Europa. Das beginnt schon mit der Frage, ob man überhaupt Musik hören oder spielen darf. Die Wahhabiten beziehungsweise Salafisten lehnen das kategorisch ab, obwohl dafür der eindeutige Beleg im Koran fehlt. Ob eine diesbezügliche Hadith existiert, also eine Überlieferung der Sunna, ist bei den Religionsgruppen umstritten. Bedenkt man, dass es in der Hauptstadt des Sultanats Oman sogar ein großes Opernhaus gibt, das europäische Inszenierungen nachspielt, kann man die Ablehnung der Salafisten schon gar nicht verstehen. Neben Verdi werden dort Mozart oder Rossini aufgeführt. Seit kurzem gibt es in Katar ein Sinfonieorchester. Im Königreich Saudi-Arabien wäre das völlig undenkbar! So groß sind die Unterschiede in der muslimischen Welt.

Traditionelle arabische Musik, wenn sie gepflegt wird, kennt keine Polyphonie, das heißt, Sänger und Instrumente intonieren die gleiche Melodie in unterschiedlicher Tonlage und werden von Rhythmusinstrumenten begleitet. Die Entwicklung der abendländischen Musikkultur hat vor über tausend Jahren ebenso begonnen, sich dann aber Jahrhunderte lang zu einer komplizierten Harmonik entwickelt. Der Kuwaiti auf der Straße hat vermutlich keine direkte Vorstellung davon. In allen Golfstaaten kann man mühelos Sender aus Europa empfangen, aber ob man diese Programme auch schön findet, sei dahingestellt. Und jetzt wollten wir ein ganzes Orchester auftreten lassen, das alle Facetten der europäischen Musiktradition bieten konnte? Ein gewagtes Unterfangen!

Wir brachten unser Anliegen bei kuwaitischen Kulturbehörden vor. Gelassen hörte man sich die Pläne an. Bestimmt hatte man anfangs keinerlei Vorstellung davon, was wir vorhatten, verstand wenigstens, dass wir einen großen Aufführungsraum suchten. Man zeigte uns einen Kinosaal, der natürlich nur eine schmale Bühne hatte, für kuwaitische Folklore-Veranstaltungen völlig ausreichend, aber nicht für die Unterbringung eines Sinfonieorchesters! „Ja, warum müssen es denn so viele sein?", fragte man ungläubig. „Was, fünfzehn Geigen spielen auf einmal, reichen da nicht ein oder zwei? Kommen Sie doch lieber mit einer Volkstanzgruppe. Das gibt es doch bei Euch in Berlin, oder? Das gefiele den Leuten bestimmt!" Es war nicht leicht, ihnen begreiflich zu machen, dass gerade die Vielzahl der Musikanten und die unterschiedlichen Instrumente den Reiz eines Konzertes ausmachten, wie wir es planten.

Umso erstaunlicher war es, als wir erfuhren, dass es einen ehemaligen kuwaitischen Botschafter gab, Ali Zakaria Al-Ansari, der sich für europäische Musik sehr interessierte und während seiner Akkreditierung in Moskau sogar bei Aram Chatschaturjan Komposition studiert hatte. Sein innigstes Anliegen war eine Symbiose arabischer und europäischer Musik. Er hatte verschiedene sinfonische Werke komponiert, die in Kuwait noch nie aufgeführt worden waren, weil es keine Orchester für deren Besetzung gab. Das größte klassische Ensemble bestand aus sieben Streichern und einer Klarinette. Jetzt wäre Gelegenheit, mit einem Sinfonieorchester nicht bloß europäische Musik zu spielen, sondern den bisher einzigen und ersten arabisch-europäischen Komponisten der Golfstaaten in seiner Heimat uraufzuführen.

Dr. Mehdizadeh und ich ließen nicht locker und suchten die nächst höheren Behörden auf. Immer wieder stieß man sich an der großen Zahl der Instrumente. „Was, fünfundachtzig Musiker sollen kommen? Warum so viel?"

Aber was nutzten uns Räumlichkeiten, wenn wir noch nicht einmal das Geld aufbringen könnten, um diese Kulturwoche zu finanzieren? Allein die Flugtickets für die Musiker sollten fast 100 000 Euro kosten.

Der Plan, eine Kuwaitisch-Deutsche Kulturwoche zu veranstalten, wurde auch bei der Familie des Emirs bekannt. Scheich Nasser Al-Sabah, damals Ministerpräsident des Landes und Neffe des jetzigen Herrschers, fand dieses Vorhaben sehr löblich. Ein persönliches Gespräch bei einem Berlinbesuch mit der Scheicha Fariehe Al-Sabah, Schwester des damaligen Emirs, die den Eindruck einer völlig modernen Frau vermittelte, ermutigte uns. Wir sollten den Ministerpräsidenten bitten, das Unternehmen zu sponsern, erläuterte sie in einem hervorragenden Englisch. Als Scheich Nasser Mohammed Al-Ahmed Al-Jaber Al-Sabah 2005 nach Berlin kam, überreichte er einen Scheck mit einer großzügigen Summe und legte damit den alles entscheidenden Grundstock für unser geplantes Kulturprojekt.

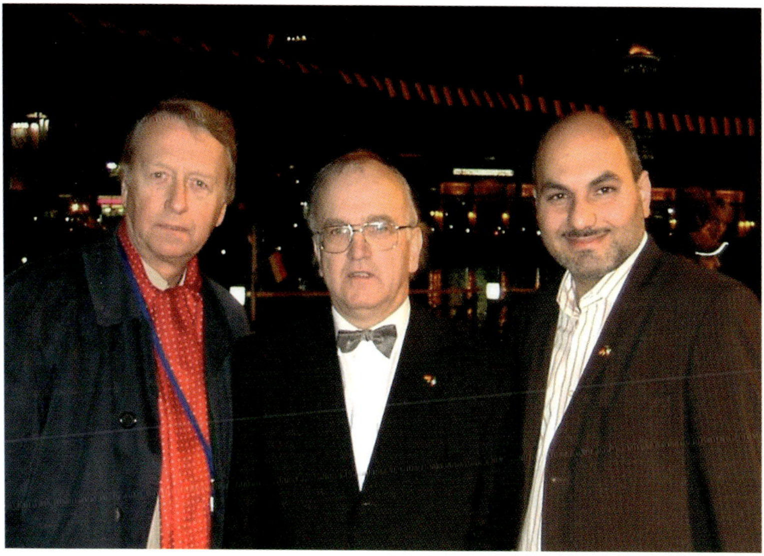

V. l. n. r.: der Autor, Prof. Manfred Fabricius, Dr. Ali Mehdizadeh

Scheich Nasser, geprägt von einer liberalen Haltung, kannte nicht nur die europäische Kultur, sondern auch den Iran sehr gut, hatte als Botschafter seines Landes in Paris, Rom, Helsinki und Teheran gedient. Er war in Großbritannien zur Schule gegangen, hatte in Genf die Universität besucht, sprach nicht nur ein hervorragendes Englisch, sondern auch Französisch und begann seine politische Laufbahn 1964, als er Mitglied der Delegation der Vereinten Nationen war. Seine Biographie liest sich wie das Geschichtsbuch des kuwaitischen Staates der letzten vierzig Jahre. Als der Scheich begann, sich gegen den zu mächtigen Einfluss der Salafisten im Parlament zu wehren, musste er sich etwas aus der politischen Schusslinie des Landes zurückziehen. So konnte die Herrscherfamilie erfolgreich ihre Liberalität weiter durchsetzen und die Regierungsarbeit diplomatisch geschickt verteidigen.

Jetzt wurde die Kuwaitische Botschaft in Berlin hellhörig. Mein Bruder lud die Vertreter zu seinem Konzert in die Philharmonie ein. Das Hochschulorchester hatte sich bereits ganz auf die Orientreise eingestimmt und das Programmheft mit einer kuwaitischen Fahne geschmückt. Das war ein Wink mit dem Zaunpfahl, sollte doch das Kuwaitische Konsulat den Weg für die Einreise in den Golfstaat bahnen. Außerdem wurde ein Werk von Al-Ansari geboten. Mehr Kuwait an einem Abend ging fast nicht.

Leider musste die Reiseplanung abrupt beendet werden, da der Emir, Scheich Jaber Al-Ahmed Al-Jaber Al-Sabah, plötzlich im Januar 2006 verstarb. Es wurde Staatstrauer angeordnet. An eine Kuwaitisch-Deutsche Kulturwoche war vorerst nicht mehr zu denken. Dr. Ali und ich behielten dennoch unsere Pläne im Auge.

Ermutigt durch die großzügige Zuwendung des Herrscherhauses suchten wir nach weiteren Sponsoren. Katar Airways hatte gerade eine direkte Verbindung zwischen Berlin und Doha eingerichtet und war bereit, die Musiker mit ihren Instrumenten für einen Vorzugspreis zu transportieren. Wir hatten natürlich nicht bedacht, dass man manche Instrumente nicht einfach im Frachtraum eines Flugzeuges mitnehmen kann. Die Temperaturschwankungen würden sie verstimmen. Das betraf vor allem die Violoncelli. Also mussten diese als Kabinengepäck deklariert werden. Aber wie? Ein Cello kann man kaum in einem Gepäckfach verstauen, schon gar nicht unter den Vordersitz schieben. Mein Bruder wusste zu berichten, dass die Philharmoniker, wenn sie nach Japan fliegen, ihre Instrumente auf einen Sitz schnallen. So benötigten wir also zwölf zusätzliche Tickets allein für die Cellogruppe. Zum Glück konnten wir der Fluggesellschaft versichern, dass ein Violoncello kein Abendbrot benötige und auch während des Fluges nichts trinken würde. Eine nicht unwichtige Ersparnis.

Aber die Kontrabässe? Zu groß für einen Sitzplatz, wurden für sie Transportkisten so gepolstert, dass ihnen die Temperaturschwankungen im Frachtraum nichts anhaben konnten. Die Harfe zu transportieren, das normalerweise teuerste und größte Instrument in einem Sinfonieorchester, war ganz unmöglich. Mein Bruder fand die Lösung und bot der Harfenistin an, die Triangel zu spielen, ein sehr kleines Rhythmusinstrument. Jeder musikalische Mensch mit Gefühl für den richtigen Takt lernt sie rasch zu handhaben. Die Harfenistin war im Handumdrehen umgeschult und konnte mitfliegen.

Dank der Spende des Scheichs erstanden wir über fünfundneunzig Flugtickets von Berlin nach Kuwait und zurück. Es blieb sogar noch etwas davon übrig, weil Katar Airways die Zusage des Vorzugspreises eingehalten hatte. Jetzt war ein Großteil der Sitzplätze in der Tourist-Class dieses Fluges blockiert. Das würde eine Freude werden, wenn alle gemeinsam eines Tages in Tegel abheben. Doch die Skeptiker unter den Studenten hielten alles für ein Märchen aus Tausendundeiner Nacht, das nie Wirklichkeit würde.

Noch immer war die Frage eines Konzertsaales nicht geklärt, bis uns eines Tages vom Arab Fund for Economic & Social Development signalisiert wurde, dass wir vielleicht in ihrer großzügigen Gebäudeanlage konzertieren könnten. Jetzt hatte im Hintergrund die Familie des Emirs wieder die Fäden gezogen. Die Räumlichkeiten waren imposant, zwei mehrere Meter hohe und schwere Eingangstüren aus Zedernholz mit wunderbaren Schnitzereien verziert, führten ins Innere, wo mit Marmor und Gold nicht gespart worden war. Man erreichte die Eingangshalle über breit ausladende Stufen, konnte aber auch die großzügig angelegten Lifte nutzen. Die Lichterpracht überwältigte. Ein richtiger Palast! Überall sprudelten Springbrunnen und aufwendiger Blumenschmuck war drapiert. So konnte man von Raum zu Raum schreiten, denn gehen wäre für diese vornehme Umgebung nicht angemessen gewesen. Durch das Gebäude gelangte man in einen Innenhof, den vier zehnstöckige Häuser umstanden. Dienten die unteren Säle der Repräsentation und als Konferenzräume, waren in den oberen Stockwerken Büros der Arab-Fund-Organisation untergebracht. Aber keine der Räumlichkeiten eignete sich für ein Konzert, entweder waren sie zu klein oder hatten keine Bühne.

Blieb der herrliche Innenhof, in dem zahlreiche, von Marmorkanten umrahmte Bäume im weißen Kiesbett standen und dort bewässert wurden. Ein Glasdach, so hoch wie die Gebäude, schütze vor Hitze und ermöglichte, diesen Bereich auch zu klimatisieren. Von oben hingen zahlreiche Schlingpflanzen herunter. Man hatte fast den Eindruck, in einem wunderschönen Wald zu stehen.

Wir überlegten. Versah man eine Seite des Hofes mit den Bühnenaufbauten und reihte zwischen die Bäume Stühle, könnte das Ganze unser gesuchter Konzertraum werden. Inwieweit die Akustik für ein Sinfoniekonzert geeignet wäre, ließ sich schwer voraussagen. Aber es war der einzige Ort weit und breit, wo die Studenten musizieren und Gäste ihnen zuhören könnten. Wir waren glücklich, endlich eine Räumlichkeit gefunden zu haben.

Der verantwortliche Hausmeister, darf man jemanden überhaupt so nennen, der in solch einem Palast arbeitet, war von unseren Vorschlägen nicht begeistert. Aber die Überredungskunst Dr. Alis reichte aus, ihn umzustimmen und so sollte dort eines Tages unsere zentrale Veranstaltung stattfinden. Wir waren mit unserer Wahl sehr zufrieden. Auch die Hotelunterbringung und der Transport der Studenten innerhalb der Stadt, konnten nur dank des Organisationsgenies und Einfallsreichtums von Dr. Ali gewährleistet werden. Mercedes stellte kostenlos Busse bereit. Aber wie rund hundert Menschen betreuen, die weder Örtlichkeit noch Landessprache kennen? Wir planten nicht nur Konzerte, sondern wollten parallel dazu einen Eindruck von Land und Leuten vermitteln. Auch da wusste Dr. Ali Rat. Er aktivierte neben seiner ganzen Familie Studenten der kuwaitischen Universität, die mit Eifer und Begeisterung bei der Sache waren. Schließlich sprang noch die Großhandelsfirma seines Vaters mit Transportfahrzeugen ein, um alles an Ort und Stelle zu bringen.

Der Botschafter hatte vorgeschlagen, auch Malerei aus Deutschland einzubeziehen. Wir baten die Witwe des Berliner Malers Kurt Mühlenhaupt, Werke für eine Vernissage zur Verfügung zu stellen. Die Gemälde mussten mit Bedacht ausgewählt werden, abstrakte Malerei oder Porträts waren nicht erwünscht. Der Islam vermeidet die bildliche Darstellung von Personen, obwohl im ganzen Land lebensgroße Aufnahmen der Herrscherfamilie zu finden sind. Kurt Mühlenhaupt hatte viele Landschaften und Blumenbilder geschaffen. Wir konnten mühelos mit seiner Frau Hannelore eine repräsentative Auswahl zusammenstellen. Neunzig Bilder gingen nach Kuwait auf die Reise. Auch die Vernissage sollte beim Arab Fund for Economic & Social Development stattfinden.

Trotz Sponsoring weiterer deutscher Firmen wie Siemens, Bosch und Mercedes waren immer noch nicht alle Kosten gedeckt. Jetzt wurde zusätzlich von Alis Familie ein größerer Betrag bereitgestellt, so dass die Finanzierung der Kulturwoche gesichert war! Ich habe nie erfahren, wie viel Geld das letztendlich war. Dr. Mehdizadeh schwieg sich vornehm darüber aus.

Ein orientalisches Märchen wird wahr

Im Dezember 2006 war es wirklich soweit, der Stress der letzten Wochen vergessen. Es ist für Außenstehende kaum zu ermessen, was es heißt, über achtzig Musiker für eine Fernreise auf eine Linie zu bringen. Bernhard Wyszynski, vom Orchester liebevoll Berni genannt, hatte weitere Haare verloren oder sie waren noch grauer geworden, bis alles unter Dach und Fach war, die Flugtickets vollständig, Notenmaterialien und Notenständer für die Konzerte bereit lagen. Die Überprüfung aller Reispässe auf ihre Gültigkeit durfte nicht außer Acht gelassen werden. Schließlich kamen die musizierenden Studenten aus aller Herren Länder und spiegelten die Internationalität der Berliner Universitäten. Das Verladen der Kontrabässe wollte überwacht sein und unzähliges mehr. Nicht zuletzt hatte mein Bruder dafür zu sorgen, dass musikalisch eine gute Leistung geboten wurde. Die Erwartungen der Gastgeber in Kuwait sollten nicht enttäuscht werden.

Die Maschine von Katar Airways hob planmäßig in Tegel ab. Für die Flugbegleiter waren wir ein ungewöhnlicher Haufen. Kaum hatten wir unsere Mahlzeit verdaut, packte die Blechbläsergruppe ihre Instrumente aus und gab den Fluggästen ein Ständchen. Die leisen Töne einer Oboe hätten gegen den Fluglärm nichts ausrichten können, anders war das schon bei Trompeten, Posaunen und Waldhörnern. Man konnte die Musik bis nach vorn in die First Class hören.

In Doha war nach reichlich sechs Stunden Zwischenlandung, wir mussten umsteigen. Inzwischen zeigte die Uhr weit nach Mitternacht und wieder wurden die Bläser aktiv. Dieses Mal galt die Musik einer Kommilitonin, die Geburtstag hatte. Zu meinem Erstaunen wurde weder „Happy Birthday“ noch Ähnliches gespielt, sondern ein christlicher Choral intoniert. Immer, wenn ich auf dem Flughafen in Doha bin, sehe ich die jungen Männer vor mir, die frühmorgens zwischen den hin und her laufenden Fluggästen stehen und diesen Choral blasen, eine christliche Musik in einem wahhabitisch geprägten Land. Wenn das der Emir von Katar gewusst hätte!

Nach zwei Stunden ging es weiter. In den frühen Morgenstunden erreichten wir Kuwait. Es war nicht sehr warm, schließlich liegen die Temperaturen im kuwaitischen Winter nachts häufig um 15 Grad.

Alle wurden trotz der unwirtlichen Zeit, es war kurz nach 5 Uhr, mit Hallo von vielen wartenden Kuwaitis begrüßt. Jede Studentin bekam eine Rose überreicht, eine Geste, die sehr berührte, natürlich eine Idee von Dr. Ali.

Am nächsten Tag, am 6. Dezember 2006, war es Wirklichkeit geworden! Der damalige Botschafter Klaus Achenbach eröffnete mit der Vernissage gleichzeitig die Erste Kuwaitisch-Deutsche Kulturwoche. Die schönen Bilder von Kurt Mühlenhaupt, vor allem seine Stillleben, aber auch die Landschaftsbilder aus Brandenburg, wurden bewundert. Der Vorstellung des Künstlers hörte man mit Interesse zu, leider wurde nicht ein Gemälde verkauft.

Die Eröffnung, umrahmt vom Spiel der zwölf Cellisten des Orchesters, ganz in der Tradition der Berliner Philharmoniker, hätte nicht würdiger sein können.

Zum Konzert am folgenden Tag waren auch das diplomatische Corps und Würdenträger des Staates geladen. Al-Ansari war leider damals schon so krank, dass die Familie ihm vom Konzertbesuch abriet.

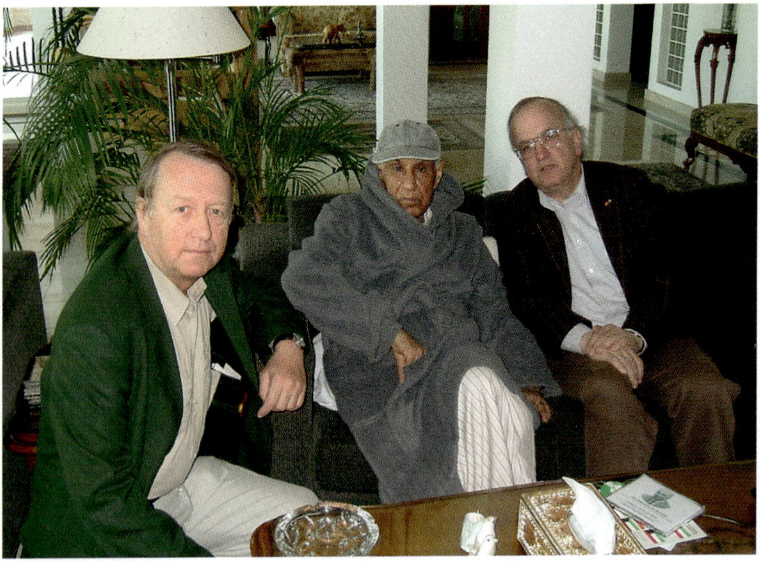

V. l. n. r.: der Autor, seine Exzellenz Ali Zakaria Al-Ansari, Prof. Manfred Fabricius

Da half keine ärztliche Überredungskunst. Mein Bruder, Dr. Ali und ich besuchten ihn vorher, worüber er sich sehr freute. Ich höre ihn noch ungläubig fragen, ob man seine Musik auch wirklich schon in Berlin gespielt habe. Mein Bruder bestätigte ihm das und lobte sehr seine Werke. Wieder fragten wir ihn, ob er nicht vielleicht doch kommen wolle. „Mumken", antwortete er. Das Wort kannte ich bereits. War es doch in den vergangenen Monaten bei vielen Gesprächen immer wieder gefallen. Ich hatte inzwischen begriffen, wenn man „mumken", nämlich „vielleicht" sagte, dann war das eigentlich ein Nein. Und dabei blieb es dann leider auch. Wenigsten ein Sohn von Al-Ansari machte uns die Ehre und kam abends zum Konzert.

Zu Beginn würdigte der Botschafter all die Mühen, die notwendig waren, dieses Ereignis stattfinden zu lassen. Das Orchester begann mit der *Ouvertüre zu Wilhelm Tell* von Rossini. Die Geschichte eines Freiheitshelden, der für die Unabhängigkeit seines Landes gekämpft hatte, konnte den Kuwaitis nur gut tun, denn die Befreiung von der irakischen Okkupation lag erst fünfzehn Jahre zurück. Es folgten ein Satz aus der *Eroica*, die ganze Beethovensinfonie wäre für klassikungeübte Ohren womöglich zu langatmig gewesen, und ein sinfonisches Werk von Al-Ansari. Man beschränkte sich also mehr auf Bravourstücke. Als am Schluss der *Radetzky-Marsch* gespielt wurde, wie es bei den Neujahrskonzerten der Wiener Philharmoniker üblich ist, klatschten alle im Takt, egal ob Scheich, einfacher Kuwaiti oder Diplomat. Die musikalischen Leistungen des Orchesters und seines Dirigenten wurden begeistert gefeiert. Schon jetzt war die Kuwaitisch-Deutsche Kulturwoche ein großer Erfolg. Nicht nur die Akteure aus Deutschland waren von der Gastfreundschaft begeistert, sondern auch die Kuwaitis waren während des Konzertes ganz bei der Sache und aufgeschlossen für das, was dargeboten wurde. Unsere Sorge, die abendländische Sinfonik könnte eventuell auf Ablehnung stoßen, war völlig unbegründet.

Das bestätigte sich erst recht bei einem Open-Air-Konzert auf dem Markplatz des Souq Al-Sharq, einem großen Einkaufszentrum. Das Orchester hatte auf einer Plattform direkt an einem Yachthafen Platz genommen. Die Meereskulisse mit den Schiffen war malerisch und der Platz wegen der bereits eingebrochenen Dunkelheit hell ausgeleuchtet. Die Musiker setzen sich gegen den pechschwarzen Nachthimmel eindrucksvoll ab. Die Leute hörten in Scharen zu und klatschten begeistert. Sie saßen im Halbkreis auf Stufen wie in einem Amphitheater. Jung und Alt kamen, darunter viele Kinder, man unterbrach den Einkaufsbummel, um den Musikern zu lauschen: kuwaitische Familien, der Vater in weißer Dischdascha, die Mutter mit Abaya und ihren Kindern, die still da saßen und für kurze Zeit einmal nicht herumtollten. Es fehlten nicht die vielen Ausländer, Inder, Philippinos und Araber aus Ägypten, Libanon und Syrien. Man sah ihnen an, ein solch ungewöhnliches Schauspiel hatten sie noch nie erlebt. Jeder schwenkte ein deutsches Papierfähnchen. Da hatte Frau Bach von der Botschaft ganze Arbeit geleistet! Es sollte doch klar sein, wo diese vielen Musiker herkamen.

Mein Bruder hatte sich gedacht, es könnte vielleicht eine nette Geste sein, so ein Konzert mit dem Abspielen der kuwaitischen Nationalhymne zu beschließen. Die Noten hatte er aus Berlin mitgebracht. Aber wie schnell sollte man das musizieren? Da kam er auf die Idee, in einer Pause einfach einen Jungen zu fragen, ob er denn seine Nationalhymne kenne und von dieser nicht den Anfang singen wolle. Bereitwillig begann der lauthals zu schmettern. Jetzt hatte mein Bruder den Rhythmus und das Tempo. Als die Musiker am Schluss die Hymne spielten, sang das Publikum inbrünstig mit. Anscheinend kannte jeder den Text! Es stimmte alles, auch die Lautstärke.

Die Berliner Studenten sollten nicht nur etwas von der kuwaitischen Kultur kennen lernen, sondern auch eine Vorstellung vom Islam bekommen. Wir besuchten die größte Moschee des Landes, die etwa 10 000 Gläubigen Platz bietet. Die Frauen mussten nun lange Kleider anlegen und den Kopf mit Hijab oder Abaya bedecken. Auch die Männer waren angehalten, sich umzuziehen. Auf so einen großen Touristenansturm war das Kleidermagazin der Moschee nicht vorbereitet, so dass eine Studentin ohne vorgeschriebenen Umhang eingelassen werden musste. „Noch nie", meinte sie betrübt, „hätte sie sich mehr in einer Außenseiterrolle gefühlt, als in diesem Moment." Alle zogen wir die Schuhe aus, die Moschee war mit einem wunderbaren Teppich ausgelegt, viele hundert Quadratmeter messend. Die meisten hatten so etwas noch nie gesehen. Auch die Größe des Gebäudes mit einer herrlich ausgemalten Kuppel beeindruckte. Erstaunt waren wir, als man uns in fließendem Sächsisch begrüßte. Die Dame, die uns füh-

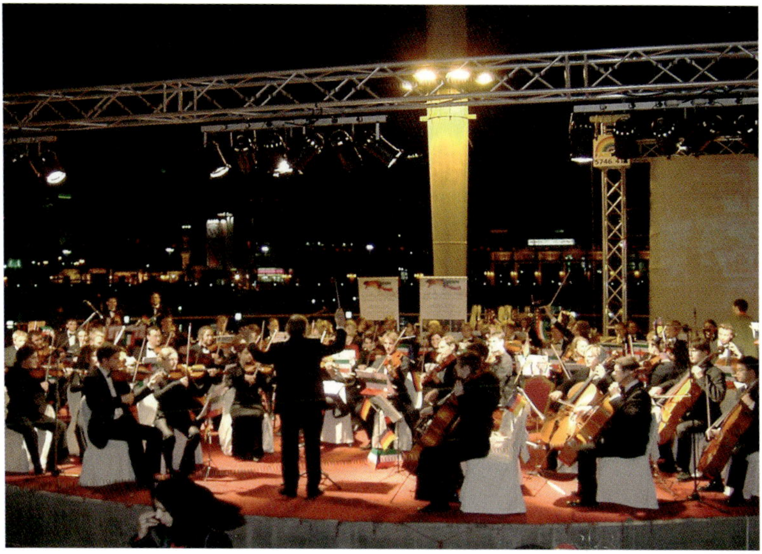

Konzert des Collegium Musicum der Freien Universität und der Technischen Universität Berlin im Souq Sharq, Kuwait 2006

ren sollte, stammte aus Chemnitz, war zum Islam konvertiert und mit einem Kuwaiti verheiratet. So klein ist die Welt!

Viel Eindruck machte der Vortrag eines Islam-Wissenschaftlers, der die Grundzüge der Religion von der Entstehung bis zur Gegenwart erklärte. Die Studenten hörten interessiert zu, ich war von dem Toleranzgedanken Andersgläubigen gegenüber angenehm berührt, denn nicht alle Imame scheinen so liberal. Dieser war mit Bedacht ausgewählt. Auch den Universitätscampus, auf dem eine Moschee steht und die Universitätsbibliothek, in der wertvolle Schriften aufbewahrt werden, besuchten wir.

Schließlich wurde das ganze Orchester zu einem Essen in die Wüste eingeladen, wo die KOC, die Kuwaitische Öl-Kompanie, einer der Sponsoren, eine Bungalow-Siedlung direkt am Golf besitzt. Das Büfett war hervorragend. Danach konnte man im Zelt am offenen Feuer arabischen Kaffee trinken. Das passte zu den Außentemperaturen, denn gerade an diesem Tag war das Wetter trüb, regnerisch und auch für uns ziemlich kühl, in Kuwait eher eine Seltenheit. Um das

Camp herum war es wüst und leer. Der flache Küstenstreifen am Golf lag grau in grau da, war mit Steinen übersät, sah eher schmutzig aus, hin und wieder ragte etwas Gestrüpp auf. Hatte man gelbe Saharasanddünen erwartet, wurde man arg enttäuscht.

Der deutsche Botschafter ließ es sich nicht nehmen, alle Studenten und Helfer zum Abschied in seine Residenz einzuladen. Zur Krönung der gelungenen Ersten Kuwaitisch-Deutschen Kulturwoche öffnete seine Exzellenz den Weinkeller der Botschaft und aktivierte den Bierhahn. Dies war eine besondere Geste, denn in Kuwait besteht allgemeines Alkoholverbot und mancher gönnte sich nach sechs enthaltsamen Tagen gern einen Schluck. Wieder waren die zwölf Cellisten gefragt und machten mit ihrer Darbietung groß Furore. Erst weit nach Mitternacht löste sich die Gesellschaft auf.

Die Kulturwoche hat bei allen Teilnehmern aus Berlin, den Kuwaitis und den anderen Einwohnern bleibende Eindrücke hinterlassen. Aber ohne das Management von Dr. Ali und die generöse Hilfe der Firma Mehdizadeh, wäre dieses Ereignis wohl kaum zustande gekommen.

Eine der Ursachen von Fremdenfeindlichkeit in Deutschland ist unsere Unkenntnis fremder Kulturen und Lebensformen. Wäre das anders, würden vielleicht die in diesen Tagen zu Tausenden bei uns ankommenden Flüchtlinge aus Syrien, dem Irak und Libyen mit mehr Verständnis aufgenommen. Aufklärung über die Andersartigkeit der muslimischen Welt ist die einzige Möglichkeit, Vorurteile abzubauen. Wir haben mit der Ersten Kuwaitisch-Deutschen Kulturwoche einen kleinen Schritt dahin getan.

Ecke 3. Ringstraße/Kairo Street

Die Boushahri-Clinic, quasi ein Ärztehaus, war zunächst eine gute Wahl. Sie hatte sich gerade gegründet und musste sich ebenfalls etablieren wie die KGUU. Doch es gab einen großen Unterschied. Der Klinikbesitzer Jawad Boushahri und die Mitarbeiter des Hauses waren in Kuwait alteingesessen. Dr. Ali Mehdizadeh hatte dagegen siebzehn Jahre im Ausland verbracht, genug Zeit, um die Verhältnisse in Kuwait nicht mehr so genau zu kennen. Ich erinnere mich, dass er in den ersten Jahren im Land seiner Kindheit wenig ortskundig war. Man hatte inzwischen viel gebaut, ganz neue Stadtviertel waren entstanden, das Autobahnnetz erheblich erweitert. Da war es eine glückliche Fügung, dass Dr. Ali im Manager der Boushahri-Clinic einen fähigen Partner fand.

Nabil Khazal war Mathematiker, hatte ebenfalls persische Wurzeln, stammte sogar aus der Familie des Scheichs der Westprovinz Khouzistan im Iran und war hoch motiviert, dem sehr viel jüngeren Urologen beim Aufbau seiner neuen Abteilung zu helfen. Frisch aus Deutschland kommend, hat sich Dr. Ali Mehdizadeh bereitwillig in allen Punkten beraten lassen. Er und Nabil Khazal waren ein effektives Team. Der Ältere konnte seine royale Herkunft durch vornehme Bescheidenheit nicht ganz vertuschen, und als er viel zu früh starb, sprach man wieder offiziell vom Scheich Khazal. In ihm steckte ein gnadenloser Rechner. Das war zunächst nicht von Schaden, hatte die KGUU doch zu Beginn nur Schulden. Nabil Khazal wiederum holte sich bei seinem neuen Partner ebenfalls Rat, denn schließlich war er kein Arzt. Sie unterstützten sich, wo sie konnten. Nicht lange, da übertrug Khazal Dr. Ali mehr und mehr administrative Aufgaben für das gesamte Ärztehaus. Das machte Sinn, denn das Management einer Gesundheitseinrichtung kann man nicht so organisieren, als ob es eine Schraubenfabrik wäre. Ideal ist, wenn sich medizinisches Wissen und ein Gefühl für die richtige Ökonomie ergänzen, noch idealer sogar, wenn diese Fähigkeiten in einer Person zusammenlaufen.

Nabil Khazal konnte sehr gut die Leistungen aller Ärzte des Hauses vergleichen. Dr. Ali Mehdizadeh schaute weit über den urologischen Tellerrand hinaus, dachte nie engstirnig nur an seine KGUU, sondern war in der Lage, einen ganzheitlichen Wurf für eine große Klinik zu wagen. Aber gerade da sollte Khazal ihn eines Tages bremsen, so dass Dr. Ali eigene Wege gehen musste. Noch stand diese Trennung nicht im Raum, noch waren die beiden ein Herz und eine Seele.

Nabil Khazal nahm sich rasch des Problems Dr. K. an. Der Deutsche war ihm eigentlich sympathisch und er verstand nicht, warum der, sowohl im Umgang mit den Mitarbeitern der KGUU, als auch mit den Farbigen der verschiedenen Hospitäler, so viele Schwierigkeiten machen sollte. Dann aber wurde offensichtlich, dass man mit Dr. K. nicht mehr weiter zusammenarbeiten konnte. Man brauchte einen neuen Arzt. In Deutschland war keiner so rasch zu finden, so suchte man im kuwaitischen Umfeld. Dr. Ali schlug vor, auch im Iran zu annoncieren, denn inzwischen hatte sich ein breit angelegtes Besucherprogramm von Urologen aus Deutschland etabliert, man musste also nicht unbedingt auf einen weiteren festen deutschen Arzt pochen, um den Charakter einer „German Unit" nach außen hin zu betonen.

Da waren zunächst meine viel zu seltenen Besuche für die KGUU alternierend durch meinen ehemaligen Oberarzt in Berlin, Dr. Said, der alle wichtigen Operationen beherrschte, ergänzt worden. Außerdem kamen in regelmäßigen Abständen weitere Mitarbeiterinnen aus meiner Klinik, um auf den immer größer werdenden Patientenanteil an Frauen zu reagieren. Nicht, dass sich Muslima weigerten, von Dr. Said oder mir behandelt zu werden, nein, die fehlende Präsens von uns beiden Operateuren sollte mit ambulanten Angeboten überbrückt werden.

Dieses Visiting Program allein war schon eine organisatorische Herausforderung. Termine mussten abgestimmt, Besuchsvisa, später waren es ausschließlich Residenzvisa und Arbeitserlaubnisse, bereitgestellt werden. Nabil Khazal half mit seinen Beziehungen zu den Ministerien, um die Genehmigungsverfahren zu beschleunigen. Jeder Besuchsarzt wurde von einer staatlichen Ärztekommission geprüft, um sicher zu sein, dass in Kuwait wirklich ein fachlich qualifizierter Mediziner mit Sprachkenntnissen, nicht unbedingt arabischen, seine Tätigkeit aufnehmen wollte. Sein Englisch musste allerdings eine unmissverständliche Unterhaltung über medizinische Sachverhalte garantierten.

Es war wichtig, die Patientenkonsultationen auf die Besonderheiten des jeweiligen Arztes oder der Ärztin abzustimmen. Auch sollte eine gewisse Kontinuität eingehalten werden, damit der Kranke nicht jedes Mal auf einen neuen Doktor stieß.

Die Aufenthaltsdauer des jeweiligen Besuchsarztes konnte man aus der Tageszeitung entnehmen. Dr. Ali entwickelte ein ausgeklügeltes System verschiedener Annoncen. Neben dem Logo der KGUU und repräsentativen Fotos, konnte der Leser erfahren, welche medizinischen Leistungen angeboten wurden. Diese regelmäßigen Anzeigen – wieder erkennbares Layout, das immer gleiche Ärzteteam – gehörten langsam zum Bestand der kuwaitischen Printmedien. Die KGUU wurde zunehmend landesweit bekannt. So systematisch und kontinuierlich hatte das vorher niemand gemacht. Bald zogen die anderen nach. So musste Dr. Ali neue Varianten entwickeln, um sich erneut von der Mehrheit abzusetzen.

Was gehörte noch zur Organisation? Für Dr. Fadhil Said, inzwischen Chefarzt der Urologischen Klinik in Frankfurt (Oder) und mich, sollte, wenn wir auf dem Kuwaiter Flughafen landeten, bereits ein Operationsprogramm existieren. Nach unserem Abflug war die Versorgung der operierten Patienten zu garantieren. Die Urologie der KGUU musste also standardisiert werden und es gab für alle Mitarbeiter, Ärzte und Schwestern Leitlinien, damit jeder wusste, was er wann und wo zu tun hatte. Das machte die Arbeit nicht nur leichter, sondern für alle transparent. Die Patienten gewannen den Eindruck, hier wird Medizin aus einer Hand geboten, und zwar aus Deutschland. So würden sie diese auch kennen lernen, wenn sie sich für eine Zweitmeinung ins Flugzeug nach München, Berlin, Wiesbaden oder Aachen setzten. Das Konzept kam bei den Kuwaitis gut an. Die Patientenzahlen stiegen.

Es war interessant, dass auch andere Kliniken dem Beispiel der KGUU, deren System man genau beobachtete, folgten, aber den organisatorischen Aufwand unterschätzten, der hinter den Erfolgen stand. Ging man nicht mit gleicher Sorgfalt vor, musste man als Nachahmer scheitern. Die Besuchsärzte kamen nicht wieder, wenn das Operationsprogramm schlecht organisiert war, die Patienten blieben aus, wenn sie jedes Mal einem neuen Visiting Doctor gegenüber saßen. Diese Erfahrungen machten nicht wenige der Epigonen, bis sie schließlich aufgaben. „Wenn zwei das Gleiche tun, ist es noch lange nicht dasselbe!“, diese Binsenweisheit gilt auch in Kuwait. Man fragte

Dr. Ali, was er denn anders mache, aber er konnte es ihnen nicht richtig erklären, weil man auf verschiedener Wellenlänge sprach. Der Erfolg hatte viele Väter, aber war auch auf ungeheurem Fleiß gegründet!

Nach dem Ausscheiden von Dr. K. geriet die tägliche ambulante Versorgung an die Grenzen ihrer Möglichkeiten. Dr. Mehdizadeh konnte nicht täglich zwölf Stunden Sprechstunde abhalten, sondern musste sich um die Organisation der KGUU kümmern. Nabil Khazal hatte die Anregung aufgenommen, einen Urologen für eine ständige Tätigkeit aus dem Iran einzustellen, so kam Dr. Salehi aus Schiras in unser Team. Er war sofort eine Bereicherung. Ich habe mehrere Jahre mit ihm zusammen gearbeitet, gemeinsam operiert, ihn nach Beendigung seiner Tätigkeit auch in Schiras besucht, dort mit ihm ebenfalls Patienten versorgt. 2006 trat Dr. Fardin Khajehie an seine Stelle, der bis heute in der KGUU tätig ist.

Dr. Fardin hat einen interessanten Werdegang, ist in Kuwait geboren und zur Schule gegangen, aber wie Dr. Ali nur Inhaber eines iranischen Passes. Deshalb durfte er in seinem Heimatland nicht Medizin studieren und ging in die Ukraine. Dort waren die Studienkosten für seine Familie erschwinglich. Nach dem Staatsexamen arbeitete er kurze Zeit im Iran, um dann zu uns zu stoßen. Gegenüber Dr. Salehi hat er den Vorteil, akzentfrei Arabisch zu sprechen und von den Kuwaitis als einer der ihren akzeptiert zu werden. Wir sind während meiner Aufenthalte unzertrennlich. Er dolmetscht in der Sprechstunde, assistiert bei allen Operationen und hat gleichzeitig die Rolle eines „Adjutanten" übernommen. Inzwischen ist er ein erfahrener Urologe und kann die Nachsorge der Patienten eigenständig und in meinem Sinne verlässlich übernehmen.

Zur Patientenaufklärung entwarf Dr. Ali gemeinsam mit Wafa Abusharkh verschiedene Flyer. Der erste beriet über Inkontinenz bei Frauen, ein weiterer klärte zur Enuresis von Kindern auf. Die Enuresis ist nicht nur für die Kinder selbst, sondern auch für die ganze Familie eine große Belastung. Das regelmäßige Bettnässen kann oft nur durch intensive medizinische Betreuung beseitigt werden. Weitere Flyer folgten, etwa zur Vorsorgeuntersuchung des Mannes. Man kann sich ausmalen, welche Arbeit hinter den inzwischen zahlreichen Faltblättern steckt. Ein ganzes Team befasst sich inzwischen mit diesem Metier. Die Patienten waren dankbar für Aufklärung und Behandlungshinweise. Wurde mit einem Flyer ein neues Therapiekonzept angeboten, konnte man spezielle check-up-Programme zu ganz geringen Kosten nutzen. Die Kuwaitis erschienen in Scharen zu den Sprechzeiten, die dann fast nicht ausreichten, um alle Nachfragen zu befriedigen. KGUU war bald kein Synonym mehr für ambulante und stationäre Urologie allein, sondern ein Begriff für Angebote zu komplexen Gesundheitsleistungen.

Auch wenn die Anfangsjahre im Verbund mit der Boushahri-Clinic ein voller Erfolg waren, so wurde es dort organisatorisch zu eng. Nabil Khazal konnte und wollte die immer neuen Ideen von Dr. Ali nicht mehr mittragen. Eine Umbenennung der Boushahri-Clinic in Deutsche Klinik und eine Ausrichtung aller Ärzte des Hauses auf die deutsche Medizin, kam nicht in Frage. Erst recht war es unmöglich, mit der Boushahri-Group über die Pläne eines Deutschen Krankenhauses zu diskutieren. Vielleicht war Khazal der ständig umtriebige, jüngere Arzt über den Kopf gewachsen. Kurzum, das umfangreiche Visiting Program für Besuchsärzte aus Deutschland hatte den Rahmen der Boushahri-Clinic gesprengt. Dr. Ali Mehdizadeh hatte alles erreicht, was möglich war, fühlte sich jetzt aber in seinen Aktivitäten eingeschränkt, konnte seine Vorstellungen von einer attraktiven urologischen Abteilung nicht mehr weiterentwickeln.

Inzwischen war mein Schüler gleichzeitig Medizinischer Direktor der AMAN-Health-Care geworden. Diese Investmentgruppe wollte ein Deutsches Krankenhaus in Kuwait bauen und hatte sich den erfolgreichen Urologen mit Bedacht ausgewählt. Niemand konnte ahnen, dass 2008 die Finanzkrise auch Kuwait nicht verschonen würde, die hochfliegenden Pläne auf Eis gelegt werden müssten.

Bald darauf entschied sich Dr. Ali, im Auftrag von Ayman Boudai, ein Ärztehaus zu kaufen, um dort seine Pläne zu verwirklichen, zunächst einen ambulanten Sektor einzurichten, dem eine stationäre Versorgung folgen sollte. Boudai, der schwerreiche Kuwaiti aus der AMAN-Investment-Company, machte ihn zum ärztlichen Leiter dieser Einrichtung. Der Ambulanzbereich erhielt den Namen German-Inaya-Clinic. Ein Umzug der KGUU in dieses Haus war nur noch eine Frage der Zeit.

Wie die Boushahri-Clinic, so lag die Inaya-Clinic in Salmiya, einem Stadtteil von Kuwait, der zu Hawally gehört. Salmiya ist ein gut situiertes Wohngebiet, es liegt direkt an einer Landzunge zum Golf mit einem malerischen Yachthafen. Dort wurde eine der ersten größeren Malls, die Marina Mall, gebaut. Außerdem führt durch Salmiya eine belebte Einkaufsstraße, deren Geschäfte teilweise aus den Siebzigerjahren stammen, aber heute noch betrieben werden. Hinzu kamen zahlreiche neue Shoppingcenter, für jeden Geldbeutel also ein reichhaltiges Warenangebot. Ergänzt werden die Kaufhäuser durch schicke Restaurants, wo kuwaitische Frauen nicht selten ihren Frust aus Melancholie und Langeweile vergessen können.

In der Gegend von Salmiya hatten sich auch die oben erwähnten Privatkrankenhäuser angesiedelt, so dass für die stationäre Versorgung der Patienten nach wie vor nur kurze Wege zurückgelegt werden mussten. Dieser Umstand hatte ja bereits zur Gründung der KGUU in der Boushahri-Clinic geführt und bewährte sich auch beim Umzug in das neue Domizil. Die German-Inaya-Clinic war viel größer als Boushahri, zwölf Stockwerke hoch, mit einem herrlichen Blick auf die Stadt und den Golf. Das begonnene Konzept des alten Standortes wurde nun am neuen breiter angelegt und weiter verwirklicht. Leider stellte es sich auch hier bald als Nachteil heraus, wenn die urologische Abteilung mit ihren organisatorischen Innovationen nur Mieterstatus, und bei der Gestaltung nur beschränktes Mitspracherecht hat. Es gab zwar Zusagen und Versprechungen, doch für das Management von Inaya war der Doktor aus Deutschland wieder viel zu aktiv, hatte ständig neue Ideen von der Führung eines solchen Gesundheitsunternehmens, um es konkurrenzfähig zu halten. Das konnte auf die Dauer nicht gut gehen. So entschied die Familie Mehdizadeh rasch nach dem Motto, lieber ein Ende mit Schrecken als ein Schrecken ohne Ende, die Reißleine zu ziehen und bereits nach zwei Jahren an völlig neue Konzepte zu denken. Man musste investieren und ein eigenständiges Ärztehaus gründen, um frei von jeder Bevormundung zu werden. Dr. Mehdizadeh traute sich das jetzt zu. Neben seiner Erfahrung als versierter Urologe, hatte er inzwischen sowohl in der Boushahri-Clinic als auch bei der AMAN-Health-Care und Inaya gelernt, wie man eine medizinische Einrichtung nicht nur als Arzt fachlich korrekt leiten muss, sondern diese unter kuwaitischen Bedingungen als Unternehmen managen kann, um sie profitabel zu betreiben.

Die Planungen für ein Krankenhaus waren auch nach 2008 fortgesetzt und Projekte für Rehabilitationskliniken entwickelt worden. Die vielen Gespräche, die er in den zurückliegenden Jahren mit den Behörden, der Deutschen Botschaft und unterschiedlichen Firmen geführt hatte, waren eine gute Schule. Jetzt kannte er Kuwait und Kuwait kannte ihn. Wenn er auftauchte, war er nicht mehr der „Mister No-Name" aus Deutschland, sondern ein erfolgreicher Arzt und Geschäftsmann. Außerdem hatte er sein Wissen über Betriebswirtschaft in Diskussionen mit Vater und Brüdern ständig erweitert und ein Gespür dafür entwickelt, was geht und was nicht geht. Bei medizinischen Problemen tauschten wir uns aus. Zusätzliche Hilfe bezog er aus der medizintechnischen Firma MEMCO, einer Familiengründung, die ihm bei der Beschaffung von Geräten und Medikamenten zur Seite stand. Die Basis für einen eigenständigen Klinikkomplex war also sehr breit. Auch der Großhandelsbetrieb seines Vaters war um einen wichtigen Zweig erweitert worden – die Gesundheitsversorgung kuwaitischer Patienten.

Inzwischen schossen im Emirat Ärztehäuser und Hospitäler wie Pilze aus dem Boden, viel zu viele für das kleine Land. Es war klar, dass sich einige nicht lange würden halten können. Der Staat bremste ebenfalls und hielt sich mit der Vergabe neuer Konzessionen zurück. Also war ein Alleingang auch keine Lösung.

Auf eine Anfrage bei Ayman Boudai, ob man nicht die German-Inaya-Clinic kaufen könne, reagierten die Teilhaber mit unfairen Preisen. Jetzt machte es sich bezahlt, dass Dr. Mehdizadeh mit dem ehemaligen Gesundheitsminister von Kuwait, Dr. Mohamad Jarallah, der inzwischen wieder als selbständiger Chirurg arbeitete, gute Kontakte gepflegt hatte. Dr. Jarallah führte in einem fünfzehnstöckigen Ärztehaus seine Praxis. Das Gebäude stand noch fast leer. Er suchte dringend einen Mitstreiter, der ihm beim Betreiben der Einrichtung zur Seite stehen konnte. So wurden Dr. Jarallah und Dr. Mehdizadeh Partner, gründeten 2010 die Jarallah German Specialized Clinic, das heißt, die Familie Mehdizadeh investierte in das neue Projekt und die KGUU zog innerhalb weniger Jahre ein weiteres Mal um.

Die neue Adresse lautete jetzt direkt in Hawally, Ecke 3. Ringstraße/Kairo Street. Auch dort hatte man freien Blick auf den Golf und die Stadt sowie großzügige Parkplätze. Die Entfernungen zu den

Hospitälern waren zumutbar, die Entscheidung für diesen Standort optimal und weitere Umzüge nicht mehr zu erwarten.

Dr. Mohamad Jarallah war für Dr. Mehdizadeh der rechte Mann am rechten Ort, nicht nur hervorragender Chirurg, sondern auch eine Persönlichkeit mit Format und Einfluss im Land.

Er entstammt einer alteingesessenen kuwaitischen Familie. Sein Vater, inzwischen mit über fünfundneunzig Jahren hoch betagt und immer noch geistig rege, war ein angesehener Geschäftsmann und wollte natürlich, dass sein Sohn in seine Fußstapfen tritt. Aber der entschied sich für die Medizin und studierte in Kairo, in Kuwait war das damals noch nicht möglich. Zur weiteren Ausbildung schickte man ihn nach Europa und er spezialisierte sich in Schottland zum Chirurgen. 1986 wurde er Consultant, was unserem deutschen Facharzt entspricht. Wenige Jahre später reüssierte er zum Direktor des Al-Sabah-Hospitals, des größten kuwaitischen Krankenhauses, und zum Leiter des Tumorzentrums. Als solcher erlebte er auch die Okkupation durch die irakischen Truppen und musste mit ansehen, wie man seine Einrichtung in Saddam-Hussein-Hospital umbenannte. Aber der Spuk war von kurzer Dauer. 1995 übernahm Dr. Jarallah zunehmend verantwortungsvolle Aufgaben im Gesundheitsministerium, um ab 1999 selbst zum Minister dieses Ressorts ernannt zu werden. Er setzte sich dafür ein, kuwaitische Ärzte, die zur Facharztausbildung ins Ausland geschickt werden sollten, vorher zu zertifizieren. Für den angelsächsischen Raum war das durchsetzbar, aber nicht für Deutschland. Erst der HNO-Kollege, Dr. Abdallah Ali, den ich persönlich gut kenne, hat ihn überzeugt, dass man auch in Deutschland eine gute und erfolgreiche Ausbildung erhalten könne. Sie besuchten gemeinsam die Medizinische Hochschule in Aachen und Dr. Jarallah vergewisserte sich vor Ort von der Qualität der Weiterbildung. Wichtig war ihm ein begleitendes Screening für alle kuwaitischen Ärzte im Ausland, damit man die ungeeigneten rechtzeitig zurückschicken konnte. Warum sollte man Geld in die falschen Leute investieren?

Dr. Jarallah hat auch während seiner Zeit als Politiker nie aufgehört, aktiver Chirurg zu sein. Wenigsten einmal pro Woche stand er im Operationssaal. Als Minister beeinflusste er die Weiterentwicklung der Chirurgie seines Landes, führte laparoskopische Operationsmethoden ein und tüftelte mit seinen ärztlichen Mitarbeitern an neuen

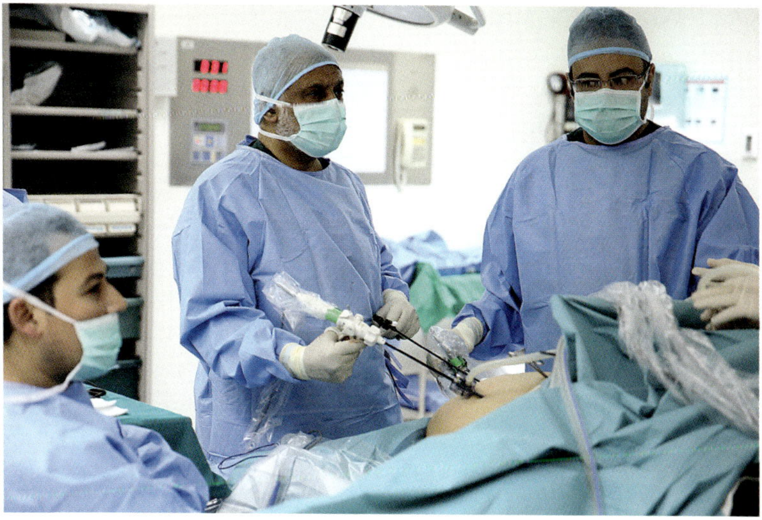

Dr. Mohamad Jarallah (Mitte), bei einer laparoskopischen Magenverkleinerung

technischen Finessen. Seine Ideen wurden erfolgreich auf Kongressen publiziert und er war wohl weltweit der einzige Gesundheitsminister, der als namhafter Referent bei Fachtagungen auftrat oder als Gastoperateur sich einen Namen machte.

Als Dr. Jarallah sich 2006 aus der Politik zurückzog, war es für ihn ein nahtloser Übergang, wieder ausschließlich als Chirurg zu arbeiten. Der Emir bat ihn, weiter als Berater in Fragen der Gesundheitspolitik zu wirken. In dieser Funktion hat er nicht nur die fachlichen Aspekte ärztlicher Tätigkeit im Auge, sondern wendet sich ebenso gegen alle Korruptionstendenzen im Gesundheitswesen. „Es kann nicht sein", meinte er zu mir, „dass ein Patient im staatlichen Krankenhaus keinen Termin erhält, aber in der Privatklinik des gleichen Arztes am nächsten Tag operiert wird."

Mein Schüler betätigte sich als innovativer Bauherr und brachte in jeder Etage eine eigene ambulante Abteilung mit individuellem Gesicht unter. Seinem großen Verhandlungsgeschick und seiner Überzeugungskraft ist es zu verdanken, dass in relativ überschaubarer Zeit das ganze Ärztehaus bezogen war. Dr. Jarallah erfasste sofort die

Stärken seines neuen Partners und ließ ihm klugerweise freie Hand. Dr. Ali wiederum wusste, wen er in Dr. Jarallah gewonnen hatte. Er respektierte und akzeptierte den Älteren und Erfahreneren voll und ganz. Rasch entwickelte sich ein gegenseitiges Vertrauen, was nicht unbedingt selbstverständlich ist, aber zeigt, wie Kuwait funktionieren kann und in weiten Bereichen auch funktioniert. Der Sunnit und Kuwaiti Dr. Jarallah und der Schiit mit iranischen Wurzeln aus Deutschland Dr. Mehdizadeh, wurden ein unbestreitbares Team.

Jetzt sind in der Jarallah German Specialized Clinic neben der Urologie und der Bauchchirurgie, eine Kardiologe, eine Allgemeinmedizin, eine plastische Chirurgie, eine Orthopädie, mehrere Zahnmediziner, mehrere Dermatologen, ein Röntgeninstitut, ein Kinderarzt und Kosmetikassistenten sowie eine Gynäkologie untergebracht. Im ganzen Haus sind sechzig Lasermaschinen installiert, einmalig im Mittleren Osten, und hinzu kommen noch dreißig Laser der Berlin-Klinik im Nachbarhaus. Ein so großes Ärztehaus will effektiv betrieben werden, damit man auch genügend Patienten anzieht. Dr. Mehdizadeh ist bemüht, mit Hilfe von Thea Dejachiminis die Arbeitsorganisation übersichtlich wie möglich zu gestalten. Inzwischen ist die KGUU die größte ambulante urologische Einrichtung im Privatsektor des Landes.

Nähert man sich dem Komplex vom großen Parkplatz aus, fallen die davor stehenden Palmen und der grüne Rasen auf, letzterer inzwischen künstlich, nachdem er immer wieder durch die Hitze verbrannte. Die breite Eingangstür ist Schwarz, Rot und Gold gestrichen, den Farben der deutschen Fahne. Zwei Fahrstühle bringen die Patienten in die oberen Etagen.

Die Urologie ist im neunten Stock untergebracht. Die Räume, geschmückt mit Darstellungen der deutschen Hauptstadt, lassen keinen Zweifel aufkommen, dass auch in der Jarallah-Clinic das Konzept der KGUU, deutsche Medizin anzubieten, verwirklicht werden soll. In der Anmeldung wird man von geschulten Mitarbeitern begrüßt. Da ist zunächst Alaa Saad, die mit Jüngeren, wie Nada Alajur, die Administration verantwortlich betreut. Sie informieren per Telefon die Patienten, wer momentan als Visiting Doctor zur Verfügung steht. Nur wenn das kenntnisreich durchgeführt wird, ist eine effektive Sprechstundenarbeit möglich. In den hinteren Räumen begrüßen mich die immer freundlichen und zuvorkommenden Krankenschwestern aus

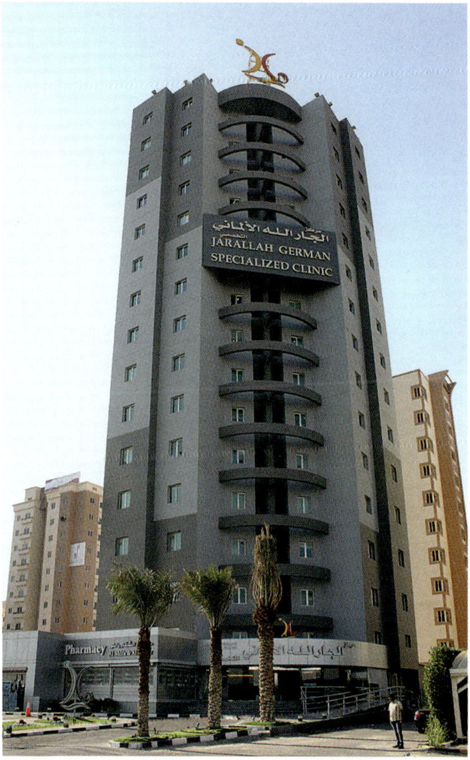

Gebäude der Jarallah German Specialized Clinic (Ärztehaus) in Hawally, Ecke 3. Ringstraße/Kairo Street

Kerala, Schwester Liji und ihre Cousine Sheeja. In einem der Sprechzimmer sitzt Dr. Ansgad aus dem Sudan, Dolmetscherin für die Patienten der Female Urology, im nächsten Zimmer Dr. Imen aus Algerien, verantwortlich für alle ambulanten chirurgischen Eingriffe der Klinik und für das Besuchsprogramm der Urologen, in einem weiteren mein langjähriger Mitarbeiter, Dr. Fardin, mit dem ich die gemeinsame Sprechstunde abhalte.

Um 17 Uhr beginnen in allen Etagen die ärztlichen Konsultationen. Dr. Mehdizadeh hat aus verschiedenen europäischen Ländern Mediziner gewonnen, die als ständige Ärzte tätig sind. Zusätzlich or-

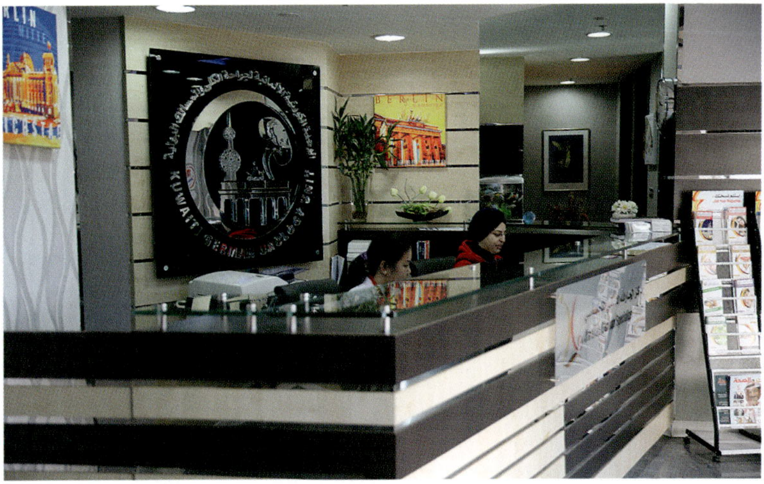

Anmeldebereich der Kuwaiti German Urology Unit im 9. Stock der Jarallah-Clinic; Schwester Eizel Arcenal aus den Philippinen (links) und Alaa Saad aus dem Libanon

ganisierte er, wie schon bei der Urologie bewährt, ein Programm für Visiting Doctors, die im Rotationsverfahren für einige Tage, für eine oder für zwei Wochen arbeiten. Diese Ärzte kommen aus Großbritannien, Italien, Frankreich, den USA, aus arabischen Ländern wie Ägypten, Syrien und Libanon.

Neben dem umfangreichen Angebot an Besuchsärzten hat man jetzt neue Wege gesucht, sich als wichtiger Gesundheitsstandort in Kuwait und den Golfstaaten anzubieten. Annoncen werden nur noch sparsam geschaltet. Die Informationen über die Ärzte schickt man viel kostengünstiger und effektiver per SMS an Tausende von Handynummern. Jeder Kuwaiti besitzt mindestens ein Mobiltelefon, manche sogar mehrere. Mittels Ultrakurzfilme, so genannte Instagramme, durch die Marketingabteilung der Jarallah Specialized Clinic seit 2014 ins Netz gestellt, können sich Patienten im iPhone Berichte und aktuelle Informationen der Ambulanzen ansehen und anhören. Besuchsärzte werden angehalten, bei ihren turnusmäßigen Aufenthalten aktuelle Spots zu liefern. In einer 15-Sekunden-Sequenz gehe ich zum Beispiel mit wenigen Sätzen darauf ein, wie man während des Ramadan als Harnsteinpatient Rezidive vermeiden könnte. So bringt man sich immer wieder neu bei den Kuwaitis in Erinnerung.

Für mich waren diese audiovisuellen Micro-Blogs, die man über eine App verschickt, völlig unbekannt, obwohl sie bereits seit 2010 existieren und von den vielen Handy-Freaks in Kuwait eifrig genutzt wurden. Aber es gehört eben dazu, auf solche neuen Züge sofort aufzuspringen, um nicht hinter der Konkurrenz zurück zu bleiben. Ich bin froh, dass ich mich nicht um diese Problematik kümmern muss.

Aber damit nicht genug. Die Jarallah German Specialized Clinic hat seit einem Jahr ein Fernsehstudio gemietet. Dort laufen wöchentlich Aufklärungsfilme und Interviews zu aktuellen Themen, deren Autoren die Mitarbeiter der Ärztehäuser sind. Die Filme werden auch im Erdgeschoss des Klinikgebäudes auf überall angebrachten Fernsehschirmen abgespielt. Die permanenten Ärzte und die Visiting Doctors haben eine Homepage, die im Fahrstuhl über den Bildschirm flackert. Schließlich ist die Fahrt vom ersten bis zum fünfzehnten Stock lang genug, um sich Informationen über das Ärzteteam anzusehen. Die vielen unterschiedlichen Angebote könnten verwirrend sein. Man weiß nicht mehr

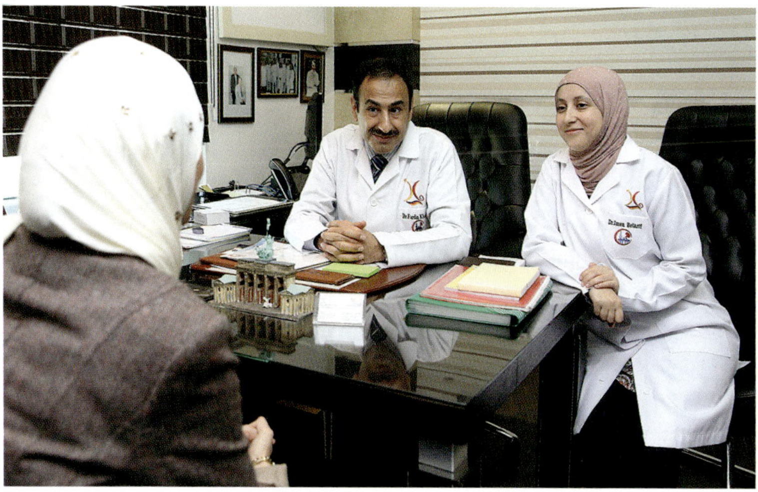

Dr. Fardin Khajehei und die aus Algerien stammende Ärztin Dr. Imen Balarif während einer Sprechstunde in der KGUU

genau, wo man eigentlich hin will oder an wen man sich wenden soll. Auch kommt man plötzlich auf die Idee, nicht nur Abteilung X, sondern auch noch Y oder Z zu besuchen. Guides im Empfangsgebäude helfen bereitwillig aus. Ist jemand gehbehindert, stehen notfalls Rollstühle zur Verfügung. Man kann auch einfach im Foyer Platz nehmen und wird gezielt gerufen, wenn der Arzt oder die Schwester frei sind.

Es dauerte gerade drei Jahre, da war die Jarallah German Specialized Clinic die größte Outpatient Einrichtung in Kuwait. Sie erhielt eine TÜV-Zertifizierung nach ISO 9 000. Das Gebäude war kaum umgebaut und bezugsfertig, da meldeten sich weitere Fachärzte aus Kuwait, um sich diesem Klinikkomplex anzuschließen. Aber mehr als fünfzehn Stockwerke hatte das Gebäude nicht und alle Etagen waren belegt. So traf es sich gut, dass direkt daneben ein Neubau entstand, ebenso groß, aber noch ohne eindeutige Bestimmung. Man verhandelte mit dem Bauherrn und mietete alle Etagen für ein weiteres Ärztehaus, das sich Berlin-Klinik nennt.

Hinzu kamen zwei Kliniken in Jaher und eine in Shaab, ein Stadtteil von Kuwait. Im nächsten Jahr sollen zwei weitere neue Gebäude in Hawally bezogen werden, eine wird Lausanne-Clinic heißen. Der Klinikverbund hat jetzt schon fünfhundert Mitarbeiter beschäftigt, darunter dreißig ständige und fünfzehn Gastärzte. Viele der dort tätigen Philippinos und ein beachtlicher Teil der Schwestern aus Kerala, aber auch einige Ägypter, sind Christen. Die große Toleranz gegenüber den nichtmuslimischen Mitarbeitern veranlasste die Philippinische Botschaft der Jarallah German Specialized Clinic das Siegel „mitarbeiterfreundlichste Einrichtung in Kuwait“ zu geben.

Die KGUU hat von Beginn an dafür gesorgt, dass auf Wunsch Frauen nur von Ärztinnen behandelt werden. Diese „Female Urology“ wurde möglich, weil ehemalige Assistentinnen meiner Klinik in Moabit bereit waren, neben ihrer Urologischen Praxis in Berlin, für einige Tage nach Kuwait zu fliegen. Dr. Sulafah El Khadra und Dr. Cristina Schurwanz haben diese regelmäßigen Visiten mehrere Jahre durchgehalten. Erstaunlicherweise ließen sich auch kuwaitische Männer von den deutschen Urologinnen versorgen. Als diese Besuche wegen zu großer Belastung nicht mehr möglich waren, stieß Dr. Mehri Mehrad aus Teheran zu uns. Sie hatte sich auf Inkontinenz-Operationen spezialisiert und führt diese Eingriffe mit großem Erfolg

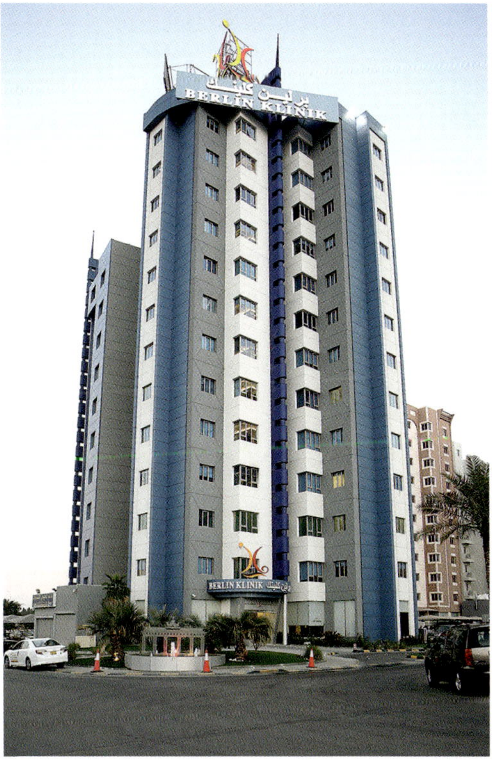

Berlin-Klinik-Gebäude (Ärztehaus) in Kuwait, davor Brunnen mit Brandenburger Tor

seit fast zehn Jahren durch. Ihre Erfahrungen mit der Urodynamik und den Problemen von Beckenbodenerkrankungen hat das urologische Spektrum der KGUU sehr bereichert. Seit drei Jahren ist eine weitere deutsche Urologin im Team, Dr. Gundula Schnabl, die ich noch aus Münchner Zeiten kenne. Sie bildet gemeinsam mit Dr. Mehri das Female-Urology-Team. Durch Dr. Schnabl hat die „Schmiedt-Schule" wieder mehr Gewicht erhalten.

Noch ist Dr. Ali nicht am Ziel, in Kuwait ein Krankenhaus nach deutschem Muster zu betreiben. Aber ich bin überzeugt, dieser Plan kann in naher Zukunft in die Tat umgesetzt werden. Der ambulante Sektor war nur ein Beginn.

Allah wird es richten

Weltweit ist der Islam die zweitgrößte Religion mit mindestens 1,6 Milliarden Anhängern und wird dabei nur noch von den Christen mit 2,2 Milliarden übertroffen. Von den zurzeit auf der Erde lebenden 7,3 Milliarden Menschen sind also etwas mehr als 20 Prozent Muslime. Wenn der Bevölkerungszuwachs sich weiter zu Gunsten der arabischen Welt verschieben sollte, könnte sich dieser Prozentsatz noch erhöhen.

Es wurde bereits erörtert, wie sich der muslimische Glaube definiert und welches Bekenntnis erwartet wird. Schaut man sich die religiösen Aufklärungsschriften noch genauer an, zeigen sich zu den anderen zwei abrahamitischen Bekenntnissen mehr Parallelen als erwartet. Die fünf Säulen des Islams ergänzen sich durch Inhalte, die einem Europäer nicht neu sind. Der Engelsglaube, der Tag des Jüngsten Gerichtes, die Frage des möglichen Weiterlebens nach dem Tode und die Existenz eines Paradieses, sind für gläubige Christen und Juden bekannte Denkmuster. Alle drei Buchreligionen haben Schnittstellen, auf die ich nicht weiter eingehen will.

Auffällig ist, dass die Überzeugungskraft der christlichen Traditionen in Europa nachlässt und die des Islam an Ausstrahlung zu gewinnen scheint. Während man in Deutschland immer weniger Kirchgänger zählt und viele Gotteshäuser sonntags fast leer sind, kann man in Kuwait nicht nur freitags, zum großen und wichtigen Gemeinschaftsgebet um 12 Uhr mittags, sondern bei jedem „Ansan", dem Ruf des Muezzin, Männer, und zwar ausschließlich Männer, sehen, die zur nächstgelegenen Moschee eilen. Steht man an einer Straßenkreuzung, entdeckt man in jeder Himmelsrichtung wenigstens ein muslimisches Gotteshaus.

Der Stellenwert des Islam wird erst recht betont, wenn freitags die Ansprache des Imams aus dem Lautsprecher tönt, so dass man sie auf Schritt und Tritt anhören muss, ich sie dann auch in meinem Hotelzimmer bei geschlossenem Fenster vernehme. Es ist ein Monolog, vergleichbar der Predigt in einem europäischen Gottesdienst. Kaum vorstellbar, dass aus einer Kirche in Deutschland sonntags die Worte des Pfarrers nach draußen übertragen werden.

So wie Christen nicht an der Kirchentür ihren Verstand abgeben können, so werden das Muslime auch nicht tun. Der Fortschritt von Wissenschaft und Technik konnte anscheinend im arabischen Raum den Glauben an Allah nicht beeinflussen und hat die Zahl praktizierender Mohammedaner in den letzten Jahren eher noch in die Höhe schnellen lassen. In Kuwait erzählt man, dass zur Zeit des Osmanischen Reiches, zu dem fast die gesamte arabische Halbinsel einmal gehörte, die Ausübung der Religion weniger ernst genommen wurde als heute. Bis vor dem Zweiten Weltkrieg gab es nur wenige Moscheen am Golf. Wie kann man sich den Wandel erklären?

Natürlich hat zunehmender Reichtum die Bautätigkeit beflügelt und mancher Mäzen stiftete ein neues Gotteshaus, eines prächtiger als das andere. Aber die Vielzahl ist auch Hinweis, wie ernst Religion in diesem Land genommen wird. Kommt man im Mittleren Osten auf dieses Thema, wird einem schnell klar, „den Islam" als solchen gibt es nicht, ebenso wie in Europa „das Christentum" so nicht existiert, sondern die individuellen Sichtweisen von vorgegebenen kanonischen Glaubensinhalten sehr abweichen können. Man fragt sich dennoch immer wieder, warum die Rolle der Mythologie in beiden Kulturen so unterschiedlich ist.

Menschen, die um den traditionellen Gottesdienst einen Bogen machen, wurden einmal treffend als „spirituelle Nomaden" bezeichnet. Das christlich geprägte Abendland scheint inzwischen voller solcher Nomaden zu sein, die mit Religionspraktiken nichts mehr anfangen können. Eine ganz andere Entwicklung ist im Mittleren Osten zu beobachten. Den meisten Menschen dort ist anscheinend die Erklärung, die Welt bestehe nur aus dem, was man sehen, messen und begreifen kann, nicht ausreichend. Auch wollen sie nicht wahrhaben, mit dem Tod sei alles zu Ende. Ist die rege Teilnahme an den Gebetsriten Ausdruck dieser Geisteshaltung? Sind Kuwaitis gläubigere Menschen?

Ich habe in Gesprächen mit arabischen Patienten den Eindruck, dass Allah auch bei der Frage über die letzten Dinge ihres Lebens eine zentrale Rolle einnimmt. Würde man eines Tages nach dem Verschwinden aller Religionen ein Wort für das Geheimnis unserer menschlichen Existenz erfinden, könnte das wieder der Begriff „Gott" sein, sagt Karl Rahner. Diese Überlegung für die muslimische

Welt anzustellen, ist müßig. Dort ist Allah überall, scheinbar unverrückbar zementiert, nicht nur fünfmal am Tag während des „Ansan“ vom Minarett aus.

Als Arzt wird man mit Krankheit und Tod mehrmals im Monat konfrontiert und muss die Rolle nicht nur des Hiobsbotschafters, sondern auch des Hoffnungsgebers übernehmen. In Deutschland rückt dann nur noch gelegentlich die Frage nach Gott in den Mittelpunkt. Ganz anders in Kuwait. Hier wird das Schicksal bewusst in die Hand Allahs gelegt, zumindest verbal. Die Formel „Inshaallah“, „so Allah es möglich macht“, kann man unzählige Male am Tag hören und vermittelt den Eindruck, die Menschen fühlen sich unwohl, fällt dieses Wort nicht. Es muss immer wieder neu gesagt werden! Wie viel Überzeugung letztendlich hinter dieser Formel steckt, kann man als Außenstehender, noch dazu als Europäer, nicht erkennen.

Mein Vater pflegte, wenn er etwas plante, noch häufig zu sagen: „So Gott will und wir leben!“ Recht hatte er, denn niemand konnte wissen, ob man in einem Jahr noch da wäre. Üblich war das schon damals nicht und heute wird man im täglichen Leben mit solchen Formulierungen selten konfrontiert, würde damit sicher Befremden auslösen.

Meines Wissens gibt es aus dem arabischen Raum kein statistisches Material über die Motive der Menschen, sich an ihre Religion zu halten. Anders in Deutschland. Fast 40 Prozent der Bevölkerung gehören keiner Kirche mehr an und von den Mitgliedern glauben erstaunlicherweise 20 Prozent nicht einmal an einen Gott, mehr als die Hälfte auch an kein ewiges Leben. Das Bedürfnis nach Religion scheint gering zu sein.

Aber wirkliche Vergleiche haben wir nicht, wir sehen nur die gut besuchten Moscheen, den harmonischen Gleichklang beim Ausüben der Riten. Ob die Einhaltung religiöser Vorschriften am Golf verhindert, sich am Lebensende in die Hölle aufmachen zu müssen oder bei Befolgen einem das Paradies versprochen wird, kann keiner sagen. Für viele ist das ein wichtiges Motiv und könnte erklären, warum man immer wieder im Nahen Osten neue Selbstmordattentäter rekrutieren kann. Ein weiteres Motiv ist, einfach nur Allah gefällig sein zu wollen. Trotz dieser Gründe fällt es schwer, die offenbar geringeren Zweifel am Überirdischen dort zu erklären.

Wenn es ein tief sitzender Glaube allein nicht sein kann, was ist es dann? Vermittelt der Islam vielleicht mehr individuelle Sicherheit?

Automatisch zu schlussfolgern, der Besuch einer Moschee müsse mit unverrückbarem Glauben gleichgesetzt werden, ist sicher zu kurz gegriffen. Denn Atheisten beziehungsweise Agnostiker würden kaum freiwillig am Gebetsritus teilnehmen. Glauben braucht sicher einen Schuss Naivität, die nicht unbedingt jeder besitzt und eine Bereitschaft, die Kontrolle scheinbar aus der Hand zu geben. Sind die Menschen dort also naiver als die Europäer? Wenn Religion vielleicht so etwas wie subjektive Sicherheit, Halt und Zuversicht vermitteln könnte, die objektiv gar nicht da sein muss, dann ist mit „naiv" etwas ganz anderes gemeint. Warum haben materialistische Weltanschau ungen auf die arabischen Völker keine große Anziehungskraft ausüben können?

Auch im Mittleren Osten und Afrika gab es quasi kommunistische, und damit sicher atheistische, auf alle Fälle aber sozialistische Diktaturen. Weder im Süd-Jemen noch im Irak oder Äthiopien konnte die sozialistische Ideologie in der Bevölkerung die Religiosität, oder besser Spiritualität, nachhaltig negativ beeinflussen. Auch die Palästinenser, eher moskautreu, schickten ihre Studenten in den Ostblock und haben sie einer antireligiösen Ideologie ausgesetzt. Und heute? Überall in Ramallah und Nablus überfüllte Moscheen. Mag es früher in einigen dieser Länder von kommunistischer beziehungsweise atheistischer Ideologie bestimmte Gesellschaftssysteme gegeben haben, heute ist das alles verschwunden. Man fördert den Islam, wo man nur hinsieht.

Ist die Religiosität eine Art Mode beim Übergang vom zwanzigsten zum einundzwanzigsten Jahrhundert? Warum gehen plötzlich in Moskau die politischen Führer in die Kirche, haben die ehemalig überzeugten Kommunisten und KGB-Funktionäre wie Wladimir Putin ihren Glauben an Gott entdeckt, den sie doch vorher aus wissenschaftlicher Sicht für Nonsens gehalten haben? Religiöse Aktivitäten müssen nicht unbedingt ein Zeichen für Gläubigkeit sein, gewiss, aber sie sind ein Indiz dafür.

Vergleicht man diese Phänomene, so scheint die Globalisierung der Gegenwart nicht nur weltweit die Wirtschaft zu beeinflussen, sondern auch den Umgang mit Religion. Ist also Religiosität noch etwas anderes als ein Bekenntnis zu einem Gott? Eine liebgewordene Gewohnheit, die nicht schadet und eventuell etwas nutzt?

Man könnte einen Teil der Aktivität in der muslimischen Welt vielleicht als Hinweis interpretieren, das auf Identifikationsprobleme eines sich benachteilig fühlenden Volkes hindeutet. Der überbetonte Islam wäre dann ein Mittel zum Wiederaufstieg nach dem Zeitalter der Unterdrückung durch Kolonialmächte oder durch das Osmanische Reich. Die Menschen in Kuwait, wenn sie zu Tausenden in der Moschee eng beieinander kniend beten, spüren das Gefühl der Zusammengehörigkeit. Einige vergessen dabei vielleicht, dass sie ansonsten vom Leben benachteiligt wurden. Diese Theorie ist schon sehr alt und wurde während der europäischen Aufklärung geboren. Denn auch der Ölreichtum kommt nur wenigen zugute.

Kuwait ist vielleicht eine rühmliche Ausnahme, da hier wenigstens jeder, der einen kuwaitischen Pass besitzt, am Geldsegen direkt partizipiert. In der Moschee finden wir aber Kuwaitis, Non-Kuwaitis und Ausländer. Es trifft nicht zu, dass die Armen und Unwissenden religiös und die Reichen und Aufgeklärten Agnostiker sind, selbst wenn die Mächtigen und Wohlhabenden beim gemeinsamen Gebet mit den Armen nur ihre Solidarität zeigen wollten. Aber auch das scheint das Phänomen Religiosität allein nicht zu erklären.

Fragen wir nach der Mentalität der Menschen im Mittleren Osten. Vielleicht hat man sich dort einen anderen Zugang zur Spiritualität erhalten, der in Europa, möglicherweise durch Aufklärung und Emanzipation weitgehend verloren gegangen ist?

Menschen haben seit Urzeiten an überirdische Kräfte geglaubt, wie archäologische Befunde belegen. Spiritualität ist etwas, das wir den Tieren voraushaben. Weder Katze noch Hund würden sich einen Talisman umhängen und Menschenaffen kommen auch ohne einen Gott aus. Der Schimpanse ist uns genetisch verdammt nahe, aber eine Kirche oder eine Moschee hat er sich bisher nicht gebaut.

Die Muslimbrüder in Ägypten hatten vielleicht Recht, als sie bereits vor über achtzig Jahren feststellten, dass der Islam nicht nur Religion sei, sondern eine Art, im Orient zu leben. Islam ist eine Lebensweise, er kann nicht allein an Riten festgemacht werden. Er ist natürlich an Kleidung, Haartracht und Bartwuchs sichtbar, betrifft die

Wahl der Nahrungsmittel und deren Zubereitung, das Alkoholverbot und weitere Details. Auch die anderen Buchreligionen kennen spezielle Lebensentwürfe, nur sind sie weitgehend verlassen worden, vielleicht noch bei wenigen christlichen Sekten oder deutlich orthodoxen Juden zu finden.

Die Religiosität in der arabischen Welt wäre dann als integraler Bestandteil eines tief sitzenden Traditionsbewusstseins zu deuten, Tradition als etwas Beruhigendes, weil man sich in alten, bekannten und bewährten Bahnen bewegt. Man fühlt sich geborgen, weil die Vorfahren so auch gelebt haben und damit sehr gut gefahren sind, wie man aus Erzählungen zu wissen meint. Tradition ist eben nicht allein der Besuch der Moschee, das Gebet und der Ramadan, sondern wird selbstverständlich im äußeren Erscheinungsbild gelebt, zeigt sich bei Festlichkeiten, bei der Art der Partnersuche und Partnerwahl und nicht zuletzt im Verhalten der jüngerer zur älteren Generation. All das bestimmt das gesellschaftliche Leben.

Auch die tägliche Bekleidung ist Teil der Tradition. Aber es darf kein Zwang dahinter stehen. Dann wirkt es unecht. Wenn im Iran und in Saudi-Arabien die Frau verpflichtet wird, immer den Hijab, also ein Kopftuch zu tragen, kann sich ein Widerwillen dagegen aufbauen. Eine Sittenpolizei ist notwendig, die das überwacht. Dann verwundert es wenig, dass im Flugzeug, sobald die Maschine vom iranischen Boden abhebt, das Kopftuch abgelegt wird.

Kopftuchpflicht gibt es in Kuwait nicht. Die Mehrzahl der Frauen trägt dennoch ihren Hijab und nur wenige wollen darauf verzichten. Nachteile hätten sie kaum zu erwarten. Man weiß natürlich nicht, ob die Familie Druck auf die Kleiderordnung ausübt. Für mich besteht kein Zweifel, dass das Kopftuch auch ein religiöses Bekenntnis ist und nicht nur eine liebgewordene Gewohnheit. Als in Tunesien nach der Revolution bei der ersten demokratischen Wahl überraschend die religiösen Hardliner an die Macht kamen, verdreifachte sich die Zahl der Kopftuchträgerinnen. Man wollte zeigen, man gehe mit der neuen religiösen Führung mit, obwohl das Land eigentlich sehr säkularisiert war. Als man merkte, wen man da gewählt hatte, wurden die Kopftücher in die Ecke geworfen.

Unterhält man sich mit muslimischen Religionsvertretern, bestätigen sie, dass der Hijab nach Ansicht der meisten Rechtsschulen nicht direkt im Koran vorgeschrieben wird, sondern eher als Teil der Sunna gilt, also aus den mündlich überlieferten Berichten abgeleitet wird, die aus der Gründerzeit des Islam stammen. Danach wäre das Kopftuch eine für viele wichtig gewordene Tradition, und weniger Ausdruck ihrer Frömmigkeit.

Bedenkt man all diese Gesichtspunkte, kann man verstehen, wie deplatziert eine kuwaitische Familie die vielen Nackedeis in westlichen Magazinen empfinden wird. Die Mode europäische Frauen kann Muslime abschrecken. Für fanatische Religionsführer wird es dann leicht, die Verderbtheit der westlichen Zivilisation anzuprangern. Äußerlichkeiten reichen ihnen aus. Niemand redet über Inhalte. Ein Dialog findet viel zu selten statt!

Man wird die Frage nach der ausgeprägten muslimischen Religiosität sicher nicht abschließend beantworten können, ich teile ohnehin nur Beobachtungen mit und versuche, mir darüber Gedanken zu machen. Würde man mir sagen, der Islam sei das Bindemittel der Menschen am Golf und schweiße sie traditionell zusammen, wäre ich vielleicht schon zufrieden.

Warum aber diese radikale Gewalt? Von Populisten aus der rechten Szene werden Muslime häufig als Fanatiker abgestempelt, die im ach so gepriesenen „christlichen Abendland“ nichts zu suchen hätten. Ganz davon abgesehen, dass von den 1,6 Milliarden Muslimen auf der Welt nur eine Minderheit radikalisiert ist oder sich radikalisieren lässt, können Berichte über Gräueltaten aus dem Nahen Osten oder dem nördlichen Afrika jeden erst einmal erschrecken. Als am 26. Juli 2015 in Kuwait siebenundzwanzig Menschen in einer schiitischen Moschee, der Imam Sadeghi Moschee, und vierzig Touristen in einem Urlaubshotel in Tunesien ermordet wurden, waren das Furcht erregende Ereignisse, die Islamfeinden neue Nahrung für ihre Propaganda lieferten. Am gleichen Tag waren meine Frau in Tunis und ich in Kuwait. Wenn man aus der Nähe mit ansieht, wie alle männlichen Mitglieder mancher Familien durch solche Terrorakte beim friedlichen Freitagsgebet ausgelöscht wurden, ist man nur noch erschüttert. Auch der Nachbar meines Kollegen kam nie wieder in seine Wohnung zurück. Es ist plötzlich nicht mehr wichtig, ob diese Selbstmordattentäter eine Minderheit sind. Man fragt, warum todbringende Fanatiker ausgerechnet in den Reihen der Muslime zu finden sind.

Ist der Islam eine Religion, die es einem leicht macht, zum Gewalttäter zu werden? Oder anders gefragt, sind wir Christen Vertreter einer friedlichen Religion? Schaut man sich die unterschiedlichen Glaubensbücher an, so finden sich in der Bibel viele Stellen, die sich heute nur mit Erschaudern lesen lassen. Auch wenn etwa das Prinzip „Auge um Auge, Zahn um Zahn“ nur im Alten Testament und im Tanach der Juden vorkommt, also nicht in das Neue Testament übernommen wurde, sind im letzteren Abschnitte zu finden, die Kreuzritter ausreichend legitimierten, sich mit Blut, vor allem beim Kampf gegen Juden, aber auch gegen Muslime zu besudeln.

Das ist alles lange her? Gewiss, aber auch Verbrechen der jüngeren Vergangenheit gingen vom christlichen Europa aus und manche Grausamkeit steht denen des islamischen Terrors in nichts nach. Wenn man Muslimen eine höhere Gewaltbereitschaft bescheinigt, die sie mit ihrer Religion beziehungsweise dem Koran begründen, sollten Deutsche zumindest versuchen, sachlich zu bleiben. Wir haben leider allen Grund dazu.

In Sure 7.28 des Korans heißt es: „Wenn jene eine Schandtat begehen, so sagen sie: Bei unseren Vätern haben wir dasselbe gefunden, und Allah hat es befohlen. Du aber sage: Allah befiehlt keine Schandtaten. Wollt ihr denn aussagen, was ihr nicht wisst?“

Man könnte weitere Zitate finden, um zu zeigen, dass die hinterhältigen Mörderbanden kein Recht haben, sich auf ihre muslimische Religion zu berufen!

Der Attentäter von Sousse in Tunesien begründete seinen feigen Mord damit, dass in diesem Land wieder die Scharia eingeführt werden müsse. Außerdem würden die Touristen aus Ländern kommen, die gegen den Islamischen Staat kämpften.

Der Bombenleger von Kuwait dagegen wollte die angeblich gottlosen Schiiten strafen. Beiden scheinbar gleichartigen Taten lagen ganz unterschiedliche Motive zugrunde. Eine pauschale Katalogisierung führt zu falschen Schlussfolgerungen!

In Kuwait wurden weitere Details bekannt. Der Attentäter kam direkt aus dem Jemen und landete am Freitagmorgen im Emirat. Sofort begab er sich zu seinem Komplizen, bei dem der Sprengstoff, vermutlich durch die Wüste ins Land gebracht, gelagert war. Er legte den Sprengstoffgürtel um, zog eine extra weite Dischdascha über und machte sich zur Moschee auf. Da es noch zu früh war und das Freitagsgebet noch nicht begonnen hatte, fuhren die beiden mit dem Auto auf der Golf-Straße spazieren. Wie offiziell verlautete, las der Attentäter laut im Koran und redete vor sich hin: „Gleich habe ich die Ungläubigen besiegt, gleich bin ich im Paradies." Wer mag ihm nur diesen Schwindel eingeredet haben? Wie konnte sich eine gefühlskalte, antisoziale Persönlichkeit entwickeln, ohne Empathie für seine unschuldigen Opfer?

War früher der Wirkungskreis von Hass-Predigern auf eine Moschee oder auch nur auf eine Kirche begrenzt, so können heute fanatische Theorien, in kranken Gehirnen erdacht, nahezu eine unbegrenzte Zahl von Menschen erreichen. Ins Internet werden Videos gestellt, die den brutalen Terror verherrlichen, sie bereiten den Nährboden dafür vor, dass Wut und Aggression, die in uns allen schlummern, nicht mehr im Zaum gehalten werden können.

„Um Böses zu tun, muss man es als gut erkennen", hat Alexander Solschenizyn einmal formuliert. Die islamistischen Henker fühlen sich im Recht, weil ihre Anführer ihnen eine pseudomuslimische Begründung lieferten. Sie meinen, sich mit ihrer Mordtat den sofortigen Eintritt in ein glückliches Jenseits zu ermöglichen. Das Paradies ist vor allem für die verlockend, die bisher im Leben zu den Verlierern zählten. Besonders brutal erscheint uns in Deutschland das Phänomen der Selbstmordattentäter, nicht nur im Konflikt zwischen Palästinensern und Israelis eine grausame Waffe.

Die Kinder der Anführer sind selten unter den Attentätern, es sind eher Kinder armer, unschuldiger Familien, die glauben, Sohn oder Tochter seien nach der Explosion sofort in ein glückliches Jenseits aufgestiegen. Sie erhalten darüber hinaus finanzielle Zuwendungen. Fanatischer Hass auf Ungläubige, die gottlose westliche Kultur, Eifersucht und Neid auf Gesellschaften, die es scheinbar besser haben, sind ein infernales Trio, angefacht von skrupellosen Religionsfanatikern.

Die Terrorakte in Deutschland oder Norwegen, in den letzten Jahren verübt von europäischen Christen oder solchen, die man diesen zurechnen könnte, zeigen, dass der Islam nicht notwendigerweise der Hintergrund für radikale Fanatiker sein muss. Jedwede menschliche Natur ist so vielschichtig, dass alle Varianten zwischen Gut und Böse möglich sind. Eine unbestrittene Leistung der Menschheitszivilisation, die vor etwa 12 000 Jahren im Orient ihren Ausgangspunkt nahm, ist es, Wege und Mittel zu finden, den zerstörerischen Hass und die rücksichtslose Gewalt zu kanalisieren und durch Aufklärung und Bildung den Homo sapiens in die Lage zu versetzen, friedlich auch mit Andersdenkenden, Andersgläubigen und Menschen aus fremdartigen Kulturen partnerschaftlich umzugehen, sie zu tolerieren und ihnen vertrauensvoll die Hand zu reichen.

Wie schwer das sogar in der scheinbar aufgeklärten Gesellschaft Deutschlands ist, zeigen Demonstrationen, die sich mit Hassparolen gegen die Aufnahme von Flüchtlingen wenden oder der Zulauf zu Parteien, die mit rassistischen Argumenten gegen die Ansiedlung nicht ursprünglich Deutscher wettern. Noch abstoßender ist die menschenverachtende Rhetorik am „digitalen Stammtisch". Meist bleiben die Urheber anonym. Wahrscheinlich ist ihnen bewusst, dass sie mit ihrer Meinung am Rande unserer Gesellschaft stehen.

Kuwaiti – Non-Kuwaiti

Kuwaitis, Staatsbürger des kleinen Landes am Golf mit dem hellblauen Pass, unterscheiden sich in ihren Rechten sehr von Ausländern, die nur eine Aufenthaltsgenehmigung haben. Ich hatte mit dieser Tatsache keine Probleme. Entsprach sie doch den Regeln anderer Länder auch. Die Krankenakte eines Patienten, die mir vorgelegt wird, vermerkt, neben Alter und Geschlecht, immer die Staatsangehörigkeit und zu 80 Prozent sind es Kuwaitis, die zu uns in die KGUU kommen. Ist der Kranke kein Einheimischer, kann ich sofort erkennen, ob er aus dem Libanon, aus Syrien, Ägypten oder manchmal auch aus Europa stammt. Eines Tages stieß ich auf die Bezeichnung „Non-Kuwaiti". Ich kannte Kuwaiti und ich kannte die verschiedenen Ausländer, aber was war ein Non-Kuwaiti?

Ich fragte nach: „Wo sind Sie denn geboren?" „In Kuwait", war die Antwort. „Und aufgewachsen?" „In Kuwait." „Wo sind Ihre Eltern geboren?" „In Kuwait." „Sind Sie Muslim?" „Ja!" „Ja, da sind Sie doch ein Kuwaiti, oder?" „Nein", war die Antwort, „ich bin kein Kuwaiti, habe keinen Pass, nur eine Geburtsurkunde und eine dem Personalausweis ähnelnde Identitätskarte!" „Wollen Sie denn nicht Kuwaiti werden?", fragte ich. „Ja, aber sicher! Doch das wird mir seit Jahren verweigert."

Nun verstand ich gar nichts mehr. Herr Hamed war Angehöriger der kuwaitischen Armee, hatte die mittleren militärischen Dienstgrade durchlaufen und betrachtete das Land, in dem er und sein Vater geboren worden waren, als seine Heimat. Dieser Mann sollte einen schlechteren Status haben als die Ausländer mit einem Pass ihres Herkunftslandes?

Non-Kuwaitis, so begriff ich schließlich, sind Einwohner des Emirates, die keine Staatsangehörigkeit besitzen, also auch keinen Pass, weder einen kuwaitischen noch einen ausländischen. Man nennt sie umgangssprachlich Biduns oder Beduns, ein arabisches Wort für Staatenlose, nicht zu verwechseln mit dem Wort Beduin.

Während der arabischen Revolution in den Ländern Nordafrikas, aber auch Syriens, fanden in Kuwait ebenfalls Demonstrationen statt, Demonstrationen von Staatenlosen, die endlich einen kuwaitischen Ausweis forderten. Passiert ist dennoch nur wenig.

„In Deutschland muss man acht Jahre gelebt haben, die Sprache beherrschen, das Grundgesetz des Landes achten, straffrei sein und einen Bezug zur Kulturtradition nachweisen, dann kann man einen deutschen Pass beantragen“, klärte mich Prof. Albrecht Randelzhofer, bekannter Völkerrechtler in Berlin, auf. „Man muss selbstverständlich nicht Christ werden oder sich zu einer anderen Religion bekennen. Das ist absolut Privatsache. Wenn man dann noch Arbeit hat und für seinen Unterhalt selbst aufkommen kann, ist die Chance sehr groß, zum Deutschen erklärt zu werden, gleich welcher Hautfarbe man ist. Die deutsche Staatsangehörigkeit koppelt sich nicht an Nationalität oder Religion.“

Anders in Kuwait. Anscheinend gilt: Einmal Non-Kuwaiti, immer Non-Kuwaiti, unabhängig davon, ob man als muslimischer Araber sich kulturell, und oft auch von der Nationalität her, als Kuwaiti fühlt, weil man im Land geboren und aufgewachsen ist.

Ich wollte nun mehr über die Non-Kuwaitis wissen. Es gibt noch etwa 100 000 im Land, vor der irakischen Invasion waren es sogar über 300 000, bei einer damaligen Bevölkerung von etwa 1,5 Millionen also mehr als 20 Prozent. Ich besuchte einen der bekanntesten Rechtsanwälte des Landes, Abdulaziz Taher, der in Kuwait einen Namen hat und sogar eine Zeit lang als Justizminister im Gespräch war. Er erläuterte mir ausführlich die Problematik: „Beduns können zunächst nicht davon ausgehen, irgendwann einmal die kuwaitische Staatsangehörigkeit zu erhalten. Es gibt Härtefälle, die man zum Teil schon reguliert hat. Etwa viertausend haben in den letzten Jahren einen kuwaitischen Pass erhalten. Das so genannte Nationalitätengesetz von Kuwait muss man akzeptieren. Nach diesem Gesetz ist nur der Kuwaiti, der wenigstens fünfzehn Jahre im Land gewohnt hat, Muslim ist und sich nichts hat zuschulden kommen lassen. Erfüllt man diese Mindestvoraussetzungen, kann man beim Innenminister einen kuwaitischen Pass beantragen, hat aber kein Recht, diesen einzuklagen, wahrscheinlich der wichtigste Passus des Nationalitätengesetzes. Der Innenminister allein ist autorisiert, den Antrag zu akzeptieren oder abzulehnen. Die Verleihung der Staatsangehörigkeit ist also in Kuwait eine Ermessenssache. Nicht von ungefähr ist der Innenminister immer ein Mitglied der Herrscherfamilie.“

Das Nationalitätengesetz ist folglich nur eine theoretische Möglichkeit, kuwaitischer Staatsbürger zu werden. Problematisch ist, dass einerseits viele Staatenlose bereits länger als fünfzehn Jahre im Land leben, Muslime sind, arabisch sprechen, sich meist nichts zuschulden haben kommen lassen und noch immer nicht Kuwaitis sind, andererseits die kuwaitische Staatsangehörigkeit Menschen angetragen worden ist, die diese gar nicht beantragt hatten, sondern nur für ihre Verdienste belohnt worden sind. Dazu gehören unter anderem die Ärzte, die die Sabah-Familie vorbildlich betreuen, der amerikanische Präsident George Bush senior und General Norman Schwarzkopf.

Im Nationalitätengesetz steht auch, dass automatisch jeder Kuwaiti ist, der 1920 auf dem Gebiet von Kuwait gelebt hat. Diese Familien werden als originäre Kuwaitis bezeichnet und erhielten automatisch Pässe. Sollten sie, aus welchen Gründen auch immer, einen solchen Pass nicht erhalten, ihn vielleicht auch bisher nicht beantragt haben, müssen sie nachweisen, in dieser Zeit im Emirat gelebt zu haben. Die meisten dieser Menschen sind bereits verstorben, aber ihre Kinder und Kindeskinder könnten die Staatsangehörigkeit dennoch einfordern, wenn sie aus der Zeit vor 1920 Papiere besitzen würden, die sie als originäre Einwohner auswiesen. Sollten schriftliche Dokumente fehlen, können theoretisch auch Zeugen herangezogen werden, die bestätigen, dass die Familie des Antragstellers seit damals im Scheichtum beheimatet ist, für die meisten Staatenlosen unmöglich, weil sie entweder keine Papiere haben – das trifft vor allen Dingen für die ehemaligen Beduinen zu – oder es keine Zeugen aus den Zwanzigerjahren mehr gibt.

Das Problem der kuwaitischen Staatsbürgerschaft muss auch unter dem Gesichtspunkt der Finanzmittel des Landes gesehen werden. Besonders nach dem Zweiten Golfkrieg sind die materiellen Verpflichtungen des Landes so gestiegen, dass man die Ressourcen nicht mehr so großzügig verteilen mochte.

Abdulaziz Taher meinte, man müsse sich auch überlegen, 1,3 Millionen Kuwaitis seien keine große Population. Würde man automatisch ungefähr 100 000 weiteren die Staatsangehörigkeit übertragen, wachse die Gesamtbevölkerung um etwa 10 Prozent. Der Einfluss dieser neuen Kuwaitis könnte so groß werden, dass es für den Staat unangenehme Folgen hätte. Kurz gesagt, wie eines Tages das Problem der Staatenlosen in Kuwait gelöst werden könne, wisse der Rechtsanwalt nicht.

Das Emirat vermutet unter den Beduns viele ehemalige Einwohner Saudi-Arabiens, Iraks und Irans. Man gab mir zu verstehen, dass es verheerend wäre, wenn durch die Hintertür Burger dieser Staaten formell zu Kuwaitis erklärt würden, im Innersten aber weiter zum Beispiel Iraki blieben. Dann wäre eine neue Invasion aus dem Norden, wie man sie während des Golfkrieges erlebt habe, leichtes Spiel, weil ohnehin ein großer Bevölkerungsanteil als ursprüngliche Iraker im Land lebte. Tatsächlich, 1990 haben nicht wenige Beduns mit den Invasoren kollaboriert, über 150 000 wurden deshalb gleich nach der Befreiung des Landes verwiesen.

Wichtige Stichtage in der Geschichte der Staatenlosen sind zwei Volkszählungen. 1959, vor der Staatengründung, war es noch relativ einfach, sich als Kuwaiti zu bekennen. Vielen aber war die Ernsthaftigkeit der Lage nicht bewusst oder sie waren als Analphabeten über die Problematik nicht aufgeklärt worden. Also ließen sie sich nicht registrieren oder verweigerten die Aufforderung, sich als originärer Einwohner zu bekennen. Das betraf vor allem Beduinen, die in der arabischen Wüste nomadisierten, einmal auf saudischem, einmal auf irakischem und einmal auf kuwaitischem Gebiet ihre Zelte aufschlugen. 1965, der kuwaitische Staat bestand bereits vier Jahre, wurde erneut eine Volkszählung durchgeführt. Jetzt hatte man kein Interesse mehr daran, weitere Staatsbürger zu rekrutieren. Jeder, der zu diesem Zeitpunkt keinen Pass hatte, wurde aufgefordert, das Land zu verlassen. Aber der Aufforderung folgten nur wenige, sie blieben als Beduns im Land. Der plötzliche Reichtum Kuwaits hatte Begehrlichkeiten geweckt, zumal die Herrscherfamilie sich nach 1938 entschieden hatte, auch ihre Untertanen an den Öleinnahmen zu beteiligen. Kein Kuwaiti muss Steuern zahlen, um die Staatsausgaben zu finanzieren. Alle Kosten werden durch die Rohstoffgewinnung gedeckt. Doch das Faustpfand für diesen vorteilhaften Status war und ist dieses blaue Dokument, der kuwaitische Pass.

Anfangs waren die materiellen Unterschiede zwischen Kuwaitis und Non-Kuwaitis noch nicht so groß, weil auch für letztere die Krankenversorgung frei war und kein Schulgeld gezahlt werden musste. Das änderte sich nach dem Golfkrieg schlagartig. Jetzt gelten die meisten Privilegien, mit wenigen Ausnahmen, nur noch für die Staatsbürger.

Wie man an unserem Patientenzahlen erkennen kann, haben Kuwaitis nicht nur die finanziellen Mittel, ohne Krankenversicherung private Gesundheitseinrichtungen in Anspruch zu nehmen, sondern fühlen sich auch sonst privilegiert. Das ist eigentlich verständlich. Sind sie doch in Kuwait geboren, ist dieses Land doch das ihrer Väter. Es scheint recht und billig zu sein, dass sie als Staatsbürger am Reichtum der Ölförderung beteiligt werden. Als Ausländer kann man das akzeptieren.

Aber wie ist das mit den Non-Kuwaitis? Diese nehmen, zumindest aus ihrer Sicht, in Anspruch, auch zu diesem Land zu gehören und somit ebenso als Teilhaber des Ölreichtums berücksichtigt werden zu müssen. Aber das ist für sie nur Theorie. Die Frustration über ihre Ausgrenzung ist nicht selten Gesprächsthema in der Sprechstunde. Dabei ist jedes Schicksal anders und nicht so einfach, wie das auf den ersten Blick scheint.

Kommen wir zurück zu Herrn Hamed, einem Patienten, bei dem mir die Geschichte mit den Non-Kuwaitis vor Jahren erstmalig aufgefallen war. Er ist jetzt zweiundfünfzig Jahre alt, Unteroffizier der kuwaitischen Armee, das zweite Mal verheiratet, seine erste Frau ist verstorben. Sein Dienstrang ist dem eines Stabsfeldwebels der Bundeswehr vergleichbar, in den britischen und amerikanischen Streitkräften dem eines Warrant Officer. Er erzählte mir, dass seine Vorfahren Beduinen waren und weder Pass noch Papiere hatten, sondern lediglich ihre Schafe und Kamele versorgten. Sie zogen von Weideland zu Weideland, von Oase zu Oase und durchstreiften die Gebiete des heutigen Kuwaits, Saudi-Arabiens und Iraks. 1940 kam schließlich sein Vater endgültig in das Gebiet von Kuwait und gab die Viehwirtschaft auf, um als Bauarbeiter in dem damals noch kleinen Scheichtum Geld zu verdienen. Zu diesem Zeitpunkt hatte Kuwait etwa 500 000 Einwohner. Er stellte fest, dass der Verdienst sehr viel besser war als der vom Verkauf seiner Schafe und Kamele. Auch sein Bruder entschied sich, als Bauarbeiter zu arbeiten und so wurden beide sesshaft. Noch vor der Gründung des kuwaitischen Staates bewarb sich sein Bruder bei der Polizei und wurde angestellt. Der Job, sehr viel schlechter bezahlt, war aber sauberer und nicht so anstrengend. Hameds Vater Hadi blieb zunächst weiter beim Baugewerbe. Beide Brüder hatten inzwischen auch Papiere erhalten, denn 1959 konnte man sich im Rahmen der Volkszählung als Bürger des Landes registrieren lassen. Pässe wurden nicht ausgegeben, weil es das eigentliche Emirat Kuwait erst ab 1961 gab. Nach der Staatsgründung bekam Hameds Onkel sofort einen Pass, weil er Polizist war. Hadi hat sich als Bauarbeiter um dieses Problem nicht gekümmert und aus heutiger Sicht ist unklar, ob man ihm damals ein solches Dokument überhaupt ausgehändigt hätte.

Später entschied sich auch Hameds Vater, wie der Onkel, Polizist zu werden, beantragte einen Pass, aber die Tore waren jetzt verschlossen. Man wollte keine weiteren Staatsbürgerschaften verteilen. Hadi hat sich immer wieder darum bemüht, wurde aber ständig vertröstet und so blieb es, bis er schließlich starb.

Mein Patient wurde 1964 in Kuwait geboren, ging hier zur Schule, die damals für alle frei war, auch für ihn. Er erhielt eine Urkunde und damit eine Bescheinigung, dass er in Kuwait seit seiner Geburt lebe. Er hat alle Abschlusszeugnisse der Schule, aber bis heute keinen Pass. Immerhin war es ihm möglich, Soldat zu werden, sich bis zum höchsten Mannschaftsdienstgrad hochzuarbeiten, hat aber dennoch nur eine Identitätskarte. Er durfte seinen Führerschein machen und verdiente so viel, dass er seine Kinder auf Privatschulen schicken konnte. Will er ins Ausland reisen, bekommt er einen vorläufigen Pass, der in einigen Staaten der arabischen Welt akzeptiert wird, so in Ägypten, im Libanon, in Syrien, in Saudi-Arabien, auch in Dubai und Katar. Dieser vorläufige Pass wird aber in Europa, in den USA oder Kanada nicht akzeptiert. Also bleiben ihm diese Länder verschlossen. Wie sein Vater Hadi auch, ist er ein Staatenloser geblieben.

Hamed lebt in einem Gebiet von Kuwait, das vorwiegend von Staatenlosen bewohnt wird Es gibt darüber keine genauen Zahlen. Mein Patient und viele seiner Leidensgenossen fühlen sich ungerecht behandelt, fordern einen kuwaitischen Pass und verstehen nicht, warum man ihnen diesen verweigert. Er weiß aber auch, dass es unter den Staatenlosen nicht wenige gibt, die illegal über die Grenze in das Land gekommen sind, ihre Papiere vernichtet haben und behaupteten, schon immer in der Wüste von Kuwait gelebt zu haben. Dabei sind es in Wirklichkeit Bürger aus dem Irak, auch aus Saudi Arabien. Der kuwaitische Staat verdächtigt nahezu alle Staatenlosen, sich auf diese Weise, nur wegen des Ölreichtums, in das Land geschlichen zu haben.

Hamed fühlt sich ungerecht verdächtigt, zu dieser Gruppe Beduns gezählt zu werden.

Man wird sich fragen, warum die Irakis nicht im Irak und die Saudis nicht in Saudi- Arabien bleiben? Dort gibt es doch auch Öl und damit Reichtum? Das stimmt. Aber kein Emirat beteiligt so großzügig seine Bürger an den Staatseinnahmen wie Kuwait. Das ist der entscheidende Unterschied.

Ich habe weitere Gespräche mit anderen Beduns geführt. Nicht alle waren vergleichsweise so gut dran wie Hamed. Ein Teil hatte noch nicht einmal die Möglichkeit, einen Führerschein zu machen. Manche waren gänzlich ohne Papiere, konnten deshalb auch keine Schule besuchen. Das betrifft etwa fünftausend Staatenlose. Sie fristen ihr Leben mit Gelegenheitsjobs und kommen bei Bekannten unter, denn ohne Papiere vermietet ihnen niemand eine Wohnung. Ähnlich ist es mit der Gesundheitsversorgung, bei der man sich wenigstens mit einer Geburtsurkunde ausweisen können müsste.

Die Staatenlosen hätten mit Abstand die meisten Kinder, so dass ihr Bevölkerungsanteil prozentual schneller wachse als der der Kuwaitis, heißt es, was die Regierung natürlich fürchtet. Ich sprach mit Herrn A., einem ehemaligen Staatenlosen aus Kuwait, der seit Jahren in Berlin lebt und inzwischen Deutscher ist. Er meint, der Kinderreichtum sei eine Verleumdung. Herr A. ist besonders verbittert, seine Familie, allesamt Beduns, stammt ursprünglich aus dem Iran. Sein Bruder hat im Zweiten Golfkrieg für Kuwait gekämpft und ist gefallen. Er wird in den Annalen als Held geführt. Sein Vater beantragte daraufhin die Staatsbürgerschaft. Aber bisher blieben seine Bemühungen erfolglos.

Das Problem der Staatenlosen existiert auch in anderen Ländern der arabischen Halbinsel, in den Vereinigten Emiraten, in Bahrain, aber auch in Saudi-Arabien. Dort gibt es zusätzlich ein besonderes Problem. Pilger aus den umliegenden Staaten können mit einem Touristenvisum problemlos in das Land einreisen. Nach dem Besuch der heiligen Stätten bleiben manche unerlaubt im Land. Der saudischen Regierung scheint das nicht unrecht zu sein. Auf diese Weise wächst unmerklich eine Bevölkerungsgruppe heran, auf die die Clans des Landes keinen Einfluss haben. Das Königshaus ist besorgt, die alteingesessenen arabischen Familien könnten ihm eines Tages Schwierigkeiten bereiten. Man erklärte mir, durch die Staatenlosen schwäche man indirekt die Macht der Clans, denn bei Bedarf würde man die Beduns zu Saudis erklären und produziere über Nacht loyale Staatsbürger.

Soziale Einrichtungen stehen Kuwaitis und Non-Kuwaitis offen. Die Leistungen des staatlichen Gesundheitswesens sind zwar für Non-Kuwaitis nicht ausschließlich kostenfrei, aber man bezahlt vergleichsweise nur wenige KD.

Grundsätzlich müssen alle Non-Kuwaitis Schulgeld zahlen. Es gibt häufig, vor allem bei traditionell geprägten Bildungseinrichtungen, keine Koedukation, aber eine genügend große Auswahl, und jeder kann theoretisch das Abitur nur ablegen, wenn die Eltern die finanziellen Mittel aufbringen. Je renommierter die Einrichtung, desto teurer.

Entscheidet sich ein Non-Kuwaiti, das Emirat für immer zu verlassen, erhält er ein so genanntes One-Way-Visum. Aber welches Land nimmt schon einen Staatenlosen auf, um ihn dann vielleicht irgendwann zu integrieren? Besser ist es, sich eine Staatsangehörigkeit zu kaufen. So habe ich nicht selten Patienten mit einem Pass der Dominikanischen Republik, die aber weiter in Kuwait leben und nun vom Status „Non-Kuwaiti“ zum Status „Ausländer“ aufgerückt sind. Diese Staatsangehörigkeiten kosten wenigstens 30 000 KD. Das kann man nur selten zusammensparen.

Die Schwestern aus Kerala

Kuwait hat etwa 3,52 Millionen Einwohner, wobei die Mehrheit nur mit einem Residenzvisum dort lebt und arbeitet. Sie kommen von den Philippinen, aus Indien oder Pakistan und kehren dorthin zurück, wenn sie ihr Beschäftigungsverhältnis beenden. Nur 2 Prozent dieser Ausländer stammen nicht aus dem asiatischen oder afrikanischen Raum. Die 1,4 Millionen Kuwaitis sind mit 30 Prozent eine „Minderheit" im eigenen Land, für unsere Begriffe ein eklatantes Missverhältnis. Noch extremer ist die Situation in Dubai, wo weniger als 15 Prozent ursprüngliche Dubaitis leben, der Ausländeranteil also bei über 85 Prozent liegt. Bei uns haben dagegen „nur" 10 Prozent keinen deutschen Pass.

Die größte ausländische Community in Kuwait kommt aus Indien, spricht also nicht arabisch. Nach neuesten Angaben soll dieser Bevölkerungsteil fast die Millionengrenze erreicht haben, es folgen die Ägypter mit etwa 450 000, und die im Straßenbild immer wieder auffallenden Philippinos mit 142 000 Personen, allerdings erst an sechster Stelle.

Als Patienten tauchen Ausländer selten in der Sprechstunde auf. Sie haben einfach nicht die finanziellen Mittel, um sich privat behandeln zu lassen und werden relativ kostengünstig im staatlichen Gesundheitssektor versorgt. Aber man trifft sie auf Schritt und Tritt, bei der täglichen Arbeit in der Ambulanz oder in den Krankenhäusern.

Die Angestellten der KGUU sind ausnahmslos Ausländer. Von Beginn an stammten die Schwestern vorwiegend aus Indien, genauer aus dem Süden, aus Kerala, sie sind keine Muslime, sondern Thomas-Christen. Zurzeit arbeiten zwei dieser Schwestern bei uns, Liji Vagese jetzt seit zehn Jahren.

Man kann sich auf Schwester Liji unbedingt verlassen. Sie ist fachlich hoch qualifiziert, wartet umsichtig das komplizierte urologische Instrumentarium, geht einem geschickt bei der Versorgung der Patienten zur Hand, ist stets freundlich und zuvorkommend. Mitarbeiter und Patienten lieben sie gleichermaßen. Mit ihrem ausgezeichneten Gedächtnis führt sie die Oberaufsicht beim Archivieren der Krankenakten, findet rasch nötige Befunde oder Unterlagen. Frau Vagese hat nach dem Abitur eine Krankenpflegeausbildung in ihrem Heimatland abgeschlossen. Ihr Motiv, in Kuwait zu arbeiten, klingt einfach: Man könne hier mehr Geld verdienen als zu Hause. Außerdem lebte damals, als sie 2004 kam, noch ihre Schwester am Golf. So hatte sie eine persönliche Beziehung zu diesem Land. Kerala hat eine hohe Arbeitslosenquote, ist wenig industrialisiert und hat trotz seiner dreißig Millionen Einwohner nur wenige Krankenhäuser. Es ist schon fast Tradition, dass man in Kerala auf Job-Suche ins Ausland geht, sehr häufig in die Golfstaaten. Nicht nur Krankenschwestern finden eine Beschäftigung, auch IT-Ingenieure sowie Servicepersonal in den verschiedenen Restaurants und Büros zahlreicher Firmen. Schwester Liji ist verheiratet und hat zwei Kinder. Sie bewohnt, gemeinsam mit einer weiteren Familie, eine Dreiraumwohnung, um sich die Miete leisten zu können. Außerdem schickt sie von ihrem Gehalt monatlich eine gewisse Summe an ihre Eltern.

Auch ihre Cousine Sheeja arbeitet seit einigen Jahren in unserer Abteilung und hat vor kurzer Zeit in Kuwait geheiratet, natürlich

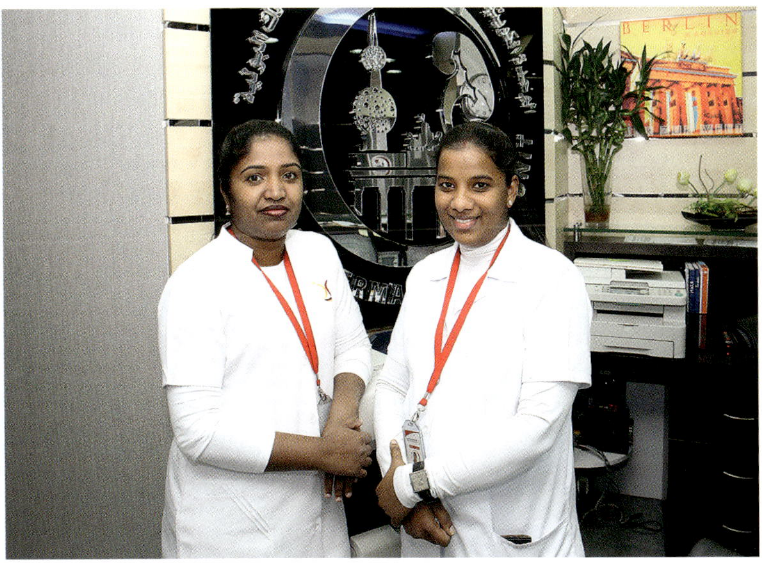

Schwestern der KGUU aus Kerala, Südindien; Schwester Liji (links) und Schwester Sheeja

einen Mann aus Kerala. Auch ihr Motiv waren die besseren Verdienstmöglichkeiten in Kuwait.

Die Schwestern aus Kerala sind dreisprachig, sie sprechen das Malayalam Keralas, dann Hindi, die erste Verkehrssprache Indiens, und Englisch, die zweite, beherrschen somit drei Sprachen. Allein das ist Indiz für eine besondere Qualifikation und lässt auf das Bildungsniveau der Menschen dort schließen.

Auch die Op-Schwestern im Krankenhaus und die Pflegerinnen auf den Privatstationen kommen zum großen Teil aus Süd-Indien. Wir hatten immer auch eine Schwester von den Philippinen bei uns. Im Augenblick ist es Eizel Arcenal. Wie sie, waren alle hoch qualifiziert. Eine sprach nicht nur ein einwandfreies Englisch, sondern hatte zusätzlich während ihres Aufenthalts in Kuwait gut Arabisch gelernt. Nach meiner Erfahrung sind die Frauen von den Philippinen ebenso tüchtig wie ihre indischen Kolleginnen und kommen aus dem gleichen Motiv in die Golfstaaten.

Die Managerin unserer Abteilung, Thea Dejachiminis, war in ihrem Heimatland Lehrerin für Geschichte und Ökonomie, ihr Einkommen jedoch sehr gering. Sie reiste zunächst als Touristin nach Kuwait, um herauszufinden, ob es für sie einen gut bezahlten Job gäbe. Als sich das bestätigte, beantragte sie ein Arbeitsvisum und begann in einer Firma als Dispatcher. Jetzt managt sie gemeinsam mit Dr. Ali die KGUU. Sie hat eine kleine Tochter von dreieinhalb Jahren, die mit ihr und ihrem Mann in Kuwait lebt. Die ältere Tochter, inzwischen zwölf, schickte sie zu ihren Eltern auf die Philippinen zurück, damit sie dort zur Schule geht. Gute Schulen seien in Kuwait zu teuer, meinte sie.

Die Reinigungsarbeiten in der urologischen Abteilung werden von einem Gastarbeiter aus Bangladesch erledigt. Er hat in seinem Heimatland nur acht Jahre die Schule besucht und keinen Beruf erlernt. Auch er kam wegen des besseren Verdienstes und spricht neben seiner Muttersprache Bengali, leidlich Arabisch und ausreichend Englisch. Sein Vorname ist uns mit Seidulislam zu lang, wir nennen ihn einfach nur Islam. Er ist sehr fleißig, sorgt für penible Sauberkeit und serviert den Ärzten die Getränke. Sein Einkommen reicht für eine eigene Wohnung nicht aus, so mietete er mit fünf anderen Landsleuten zusammen einem Raum. Sie unterstützen sich gegenseitig und versorgen sich selbst.

Im Empfangsbereich der Klinik müssen die Mitarbeiter ein sehr gutes Arabisch sprechen, flexibel sein und auf die Wünsche der Patienten eingehen können. Alaa Saad, eine Libanesin, in Kuwait geboren, leitet diesen Bereich. Gerade sie bedauert sehr, dass sie sich mit ihrem libanesischen Pass zufrieden geben muss und keine Chance sieht, die kuwaitische Staatsangehörigkeit zu erlangen. Zum Land ihrer Eltern hat sie keine Beziehung und fühlt sich als Kuwaitin. Für Ausländer gilt aber das gleiche Nationalitätengesetz wie für die Beduns. Ein Einbürgerungsantrag wird fast ausnahmslos abgelehnt. Weitere Mitarbeiter im Anmeldebereich kommen aus Syrien und Palästina.

Ausländer arbeiten nicht nur im Gesundheitswesen, sondern in allen Bereichen des Landes. Wenn es sich ergibt, unterhalte ich mich mit ihnen, da sie ja nur selten meine Patienten sind und mich ihre Lebensumstände interessieren. Ein Gespräch mit einem ägyptischen Bauarbeiter ist mir eindrücklich im Gedächtnis. Er stand auf einem schmalen Brett eines etwa vierzig Meter hohen Gerüstes und putzte das Nachbargebäude meines Apartmenthauses von außen ab. Ich schaute ihm eine Weile aus meinem Fenster im zehnten Stock zu, wie er nur wenige Meter entfernt von mir in schwindelnder Höhe hantierte, und sich so zu fühlen schien, als ob er auf der Erde stünde. Er ließ sich durch die Fensteröffnungen immer wieder ein volles Brett Mörtel reichen, so um die zehn Kilo schwer, und warf mit der Kelle Portion um Portion geschickt an die Hauswand. Ich konnte kaum hinschauen. Eine ungeschickte Bewegung und er fiele hinterrücks in die Tiefe. Es gab weder eine Querstange, noch ein Netz zum Schutz.

Für das Abputzen einer Wand von fünfzehn Stockwerken bräuchten drei Bauarbeiter zwei Tage, erklärte er mir. Die Arbeit beginne früh um 5 Uhr und ende 14.30 Uhr, acht Stunden also, mit eineinhalb Stunden Pause. Als ich ihn auf die Gefahren seines ungesicherten Arbeitsplatzes in dieser Höhe aufmerksam machte, lachte er nur und sagte, dass sei er seit seinem sechzehnten Lebensjahr gewohnt. Er würde sich auch weigern, bei dieser Hitze Sicherheitskleidung anzulegen. Und wirklich, weder er noch seine Kollegen trugen einen Helm oder hatten einen Karabinerhaken, um sich irgendwo anzuklinken. Auf meine Frage, ob es nicht vorkomme, dass ein Arbeiter vom Gerüst falle, sagte er: „Ja, leider, dann erhalten die Hinterbliebenen etwa 11 000 KD als Entschädigung." Das sind knapp 30 000 Euro.

Die Firma zahle eine Krankenversicherung, pro Person im Jahr fünfzig KD, damit seien sie grundversichert und können in staatlichen Gesundheitseinrichtungen versorgt werden.

Die Arbeiter hatten Enormes zu leisten, standen den ganzen Tag in der prallen Sonne auf dem Gerüst, lediglich einen Strohhut auf dem Kopf. Als ich dieses Gespräch führte, lag die Temperatur im Schatten bei 48 Grad Celsius. Ich wäre noch nicht einmal in der Lage, bei dieser Hitze einen längeren Spaziergang zu machen, geschweige denn, mich körperlich zu betätigen und froh, in klimatisierten Räumen mich aufhalten zu können. Wie man diese Arbeitsbedingungen aushielt, war mir ein Rätsel.

„Und was verdient man so auf dem Bau?" „Ein Ungelernter bekommt neun KD pro Tag, also reichlich einen KD pro Stunde." Ich rechnete nach, das bedeutet 2,70 Euro. Steuern würden nicht abgezogen. Qualifiziertere Arbeiter wie er, bekämen siebzehn bis höchstens fünfundzwanzig KD pro Tag, das entspräche einem maximalen Stundenlohn von 8,50 Euro.

Ist der Bau zu Ende, kehren sie nach Ägypten zurück und warten auf neue Aufträge. Momentan haben sie noch Arbeit für zwei Jahre, was danach sein wird, wisse er nicht.

Vergleicht man das Einkommen der Bauarbeiter mit denen unserer Schwestern, die auch sechs Tage in der Woche arbeiten, so verdienen diese sehr viel mehr. Hat ein Maurerpolier maximal 150 bis 180 KD im Monat, entspricht das dem Gehalt unserer Reinigungskraft mit 130 KD, die auf keinem ungesicherten Gerüst steht und sich in klimatisierten Räumen aufhalten kann. Die Schwestern beziehen pro Monat zwischen 220 und 420 KD, Mitarbeiter im Management entsprechend mehr, Ärzte, je nach Qualifikation, zwischen 400 und 1 200 KD, also höchstens 3 240 Euro steuerfrei.

Die Bauarbeiter wohnen zusammen, eine Gruppe von zwölf Personen in einer Dreiraumwohnung. Jeder bezahlt dreißig KD pro Monat Miete, also kostet die Unterkunft 360 KD, rund 970 Euro. Für eine Zwei- bis Dreiraumwohnung kalkuliert man zwischen 250 und 350 KD monatlich, so dass sich meist zwei Familien zusammentun, um die Miete aufzubringen. Die restlichen Lebenshaltungskosten hängen sehr von den Ansprüchen ab. Der Mitarbeiter aus Bangladesch versorgt sich wie erwähnt, kocht mit seinen Landsleuten gemeinsam und verbraucht im Monat nur etwa 30 bis 40 KD. Auch unsere Schwestern kochen regelmäßig zu Haus, gehen selten in ein Restaurant und geben ungefähr 130 KD für die monatlichen Einkäufe aus. Will man gehobenen Standard, steigt das Monatsbudget auf 350 KD das sind 945 Euro.

Die Kindergärten können theoretisch genutzt werden. Sie sind nur in den Vormittagsstunden geöffnet oder schließen spätestens 17 Uhr. Da Ausländer nicht selten auch abends oder nachts arbeiten, ist das für sie kaum hilfreich. So entscheiden sie sich, falls es ihre Finanzen erlauben, für ihren Nachwuchs eine Maid zu beschäftigen, nur aus ganz anderen Gründen als kuwaitische Familien.

Ständig diskutierten Ausländer das Schulgeld, weil damit die Haushaltskasse erheblich belastet wird. Nur kuwaitische Kinder werden kostenlos unterrichtet. Allerdings sind die Eltern häufig mit dem Niveau staatlicher Schulen unzufrieden und wählen dann eine Privateinrichtung. Da Einheimische aber ein ganz anderes Finanzpolster als Ausländer besitzen, fällt ihnen diese Entscheidung leicht. Das Schulgeld wird jährlich erhoben. Unsere leitende Managerin in der Anmeldung weiß darüber gut Bescheid. Sie schickt ihren neunjährigen Sohn in eine Privatschule und zahlt hierfür 400 bis 450 KD pro Jahr. Wählt man eine englische oder amerikanische Schule, kommt man schnell auf über 1 000 KD pro Jahr, also 2 700 Euro. Vor dem zweiten Golfkrieg waren die Schulen für die Ausländer frei. Sie erhielten sogar kostenlos Schulspeisung und Schulkleidung gestellt. Das hat sich seit 1991 grundlegend geändert und gilt bis heute.

Auch in Kuwait haben Ausländer die Möglichkeit, sich bei Schwierigkeiten an ihre jeweiligen Botschaften um Hilfe zu wenden. Bei einem Problem allerdings lässt man sie allein. Durchgehend bestätigten mir meine Gesprächspartner ihr Gefühl, im Lande konsequent benachteiligt zu werden. Damit unterscheiden sie sich zunächst nicht wesentlich von Ausländern in Deutschland, die dieses Gefühl auch äußern. Dennoch gibt es erhebliche graduelle Unterschiede.

Ein gutes Beispiel sind die Schulverhältnisse. Ausländische Lehrer haben oft Angst, wenn sie Kinder der Einheimischen ermahnen oder ihnen gar Sanktionen androhen. Denn die kuwaitischen Eltern könnten dafür sorgen, dass sie des Landes verwiesen werden. Da kann schon mal von einem kleinen Kuwaiti nach einer Strafpredigt geäußert werden: „Das sag ich meinem Vater, der sorgt dafür, dass Du abgeschoben wirst." Inwieweit so eine Drohung dann wirklich Konsequenzen hat, lässt sich im Einzelfall nicht sagen. Allein die Sorge, den Job zu verlieren und in das Heimatland zurückkehren zu müssen, mit schlechteren Verdienstmöglichkeiten oder gar Arbeitslosigkeit, reicht aus, über Verfehlungen einheimischer Kinder stillschweigend hinwegzusehen. Das hat zur Folge, sagte mir Alaa Saad, dass kuwaitische Kinder oft nicht streng genug in der Schule unterrichtet würden und damit auch schlechter lernten.

Auch in Kuwait herrscht in allen öffentlichen Gebäuden Rauchverbot. Bereits auf dem Flughafen wird ständig per Lautsprecher darauf hingewiesen. Dennoch trifft man regelmäßig Personen, die ungeniert rauchen. Keiner wagt sie zu rügen. Der Raucher ist mit Sicherheit ein Kuwaiti, die Aufsichtsperson ein Ausländer. Nicht selten hört man den Spruch, in Kuwait gelten die Gesetze nicht für Einheimische. Das ist sicher übertrieben und grobe Verstöße werden natürlich ohne Ansehen der Person geahndet, dann aber durch die Kuwaitis selbst.

Liest man in unserer Presse Berichte über Katar, werden häufig die Arbeitsbedingungen der dortigen Gastarbeiter, vor allen Dingen beim Bau der Fußballstadien für die bevorstehende Weltmeisterschaft, scharf kritisiert. Angemahnt wird das Recht der Bauleute, jederzeit das Land verlassen zu können. Da man allen die Pässe abgenommen hat, können sie nur ausreisen, wenn ihnen die Unternehmer die Papiere aushändigen. Damit sind sie vom Wohlwollen des Arbeitgebers abhängig und in gewissem Grade nicht frei in ihrer Entscheidung. Kein Pass, keine Ausreise, so einfach ist das.

Auch in Kuwait werden von den meisten ausländischen Mitarbeitern die Pässe von der jeweiligen Firma einbehalten. Bei genauerem Hinsehen stellt sich allerdings die Problematik anders dar, als man es unseren Medien entnehmen kann.

Möchte ein Ausländer in Kuwait arbeiten, braucht er grundsätzlich ein Arbeitsvisum, das bei der Regierung beantragt werden muss. Eine wichtige Voraussetzung dafür sind Gesundheitsuntersuchung und Krankenversicherung. All das und Vieles mehr organisiert eine Agentur. Diese Agentur lässt sich ihre Dienstleistung gut bezahlen. Meist liegen die Kosten pro Person zwischen 600 und 1 000 KD, also 1 620 und 2 700 Euro. Diese Summe ist eine Vorauszahlung. Wie sollte das ein ausländischer Arbeitnehmer aufbringen? Kommt er doch in der Regel aus einem armen Land. Die Kosten werden also vom künftigen Arbeitgeber übernommen. Diese Arbeitgeber sind grundsätzlich Kuwaitis. Sie bürgen sowohl für die Kosten als auch dafür, dass die Qualifikation des Gastarbeiters für seinen Job ausreichend ist und es sich um eine integre Persönlichkeit handelt. Ein Arbeitsplatzwechsel ist nur möglich, wenn der neue Arbeitgeber die Agenturkosten aus dem ersten Arbeitsverhältnis übernimmt, erst dann wird der Unternehmer den Pass aushändigen.

Die Regierung wiederum will vom Bürgen von Zeit zu Zeit wissen, wo der Ausländer beschäftigt ist und wo er wohnt. So behält der Staat eine gewisse Übersicht über die Zahl der Gastarbeiter und über deren Verbleib, ein Grund, warum der kuwaitische Unternehmer, er muss nicht der aktuelle Arbeitgeber sein, die Pässe in seinem Safe zurückbehält.

Auch von den Schwestern und Verwaltungsmitarbeitern der Jarallah-Clinic werden die Pässe einbehalten. Dr. Ali hat festgelegt, dass langjährige Mitarbeiter der KGUU selbst entscheiden können, wo ihr Pass aufbewahrt wird. Das Vertrauensverhältnis ist inzwischen so groß, dass jeder Arbeitsplatzwechsel mit ihm abgestimmt würde.

Da jeder in Kuwait lebende Bürger eine so genannte Residenzkarte besitzt, vergleichbar mit unserem Personalausweis, kann er auch ohne Pass immer eindeutig identifiziert werden. Mit dieser Residenzkarte kann er aber nicht ausreisen. Dafür muss er seinen Pass vorzeigen. Wenn es keine Versäumnisse gibt, wird ihm kein Arbeitgeber den Pass verweigern.

Auch eine Hochschulausbildung zu erhalten, ist für einen Ausländer in Kuwait nicht leicht. Es gibt nur wenige Einrichtungen, die ihnen, natürlich gegen Bezahlung, zugänglich sind. Die staatliche Universität von Kuwait zum Beispiel ist für sie in bestimmten Bereichen verschlossen. Die Medizinische Fakultät akzeptiert nur kuwaitische Studenten. Alle anderen, wollen sie Arzt werden, müssen ins Ausland ausweichen. Dr. Ali und Dr. Fardin, beide mit iranischem Pass, studierten in der DDR beziehungsweise in der Ukraine.

Ein nicht geringer Prozentsatz der Ausländer sind keine Muslime, sondern Christen, Hindi oder Buddhisten. Zu den großen Feiertagen werden die christlichen Mitarbeiter der Jarallah-Clinic freigestellt und haben das Recht ihrer Religion nachzugehen. Das entspricht der offiziellen Politik des Emirats. Der kuwaitische Staat hat für die Christen Kirchen und Versammlungsräume genehmigt, die oft einen multifunktionalen Zweck erfüllen. Sie dienen zum Gottesdienst, meist dienstags, und sind gleichzeitig Freizeitzentren. Für jede Generation ist dort Platz, für Kinder gibt es Spielplätze, Jugendliche können ihre heimatliche Musik spielen und Erwachsene sich beim Imbiss austauschen. Über dem Eingang des größten Gemeindezentrums, in unmittelbarer Nachbarschaft zum Palast des Emirs, las ich in großen Lettern einen hell erleuchteten Bibelspruch. Damit ist für alle sichtbar, dort ist ein nichtmuslimisches Versammlungszentrum. Allerdings sind ein Kreuz auf dem Dach oder Läuten zum Gottesdienst nicht erlaubt, was jedoch innerhalb der Mauern geschehen darf, wird vom Emirat nicht vorgeschrieben oder reglementiert. Es gab bereits vor dem Ersten Weltkrieg eine amerikanische Missionsstation mit Krankenhaus. Aus dieser Zeit haben sich wenige, sich zum Christentum bekennende Familien erhalten, die sogar einen kuwaitischen Pass besitzen, also keine „Ausländer" sind.

Für die Christen im Land ist das „Ministerium für Islamische Angelegenheiten" zuständig und Vertragspartner für die Geistlichen aller Konfessionen. Durch die konsequent praktizierte Ökumene treten die Christen als einheitliche Gruppe auf und sind daher nicht mehr zu übersehen. Die römisch katholische Kirche ist mit über 400 000 Mitgliedern neben den Thomaschristen die größte Gruppe, die koptischen Christen stellen mit über 75 000 auch eine beachtliche Zahl. Hinzu kommen die Protestanten, die Evangelikalen und die Griechisch-Orthodoxen. Letztere habe ich in einem Gemeindezentrum besucht und mir vom Popen die großzügigen Versammlungsräume zeigen lassen. Mir ist in den fünfzehn Jahren während meiner Aufenthalte in Kuwait nie zu Ohren gekommen, dass es terroristische Übergriffe auf Christen gegeben hätte. Außerdem hält der Staat seine schützende Hand über die Andersgläubigen.

Man sagt, des Deutschen liebstes Kind sei das Auto. Auch Kuwaitis sind Autoliebhaber und die Straßen voll von luxuriösen Karossen aller Art. Seit über zehn Jahren sind dort die Benzinkosten, unabhängig vom Ölpreis, konstant. Die niedrigen Kraftstoffpreise halten nicht zum Sparen an und entsprechend großzügig wird mit Benzin und

Diesel umgegangen. Wie viel ein Auto verbraucht, spielt keine Rolle. Die Anschaffungskosten sind, da es keine Steuer auf diese Luxusartikel gibt, günstiger als in Deutschland.

Wenn man zwischen zwei Ländern oft hin- und herfliegt, liegt es nahe, einmal die Preise zu vergleichen. Lohnt es sich, dieses oder jenes in Kuwait zu kaufen oder sollte man das lieber zu Hause tun. Von den nicht ganz billigen Restaurants war schon die Rede, vor allem, wenn man wirklich gut und vornehm essen will. Würden noch alkoholische Getränke hinzukommen, dann wäre es relativ teuer. Natürlich gibt es neben den bekannten Fastfood-Ketten auch andere billige Gaststätten, die bekömmliche Gerichte anbieten. Die Frittenbude, die man aus Großbritannien kennt, ist in Kuwait in vielen Varianten verbreitet und hat nicht selten rund um die Uhr geöffnet. Die Preise dort sind fast unanständig niedrig, so dass man sich fragt, wie die Inhaber überhaupt existieren können.

In Hawally, mit Salmiya als Stadtteil, kenne ich mich mittlerweile am besten aus. Zwischen den Wohnhäusern finden sich häufig so genannte Bakaleh, das sind winzige Läden, die wie ein Supermarkt alles anbieten, was man zum täglichen Leben braucht: Gemüse, Obst Getränke, Fertiggerichte, Kosmetikartikel und die Prepaidkarte für das Handy. Auch diese Geschäfte sind bis weit nach Mitternacht geöffnet.

Was kostet das tägliche Leben für einen Ausländer in Kuwait im Vergleich zu Berlin? Schaut man sich die Preise an, kann man vorsichtig eine Aussage darüber machen.

Hier einige Beispiele:

Artikel	**Menge**	**Kuwait (KD/€)**	**Berlin (€)**
Butter	100 g	0,285/0,77	0,72
Brot	1 kg	2,580/6,97	3,00
Reis	1 kg	0,580/1,57	2,75
Zucker	1 kg	0,300/0,81	1,49
Salz	1 kg	0,120/0,32	1,30
Weizenmehl	1 kg	0,145/0,39	0,99
Olivenöl	1 l	2,980/8,05	12,58
Mais Öl	1 l	1,200/3,24	4,38
Kartoffeln	1 kg	0,330/0,89	2,79

Artikel	**Menge**	**Kuwait (KD/€)**	**Berlin (€)**
Tomaten	1 kg	0,550/1,49	1,95
Mohrrüben	1 kg	0,495/1,34	1,00
Milch	1 l	0,440/1,19	1,25
Wasser	1 l	0,110/0,30	0,60
Lammfleisch	1 kg	2,900/7,83	36,00
Fisch, teuer	1 kg	6,000/16,20	9,64
Fisch, günstig	1 kg	3,500/9,45	10,36
Lachs	1 kg	3,800/10,26	29,90
1 Schachtel Zigaretten		0,720/1,94	5,60
Auto Mittelklasse		6 Tsd./16 Tsd.	24 Tsd.
Miete 3-Raum		350,000/945,00	1200,00
Benzin	1 l	0,065/0,18	1,40
Verkehrsmittel Bus		0,395/1,07	6,80
Restaurant 3 Gänge, 1 Getränk		6,000/16,20	15,00
Restaurant 3 Gänge, 1 Getränk		12,000/32,40	30,00

(1 KD = 1 000 Fils, 1 KD ≈ 2,70 €)

Sie zeigen, wie unterschiedlich die Gewichtung in Kuwait ausfällt. Wenn man kaum Ansprüche hat, kann man kostengünstig leben. Das gilt aber auch für Deutschland.

Das Emirat funktioniert nur durch die große Zahl an Ausländern, die all jene Arbeiten erledigen, für die sich Kuwaitis nie oder nicht mehr interessieren: Das sind der Dienstleistungsbereich und die Schwerstarbeiten zum Beispiel im Hoch- und Tiefbau. Für alle anderen Berufszweige wie Medizin, IT- und Ingenieurswesen, gibt es zurzeit nicht genügend Einheimische mit der nötigen Qualifikation. Das könnte sich allerdings ändern, wenn die geburtenstarken Jahrgänge eines Tages auf den Arbeitsmarkt drängen. Dennoch, eine Zukunft ohne Gastarbeiter kann ich mir für dieses reiche Land nicht vorstellen.

Wenn man über Ausländer in Kuwait spricht, fragt man sich sofort, ob es auch Flüchtlinge aus den Krisengebieten Irak, Syrien oder Libyen gibt? Damit sind nicht jene gemeint, die schon seit Jahren im Land sind, sondern die, die jetzt aus ihrem Heimatland fliehen, um ihr Leben und das ihrer Familien zu retten. Ich habe diese Frage mehrfach gestellt, weil sie in Deutschland nicht nur aktuell Tagesthema ist, sondern immer mehr zu einem Zündstoff in unserer Gesellschaft wird. Nein, war die Antwort, es gibt so gut wie keine Flüchtlinge im Emirat und auch in den anderen Golfstaaten nicht. Saudi-Arabien hat angeblich eine großzügige Regelung für den Familiennachzug getroffen und gibt eine größere Einwanderungszahl an, die ich aber nicht nachprüfen konnte.

Natürlich läge es nahe, dass sich Flüchtlinge aus dem Nachbarstaat Irak, aber auch aus Syrien, in einem arabischen, zumindest aber muslimischen Land ihrer Region in Sicherheit bringen, weil die Wege kurz, die kulturellen Unterschiede klein und die Sprachbarriere meist niedrig ist. Schaut man sich die Zahlen genauer an, dann haben die meisten diese logische Entscheidung getroffen. In Jordanien leben zurzeit etwa zwei Millionen Kriegsflüchtlinge, ebenso im Grenzgebiet zur Türkei. In Syrien selbst sollen sogar sechs Millionen auf der Flucht sein. Warum meiden sie aber die Arabische Halbinsel? Ich habe nichts davon gehört, dass Menschen aus Syrien an der Grenze zu Kuwait kampieren und um Einlass bitten. Und erst recht nichts davon, dass man sie dann wieder weggeschickt hätte. Dort warten nicht Tausende wie auf dem Balkan. Nein, anscheinend wollen sie gar nicht in diese Länder!

Spricht man mit Syrern, die jetzt zu uns nach Deutschland kommen, dann wird klar, warum diese Menschen nicht den kurzen Weg in die Nachbarregion wählten, sondern den lebensgefährlichen nach Europa auf sich nahmen. Viele liberal gesinnte Muslime, Jesiden und Christen haben die Hoffnung verloren, dass sich in ihrer Heimat in absehbarer Zeit eine weltoffene Kultur entwickeln könnte. Wenn ihnen nur noch die Flucht bleibt, warum dann in eine Region, wo sie wahrscheinlich ihr Leben nicht selbständig gestalten könnten, wo es keine neue Staatsbürgerschaft geben wird, wo sie immer Außenseiter bleiben. Die Sorge, erneut in wahhabitische Fänge zu geraten, ist unüberhörbar!

Wer die erstaunliche logistische Leistung vollbringt, über Tausende von Kilometern zu Fuß, nur mit einem Handy und Rucksack, immer den richtigen Weg zu finden, wer so hartnäckig und zielstrebig nach Europa will, der hat auch Informationen über die ganz andere Kultur, in die er dann geraten wird, ja, in der er sich dringend zu leben wünscht. Sollte diese These für eine Mehrheit der Flüchtlinge, die im

Augenblick nach Deutschland kommen, stimmen, dann ist es jetzt an uns, ihnen so die Hand zu reichen, dass sie in wenigen Jahren wertvolle Mitglieder unserer Gesellschaft werden.

Wenn der Mond über Kuwait aufgeht

Meine Frau und ich kommen von einem Liederabend in der Berliner Philharmonie. Wie ein Ohrwurm klingt das letzte Stück nach. Text und Vertonung waren vertraut und bei der gerade verklungenen Interpretation zu Herzen gegangen:

„Es war, als hätt der Himmel
Die Erde still geküsst,
Dass sie im Blütenschimmer
Von ihm nur träumen müsst."

So viel Poesie konnte Eichendorff nur empfinden, weil die Natur um ihn herum mit Sonnenuntergang, Dämmerung und hereinbrechender Dunkelheit hierzu inspirierte.

Unsere Dichtung spiegelt in vielen Werken die Landschaften, die Tageszeiten und nicht zuletzt den Übergang zur Nacht. Ohne diesen Rahmen wäre sie schwer denkbar. Wir wachsen mit dieser Lyrik auf. So oft wir sie lesen, hören oder gar vertont erleben, wie das genannte Gedicht durch Robert Schumann, können unsere Beobachtungen nur bestätigen, ja so ist es:

„Und meine Seele spannte
Weit ihre Flügel aus,
Flog durch die stillen Lande,
Als flöge sie nach Haus."

Die Abenddämmerung des langsam endenden Tages könnte nicht schöner symbolisiert werden. Und die Deutschen lieben ihre Abend- und Nachtlieder, wie aus einer Sammlung der hundert meistgenannten Gedichte ablesbar. Natürlich fehlt die Liebeslyrik nicht, wie sie überall auf der Welt ersonnen wird, wo Menschen die Gefühle ihres Herzens ausdrücken wollen. Dichter aus Deutschland finden, wie ihre Kollegen aus der arabischen Welt, vergleichbare Worte. Wahrscheinlich kann man nicht einmal sagen, wer was wie formuliert. Diese Verse werden universell verstanden.

Anders ist das, ich will sie einmal so nennen, mit der „Dämmerungslyrik", die in Mitteleuropa entstanden ist. Vom Mond allein, der da gerade „aufgegangen" ist, kann man einen Breitengrad noch nicht ableiten. Wenn aber „weiße Nebel aufsteigen" und ein „Wald schwarz und schweigend" dasteht, dann spätestens weiß man, wo Matthias Claudius das verortet. Zumindest ist es eine Landschaft weit weg vom Äquator. Warum?

Die genannten Beispiele machen deutlich, dass unsere Dichter nicht nur die Natur beschreiben wollten, sondern auch, wie sie sich eindrucksvoll verändert, wenn der Tag zur Neige geht. Diese Phase vor der einbrechenden Nacht muss schon immer beeindruckend und wichtig für unser abendländisches Gemüt gewesen sein, denn sie wurde wieder und wieder in Verse gefasst oder auf Gemälden festgehalten. Erst wenn man die Erfahrung macht, dass andere Länder Abenddämmerung kaum wahrnehmen, weil sie dort entweder zu kurz ist oder ihnen vielleicht zu unbedeutend erscheint, wird einem klar, warum auch die Kunst dort andere Wege gehen musste.

In Deutschland ist die „blaue Stunde" gefühlt wirklich lang und stimmt uns auf die kommende Nacht ein. Wollten wir einmal nachmessen, wie viel Zeit vergeht, bis es nach Sonnenuntergang wirklich dunkel ist, werden wir feststellen, unsere Ergebnisse hängen sehr von Jahreszeit und Breitengrad ab. Je nördlicher wir uns auf der Erdhalbkugel befinden, desto länger dauert es, bis es stockdunkel wird. Jenseits des 54. Breitengrades, also nördlich von Flensburg, in der Nähe meiner Geburtsstadt Haderslev in Dänemark, gibt es Phasen, wo die Nacht gar nicht aufziehen will und wir von einer Mitternachtsdämmerung sprechen.

Fliegt man von Deutschland aus nach Süden, so verkürzt sich aufgrund der Krümmung der Erde die Zeit des Übergangs von Helligkeit zur Stockfinsternis kontinuierlich und hat sich am Äquator fast halbiert. Kuwait liegt am 29. Breitengrad und wenn es Nacht wird, fehlt uns Europäern die „blaue Stunde". Wir spüren noch die grelle Sonne in den Augen und schon ist es dunkel, gefühlt dunkler als zu Hause. Das mag objektiv daran liegen, dass die dritte Phase des Hinübergleitens in die Nacht, nämlich die astronomische Dämmerung, wirklich rasch alle Reflektionen des Tages verschluckt. Es kommt einem so vor, als würde nach dem Verschwinden des Sonnenballs das Licht ausgeknipst. Es folgt die Tropennacht, die schwärzer ist als die unsere und man begrüßt die Helligkeit des Mondes, der ebenfalls in Kuwait in seiner ganzen Schönheit aufgeht, mit besonderer Erleichterung.

Unter meinen arabischen Patientinnen sind kinderreiche Mütter, ich fragte sie häufig, ob sie abends vor dem Schlafengehen, vor der Ruhe der Nacht, am Bettchen noch singen, ein Ritual in vielen deutschen Familien. Ja, hin und wieder würde man das tun. Aber es gebe keine eigentlichen Abendlieder. Die Mutter des kleinen dreijährigen Ahmed war sehr aufgeschlossen, mit mir darüber zu sprechen. Sie meinte, die Großmütter würden sich ans Bett setzten und noch Geschichten erzählen. Es gebe auch Kinderlieder, die man ab und zu singen würde, aber nicht direkt zum Einschlafen. Gedichte, die das Kommen der Nacht beschreiben, seien ihr unbekannt.

Unsere neue Mitarbeiterin in der KGUU, eine junge Palästinenserin aus Syrien, machte sich die Mühe, für mich nach arabischen Gedichten zu suchen, die die Nacht oder den Mond besingen. Sie wurde fündig. Allerdings handelte es sich um ein eindeutig religiöses Lied. Der Mond wurde als ein Bote Allahs angesehen, der einem nachts den Weg leuchtet. Diese Verse scheinen an eine Überlieferung anzuknüpfen, in der es heißt, der Prophet habe sich bei seiner Flucht im Jahre 614 aus Mekka nachts in einer Höhle versteckt, um von seinen Feinden nicht entdeckt zu werden. Und als es Nacht wurde, habe er im Scheine des Mondes den Weg nach Medina gefunden.

Kurzum, es fehlt auf der arabischen Halbinsel eine „Dämmerungslyrik". Ja, Liebesgedichte sind in vielen Variationen zu finden, aber keine Verse, die sich mit der aufziehenden Dunkelheit beschäftigen. Auch in den Bänden von Al-Babtain fand ich keine Gedichte, die das Ende des Tages oder den Beginn des Morgens besingen. Der Autor bestätigte mir, dass die Lyrik die jeweilige Landschaft und den Alltag der Menschen spiegele, für ihn sei es die Wüste gewesen, die ihn angeregt habe. Das überraschte mich wenig. Wenn es keine gefühlte Dämmerung gibt, besingt man sie auch nicht. Ein Patient bemerkte treffend: „Wissen Sie, wenn die Sonne untergeht, beten wir, da haben wir keine Zeit zu dichten." Da mochte er Recht haben.

„Die gold'nen Sternlein", die „am Himmel hell und klar" prangen – sie haben die Poeten Arabiens anscheinend nicht inspiriert oder es ist mir entgangen.

Wenn man den Mond über Kuwait aufgehen sieht, begreift man, dass er in vielen Kulturen die Monatseinteilung bestimmt. Ungeschützt in die gleißende Sonne zu schauen, war gefährlich. Für den Betrachter

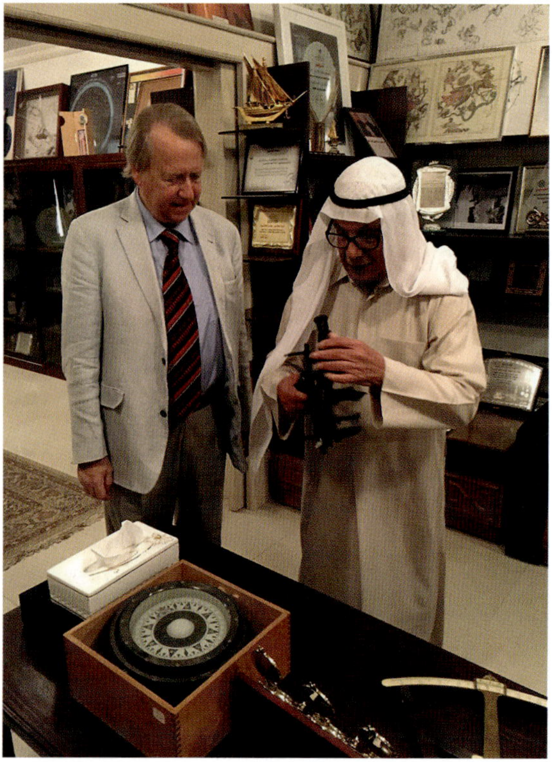

Im Museum des Astronomen Saleh Mohammed Al-Aujairi

in der Wüste bleibt der feuerrote Ball, bis auf wenige Ausnahmen, tagein und tagaus gleich. An ihm könnte man keine Zeitspannen ablesen, nur durch seine Position den Tageslauf bestimmen. Dennoch ist die Sonne heute weltweit unbestritten das Maß für unseren Kalender, der im Wesentlichen von den alten Ägyptern geprägt wurde.

Ganz anders der Mond, den man, ohne Schaden für die Augen, stundenlang betrachten kann. Seine periodischen Veränderungen sind für uns gut sichtbar – er nimmt langsam zu, erreicht seine ganze Fülle, nimmt wieder ab, um als Neumond für eine Nacht scheinbar ganz zu verschwinden. Mit ein wenig Übung könnte man sagen, wie viele Tage seit dem letzten Vollmond vergangen sind. Durchschnittlich dauert der Monddurchgang neunundzwanzigeinhalb Tage und wird in siebener Schritten angegeben. Der Monat beginnt, wenn nach dem Neumond die Sichel so schmal ist, dass man sie noch kaum sieht. Nach etwa sieben Tagen ist sie halb gefüllt. Wenn der Erdschatten langsam seinen Trabanten ganz freigibt, ist nach etwas mehr als vierzehn Tagen Vollmond erreicht.

Der Mondkalender, bei uns generell eher etwas für Liebhaber, hat für die Buchreligionen bei der Berechnung ihrer entscheidenden Feste unverändert seine Bedeutung. Beginn und Ende des Ramadan richten sich nach dem Neumond. Auch Pilgerreisen werden danach festgelegt. In der christlichen Welt bestimmt der erste Vollmond nach Frühlingsanfang das Osterdatum. Die Mondzeitbestimmung ist in vielen Kulturen zu Hause.

In einer Diwaniya lernte ich den Astronomen Saleh Mohammed Al-Aujairy kennen. Der dreiundneunzigjährige Herr lud mich zu sich nach Haus ein, zeigte mir sein Museum mit zahlreichen Instrumenten zur Planetenbestimmung und Fernrohrsystemen zur Himmelsbeobachtung. Da er sich mit dem Lauf der Sterne und des Mondes sehr gut auskennt, ist er noch immer die wichtigste Instanz, den Mondkalender in der Region festzulegen und damit Beginn und Ende religiöser Feste, wie des Fastenmonats Ramadan zu bestimmen.

Als erfahrener Astronom räumte er allerdings ein, dass auch er letztendlich für seine Berechnungen den Sonnenkalender berücksichtige, weil viel genauer.

Die solare Zeitrechnung bestimmt das öffentliche Leben Europas wie auch das Kuwaits, dort nur mit einer Zeitverschiebung von zwei Stunden entsprechend des Längengrades. Da der Mondmonat ungefähr eineinhalb bis zwei Tage kürzer ist, verschiebt sich der Beginn des Ramadans jedes Jahr um elf Tage nach hinten. Nach etwa fünfunddreißig Jahren ist der Beginn des Fastenmonats wieder dort angekommen, wo er seinen Ausgangspunkt hatte. Da die exakte Berechnung der Mond-Zeit stark vom Längengrad abhängt, wird für jedes Land der Beginn von Festtagen extra berechnet. Kuwait übernimmt die Angaben aus Saudi-Arabien.

Aber sunnitische und schiitische Geistliche haben oft eine unterschiedliche Auffassung davon, wann die Mondsichel wirklich vollständig verschwunden ist, und so kann es zwischen diesen Religionsgruppen auch unterschiedliche Festlegungen für die Gebetszeiten sowie für Beginn und Ende des Fastens geben.

In allen arabischen Ländern wird der Halbmond als Symbol in irgendeiner Form verwendet. Sei es in der Staatsflagge, wie in Tunesien oder auf jeder sunnitischen Moschee. Ursprünglich spielte diese Symbolik keine Rolle. Der Islam kannte am Anfang nur schwarz- oder grünfarbige Fahnen. Terrororganisationen haben heute die schwarze Flagge mit weißen Schriftzeichen gewählt, um den Muslimen zu suggerieren, sie stünden in direkter Tradition zum ursprünglichen Islam. Leider verfehlt diese Taktik nicht ihre Wirkung.

Erst sechshundert Jahre nach Mohammed wählten die Osmanen die Mondsichel zu ihrem Symbol, um sich damit vom Kreuz der Christen abzugrenzen. Sogar die Hilfsorganisation „Rotes Kreuz" heißt deshalb in der arabischen Welt „Roter Halbmond".

Der Mond ist also unbenommen ein wichtiges Symbol in der arabischen Welt. Gibt es schon keine Dämmerungslyrik, so könnte es Lieder an den Mond geben. Aber solche Gedichte sind, zumindest in Kuwait, nicht entstanden. Man kennt sie allerdings aus der muslimischen Kultur Nordafrikas.

Der Mondaufgang hatte in Kuwait keine so gravierenden Wirkungen auf Kunst und Literatur wie etwa in Deutschland, vor allem zur Zeit der Romantik. Einem Europäer fehlt da etwas, die Menschen am Golf haben es nie anders kennen gelernt.

Wenn der Mond über Kuwait aufgeht, dann erwacht das gesellschaftliche Leben. Die Restaurants füllen sich, die Straßen sind verstopft mit hupenden Autos, auf Parkplätzen und in Einkaufszentren wird es eng. Kuwait-City kann jetzt viel lauter sein, als jede deutsche Stadt. Im Sommer wird es nachts nicht kühler als 39 Grad, im Winter nicht selten auch für unser Gefühl recht frisch.

Wieder war ich zehn Tage im Land und beginne meine letzte Abendsprechstunde. Sie wird bis nach 21 Uhr dauern. Danach habe ich noch genügend Zeit, mein Handgepäck zu ordnen. Ich fliege so gut wie nie mit einem Koffer. Der Fahrer wartet vor dem Haus auf mich. Wir erreichen den Flughafen genau um Mitternacht. Die Lufthansamaschine wird um 2.35 Uhr starten. Ich passiere die Kontrollen, wie ich es inzwischen mehr als hundertmal getan habe und reise wieder gen Berlin. Am Gate wartet eine lange Schlange auf die Abfertigung. Den einen oder anderen Passagier meine ich zu kennen, wohl auch Pendler wie ich. Der Chef von Lufthansa in Kuwait ist inzwischen ein guter Bekannter geworden. Wenn ich ankomme, begrüßt er mich, wenn ich einchecke, wünscht er mir eine schöne Reise. Mister Reza kommt aus dem südlichen Iran und ist seit zwanzig Jahren in Kuwait. Er wird bald pensioniert. Ob ich bis dahin noch sein Fluggast bin?

Wir dürfen einsteigen, ich sitze wieder in einem Airbus A 330 auf einem Fensterplatz, meist K 34 und schaue auf das Flugfeld. Neben mir wird gerade eine Maschine für den Flug nach Kairo abgefertigt. Es gibt in Kuwait kein Nachtflugverbot. Ständig steigen Maschinen in den dunklen Abendhimmel auf. Jetzt heben auch wir ab. Ich kann die immer noch hellerleuchteten Straßen von Salmiya erkennen und das Wasser des Golfes ahnen, der tiefschwarz unter mir liegt. Am Himmel leuchtet prachtvoll der Mond. Er ist wirklich wunderschön und scheint mir zuzuwinken. Ja, seine Wünsche kann ich gebrauchen. Eine unbeschadete Rückkehr nach Europa ist keine Selbstverständlichkeit.

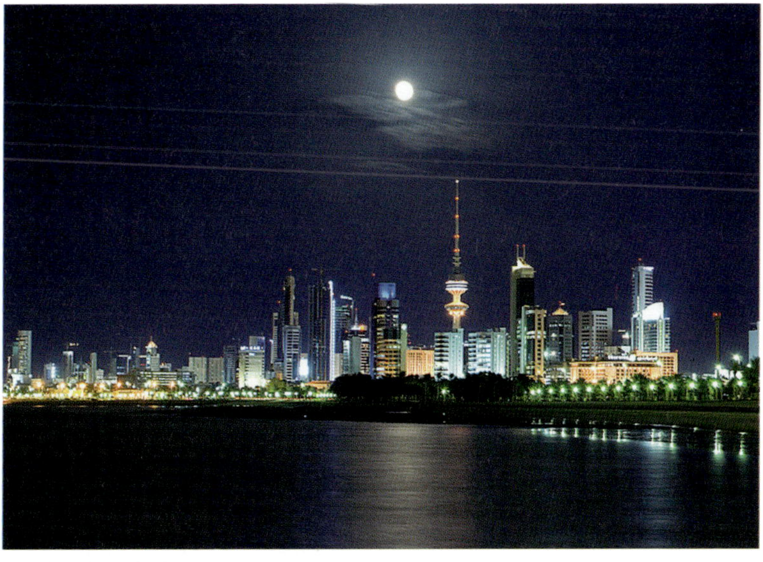

Nächtliche Skyline von Kuwait

Bildnachweis

Archiv KGUU, Kuwait: Umschlagfoto, S. 6, 12, 71, 91, 94, 98, 101, 106, 113, 125, 128, 130, 134, 141, 142, 144, 156, 163, 165, 168, 173, 175, 177, 178, 179, 185, 191, 196, 199, 209, 211, 212, 213, 215, 235, 250, 253
Archiv Dr. Ali Mehdizadeh, Kuwait/Berlin: S. 79, 81, 83, 90, 149, 182
Archiv Prof. Dr. Paul Gerhard Fabricius, Berlin: S. 27, 75
Jörg Franke, Niesky: S. 25
René Kube, München: S. 14, 52

Danksagung

Die Anregung zu diesem Buch kam von meinem Schüler, Herrn Dr. Ali Mehdizadeh, und ich bin ihm sehr dankbar, dass er dann auch die materiellen Voraussetzungen für eine Drucklegung schuf. Die Arbeit begleitet hat mein Lektor, Herr Dr. Eduard Schreiber, dem ich nicht nur für seine sachverständige Beratung danke, sondern auch dafür, dass er mich ermutigte und die richtigen Schwerpunkte setzte. Frau Elke Luczak, meiner ehemaligen Sekretärin, danke ich für die Übernahme der Schreibarbeiten. Danken möchte ich meinen Patienten, die mir nun schon über dreiundvierzig Jahre ihr Vertrauen entgegenbrachten. Nicht zuletzt bin ich vielen Diskutanten aus der Verwandtschaft und dem Freundeskreis dankbar, vor allem meinen beiden Kindern, Dorit und Burkhard, die mir immer wieder geduldig zuhörten und mit Rat zur Seite standen. Stellvertretend für alle möchte ich besonders meine liebe Frau Sabah nennen, die außerdem noch Verständnis dafür aufbringen musste, dass ich oft tagelang nicht von meinem Schreibtisch wegzulocken war. Meiner Schwester, Dr. Eva-Maria Fabricius, danke ich für die Hilfe beim Korrekturlesen. Herrn André Förster und dem Verlag für Berlin-Brandenburg danke ich für die hervorragende verlagstechnische Arbeit.